"博学而笃志，切问而近思。"

《论语》

博晓古今，可立一家之说；
学贯中西，或成经国之才。

复旦博学·复旦博学·复旦博学·复旦博学·复旦博学·复旦博学

基础医学本科核心课程系列教材

总主编：汤其群

医学细胞生物学

Medical Cell Biology

主　审　李采娟

主　编　左　伋

副主编　刘　雯　王勇波

编　者（按姓氏笔画排序）

王　浩　王勇波　左　伋　朱　顺

刘　雯　杨　玲　陈　莉　郭　锋

复旦大学出版社

基础医学本科核心课程系列教材
编写委员会名单

总主编　汤其群

顾　问　郭慕依　查锡良　鲁映青　左　伋　钱睿哲

编　委（按姓氏笔画排序）

王　锦　左　伋　孙凤艳　朱虹光　汤其群　张红旗

张志刚　李文生　沈忆文　陆利民　陈　红　陈思锋

周国民　袁正宏　钱睿哲　黄志力　储以微　程训佳

秘　书　曾文姣

序　言

　　医学是人类繁衍与社会发展的曙光，在社会发展的各个阶段具有重要的意义，尤其是在科学鼎新、重视公民生活质量和生存价值的今天，更能体现她的尊严与崇高。

　　医学的世界博大而精深，学科广泛，学理严谨；技术精致，关系密切。大凡医学院校必有基础医学的传承而显现特色。复旦大学基础医学院的前身分别为上海第一医学院基础医学部和上海医科大学基础医学院，诞生至今已整 60 年。沐浴历史沧桑，无论校名更迭，复旦大学基础医学素以"师资雄厚，基础扎实"的风范在国内外医学界树有声望，尤其是基础医学各二级学科自编重视基础理论和实验操作、密切联系临床医学的本科生教材，一直是基础医学院的特色传统。每当校友返校或相聚之时，回忆起在基础医学院所使用的教材及教师严谨、认真授课的情景，都印象深刻。这一传统为培养一批又一批视野开阔、基础理论扎实和实验技能过硬的医学本科生起到关键作用。

　　21 世纪是一个知识爆炸、高度信息化的时代，互联网技术日益丰富，如何改革和精简课程，以适应新时代知识传授的特点和当代大学生学习模式的转变，日益成为当代医学教育关注的核心问题之一。复旦大学基础医学院自 2014 年起在全院范围内，通过聘请具有丰富教学经验和教材编写经验的全国知名教授为顾问、以各学科带头人和骨干教师为主编和编写人员，在全面审视和分析当代医学本科学生基础阶段必备的知识点、知识面的基础上，实施基础医学"主干课程建设"项目，其目的是传承和发扬基础医学院的特色传统，进一步提高基础医学教学的质量。

　　在保持传统特色、协调好基础医学各二级学科和部分临床学科的基础上，在全院范围内组织编写涵盖临床医学、基础医学、公共卫生、药学、护理学等专业学习的医学基础知识的教材，这在基础医学院历史上还是首次。我们对教材编写提出统一要求，即做到内容新颖、语言简练、结合临床；编写格式规范化，图表力求创新；去除陈旧的知识和概念，凡涉及临床学科的教材，如《系统解剖学》《病理学》《生理学》《病理生理学》《药理学》《法医学》等，须聘请相关临床专家进行审阅等。

由于编写时间匆促，这套系列教材一定会存在一些不足和遗憾，希望同道们不吝指教和批评，在使用过程中多提宝贵意见，以便再版时完善提高。

2015 年 8 月

前　言

　　细胞是生物体结构和功能的基本单位,没有细胞就没有完整的生命。细胞生物学以完整细胞的生命活动为着眼点,从分子、亚细胞、细胞和细胞社会的不同水平来阐述生命这一基本单位的特性。细胞生物学在生命科学中居于核心的地位。

　　疾病在本质上也是建立在细胞病变的基础上的,细胞生物学也是疾病研究的基础。细胞生物学与医学实践紧密结合,研究疾病的发生、发展、转归和预后规律,将为疾病的诊断治疗提供新的理论、思路和方案。因此,医学细胞生物学也是基础医学和临床医学教育重要的基础课程。

　　本教材作为复旦博学基础医学本科核心课程系列教材之一,尽可能体现系列教材的总体要求,密切结合临床,求新、求简,把实用性、适用性作为编写教材的主要考量。

　　然而,医学专业课程体系的建设尚在深入之中,医学细胞生物学也是一个不断发展的学科,其教学内容、实现形式都需不断探讨;同时由于编写者的水平有限,诚恳希望使用本教材的使用者提出批评和改进意见。

左　伋

2015 年 10 月

目 录

第一篇　细胞的基本结构

第二篇　细胞的生命活动

绪　　论

研究生命体(或生物)生命现象及其规律的学科称为生物学(biology)。生命现象是包括新陈代谢、生长、发育、分化、遗传、变异运动、衰老、死亡等在内各种现象的总称。生物学从19世纪初诞生以来不断发展,尤其是近几十年来物理的、化学的、数学的、信息学的理论和技术在生物学领域的渗透使生物学得到了迅速的发展。科学家一方面在探讨生命的科学本质,同时也在探讨生物学在与之相关的医学、农业等领域中的应用,生物学遂而已经成为一门综合性科学,即生命科学(life science)。由于生命体的复杂性,所以科学家研究生物学的立足点也不同,可以从生物的不同类型出发进行研究(如动物学、植物学、微生物学等),也可以从不同的结构功能角度出发进行研究(如生理学、发育生物学、干细胞生物学、遗传学等),还可以根据不同的层次出发进行研究(系统生物学、细胞生物学、分子生物学等)。细胞生物学就是从细胞这个层次研究生命的一个学科。

第一节　细胞生物学学科概述

细胞(cell)最早于1665年由Robert Hooke发现。它是组成包括人类在内的所有生物体的基本单位。这一基本单位的含义既包括了结构上的,也包括了功能上的。因此,只有从细胞水平上研究生物体的生命现象才是对生命现象最本质上的揭示。著名生物学家 EB Wilson 说:"所有生物学的答案最终都要到细胞中去寻找。因为所有生命体都是,或曾经是一个细胞。"

一、原核细胞和真核细胞

除了病毒、类病毒以外,所有生命体都是由细胞构成的。细胞分为原核细胞和真核细胞两大类。原核细胞由质膜包绕,没有明确的核,内部组成相对简单,如细菌、支原体等。真核细胞具有核膜包被的核及丰富的内膜结构、细胞器和细胞骨架,是原核细胞长期进化的结果(图绪-1)。

二、细胞生物学学科及其发展

随着科学的发展,对细胞的研究重点也在不断地发生变化,从传统的细胞学(cytology)逐渐发展成了细胞生物学。细胞生物学(cell biology)以"完整细胞的生命活动(如新陈代谢、生长、发育、分化、遗传、变异运动、信号转导、衰老、死亡等)"为着眼点,从分子、亚细胞、细胞

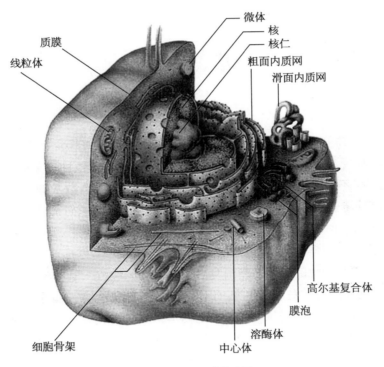

图绪-1　真核细胞模式图

注：此图为剖开的真核细胞的立体模式图，可以见到细胞的内膜系统（内质网、高尔基复合体等）、遗传信息系统（核和核糖体）、细胞骨架系统和线粒体等

和细胞社会的不同水平，用动态的和系统的观点来探索和阐述生命这一基本单位的特性。

尽管如此，由于出发点的不同，也形成了若干不同的研究领域及分支学科。如从细胞的结构和功能角度出发研究细胞生物学的膜生物学（membrane biology）、细胞动力学（cytodynamics）、细胞能力学（cytoenergetics）、细胞遗传学（cytogenetics）、细胞生理学（cytophysiology）；从细胞与环境角度出发研究细胞生物学的细胞社会学（cytosociology）、细胞生态学（cytoecology）；以特定细胞为对象的癌细胞生物学（cancer cell biology）、神经细胞生物学（neural biology）、生殖细胞生物学（reproductive cell biology）和干细胞生物学（stem cell biology）；与基因组学（genomics）、蛋白组学（proteomics）密切相关的细胞组学（cytomics）等。这与细胞生物学学科的飞速发展及其众多领域的广泛应用有关。

另一方面，细胞生物学与其他生命科学之间的相互交叉促进了其他生命科学的发展，也给细胞生物学本身带来了新的活力。在生命科学领域内的相邻学科中，细胞生物学和分子生物学（molecular biology）、发育生物学（developmental biology）及遗传学（genetics）的结构关系较近，内在联系密切，相互衔接和渗透最多。遗传学阐述生命遗传的原理和规律，发育生物学研究细胞特化过程中的性质改变，分子生物学聚焦于从细胞组分纯化的大分子的结构和功能。这些学科分别从自己特有的研究路径对细胞进行研究，从不同的角度探索细胞的奥秘。其中，分子生物学的进步对细胞生物学的发展有重大的影响。最近 60 多年来，分子领域研究中发生了很多重大事件,如 DNA 双螺旋模型的提出、基因序列分析的开展、DNA 重组技术、RNA 分析技术和蛋白质分析技术的建立等都启发并推动细胞生物学向更深层次迅速地发展。

第二节 细胞生物学的形成与发展

一、细胞学说

1665 年,Robert Hooke 在用自己创制的简陋显微镜观察木栓薄片时发现了细胞(图绪-2),命名为 cell(希腊文 kytos,小室;拉丁文 cella,空的间隙)。1674 年,还进一步观察到纤毛虫、细菌、精子等自由活动的细胞。在延续 1 个世纪之后,由植物学家 Schleiden(1838)和动物学家 Schwann(1839)综合了植物与动物组织中的细胞结构,归纳成细胞学说(cell theory)。在当时这一学说对生物科学各个领域的影响都很大,人们几乎不能想象差别如此巨大的虫鱼鸟兽、花草、树木,甚至人类,居然都有着共同的细胞基础。

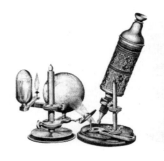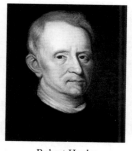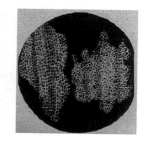

Robert Hooke
(1635~1703)

图绪-2 Robert Hooke 用其发明的显微镜发现了细胞

Brown(1831)发现一切细胞都有细胞核。Purkinje(1839)提出原生质这一术语乃为细胞化学成分的总称。Schulze(1861)把细胞描述为"细胞是赋有生命特征的一团原生质,其中有一个核"。

细胞病理学家 Virchow(1855)提出的名言:"一切细胞只能来自原来的细胞"是细胞学说的重要发展。他提出了生物体的繁殖主要是由于细胞分裂的观点。

Flemming(1880)采用固定和染色的方法,在光学显微镜(光镜)下观察细胞的形态结构,发现了细胞的延续是通过有丝分裂进行的,在分裂过程中有染色体形成,接着在光镜下相继地观察到线粒体、中心体和高尔基复合体等细胞器。

胚胎发育开始于精卵结合即受精,这是 Hertwig(1875)的另一重大发现;19 世纪末,又发现了性细胞形成过程中的减数分裂现象,通过减数分裂可以保持各物种染色体数目的稳定。

综合以上发现,Hertwig(1892)在他的《细胞和组织》一书中写道:"各种生命现象都建立在细胞特点的基础上。"他的著作标志着细胞学(cytology)已成为一门生物学科。至此,对于细胞的概念已经进一步发展,可归纳为以下几点:①细胞是所有生物体的形态和功能单位;②生物体的特性决定于构成它们的各个细胞;③地球上现存的细胞均来自细胞,以保持遗传物质的连续性;④细胞是生命的最小单位。

但在这一阶段,由于方法上局限性,对细胞的研究只停留在形态观察上,对功能的研究则少有进展。

二、 多学科渗透入细胞生物学

多学科渗透是现代科学,特别是生命科学发展的一大特点。以2003年度的诺贝尔奖为例可以清楚地看出这一点:2003年度的诺贝尔奖生理和医学奖授予了物理学家劳特布尔与曼斯菲尔德,以表彰他们在磁共振领域所做的工作。他们的发现使得现代核磁共振诊断手段的产生。这一方法可以产生人体器官的三维图像,使潜伏的疾病得以发现,这是物理学与医学结合的成果;与此同时,约翰·霍普金斯大学医学院教授彼得·阿格雷的研究发现了细胞膜上存在有水通道(water channel),洛克菲勒大学医学院教授罗德里克·麦金农对细胞的离子通道结构和机制的研究取得了大量的成就。这些对于治疗许多与肾脏、心脏、肌肉和神经系统有关的疾病十分重要。因此,这两位医学院的教授获得了2003年度的诺贝尔化学奖。

事实上,从20世纪初至20世纪中叶的这一阶段里,细胞学的主要特点是与生物科学的相邻学科之间的相互渗透,其中尤其与遗传学、生理学和生物化学的结合,并采用了多种实验手段,对细胞的遗传学(主要是染色体在细胞分裂周期中的行为)、细胞的生理功能和细胞的化学组成做了大量的研究,对细胞运动、细胞膜的特性、细胞的生长、细胞分泌、细胞内的新陈代谢和能量代谢等提出了新的观点。这一阶段的细胞研究已逐步由纯形态的细胞学阶段发展为细胞生物学阶段;20世纪中叶之后的年代里,细胞生物学的发展还得到了许多非生物学科的支持,如物理学、化学、数学等。

三、 电镜与分子生物学的结合

进入到20世纪30~50年代,电子显微镜(电镜)技术和分子生物学技术被用于细胞的研究中。在过去的研究中,由于技术上的局限,很难研究细胞内部的复杂的结构成分。电镜的出现与应用使观察细胞内部亚微结构成为可能,从而使细胞生物学的研究进入到一个崭新的领域;另一方面,自从50年代Watson和Crick阐明了DNA分子的双螺旋模型以后,基因的结构、基因的表达及表达的调控、基因产物如何控制细胞的活动得到了进一步阐明,对细胞内信号传导、物质在细胞内转运、细胞增殖的调控及细胞衰老与死亡机制的研究成果不断积累。所有这些都使细胞的研究进入了全新的境界,即从分子角度、亚细胞角度探讨细胞的生物学功能。由此,细胞生物学已发展成为分子细胞生物学(molecular cell biology)。

四、 系统理论进入细胞生物学学科领域

由于细胞是一个生命的综合体,着眼于细胞内某一分子、某一结构、某一功能的传统研

究显然不能代表细胞生命活动的真实状态。因此,系统理论(systems theory)被引入细胞生物学研究理念中。20 世纪 70～80 年代首先采用系统方法研究生态系统、器官系统并奠定了系统生态学、系统生理学这些学科。随着人类基因组计划的完成,RNA、蛋白质的研究越来越深入,数字化、网络化的概念越来越成为细胞功能研究的主流。因此,以细胞为对象的系统生物学(systems biology)应运而生。它以细胞作为一个系统,研究系统内各种因素,获得 DNA、RNA 及蛋白质相互作用及所构成网络等各方面整合所获得的信息,建立能描述系统结构和行为的数学模型,最后借此模型系统,研究系统的功能、运作、异常及其干预。

综上所述,细胞学研究经历了从细胞学说的确立、细胞形态的描述到从分子和亚细胞角度全面研究细胞的生物学功能的漫长阶段。展望未来,细胞的研究将进一步揭示生命的基本特征,并广泛应用于工业、农业、环境和医学卫生等各领域。

第三节　医学细胞生物学

医学是以人体为研究对象,探索人类疾病的发生、发展机制,并对疾病进行诊断、治疗和预防的一门综合学科。医学科学不断地吸收和运用其他学科,尤其是生命科学的新知识和新技术,以提高本学科的整体水平,并推动医学科学研究向前发展。医学院校开设的细胞生物学课程和开展的细胞生物学科学研究构成了基础医学和临床医学的重要基础。它主要是以人体细胞为对象,以疾病的研究作为出发点,进而为探讨疾病的发生机制,开展疾病的早期诊断,特异性诊断,预后评估及寻找疾病的临床干预方法奠定基础,通常也被称为医学细胞生物学(medical cell biology)。细胞生物学与医学实践紧密地结合,不断地开辟新的研究领域,提出新的研究课题,努力地探索人类生老病死的机制,研究疾病的发生、发展和转归的规律,力图为疾病的预防、诊断、治疗提供新的理论、思路和方案,为最终战胜疾病、保障人类健康作出贡献。

一、 医学上的许多问题需要用细胞生物学的理论和方法来解决

如前所说,细胞生物学与临床医学有着很大的关系,而且这种关系直接影响着 21 世纪临床医学科学的发展。近年来,国际医学界提出的转化医学(translational medicine)的概念就是两者紧密联系的具体表现。

转化医学致力于利用包括现代分子生物技术在内的各种方法将实验室研究成果迅速转化为可进行临床应用的医药产品或诊疗技术,同时通过临床的观察分析为基础医学研究提供思路,优化实验设计,从而形成良性循环,最终实现整体医疗水平的提高。这种"实验台-病床边-实验台"(Bench to Bedside)的相互联动,在从事基础科学的研究者和了解患者需求的医生之间建立起有效的联系,打破了基础医学与药物研发、临床医学之间固有的屏障,把实验室研究成果快速转化为临床实践,从而加速新药的开发和新治疗方法的确立;也有利于对疾病的预测和相关政策的制定,促进医学事业的发展。

（一）细胞生物学与疾病发病机制探讨

人类疾病是细胞病变的综合反映,而细胞病变则是细胞在致病因素的作用下,组成细胞的若干分子相互作用的结果;外在的致病因素(物理的、化学的或生物的)和内在的致病因素(遗传的)都可能通过这种或那种途径影响细胞内的分子存在及其所形成的网络系统,而导致细胞发生分子水平上的变化,并进一步导致建立在这些分子基础上的亚细胞及细胞水平上的病变。在人类的疾病谱中,绝大多数疾病的发病机制尚不清楚,因而还不能提出针对性的分子干预措施;相应地,就不会有有效的临床治疗药物。因此,从细胞水平深入地研究疾病的发生对揭示疾病本质,探讨有效治疗方法具有重要的意义。

（二）细胞生物学研究与疾病的早期诊断

疾病的诊断除了必要的病原学检查外,更主要的是有赖于疾病所引起的异常特征。整体水平、生化水平、细胞水平或分子水平的变化,都可能是疾病诊断的依据,然而整体水平或生化水平的变化,往往是细胞已经发生了严重的,甚至是发生不可恢复的变化以后才出现的。因此,依靠这些特征进行诊断往往无助于疾病的治疗;而细胞或细胞内分子水平的变化往往是在疾病的早期,甚至是在尚未对细胞代谢产生某种影响的情况下就已存在或已经发生。因此,通过细胞或细胞内分子水平的变化来进行诊断就很容易获得早期诊断,也就十分有利于疾病的早期治疗,而研究和探索疾病状态下的细胞及分子水平的变化是现代医学领域最令人鼓舞的领域,并因此诞生了分子诊断学(molecular diagnostics)这一前沿学科。

（三）细胞将成为疾病的治疗的靶点和载体

一方面,疾病的治疗有赖于对疾病机制的深入了解,只有这样才能筛选出具有针对性的药物以获得最大的治疗效果,并最大限度地减少毒副作用;另一方面,基因治疗已成为21世纪具有一定潜力的治疗方法之一,而基因治疗是建立在分子生物学特别是细胞生物学的基础上的:用特定的细胞携带特定的基因转入到特定的患者细胞中再回输入患者体内,弥补患者细胞基因表达上的缺陷,提高细胞的抗病能力,减低细胞内毒性物质的作用,恢复细胞内已发生紊乱的新陈代谢,从而达到治疗目的;再一方面,以CRISPR/Cas9(clustered regularly interspaced short palindromic repeats/Cas9 nickase)系统为引领的基因编辑技术已在多种模式生物中广泛应用,为构建更高效的基因定点修饰技术提供了全新的平台,也为定点治疗基因缺陷引起的疾病指出了新方向;最后,细胞或经过修饰的细胞(如干细胞)移植或细胞治疗(cell therapy)在现代疾病治疗学上具有重要的应用前景。被移植的细胞和一定的生物材料(或高科技材料)相结合也是现代医学组织工程学的基础;最后,通过细胞融合或细胞杂交技术生产某些生物大分子,后者则可用于疾病的治疗和诊断。

总之,作为生命科学领域的前沿学科之一,医学细胞生物学已处于探索和解决生命科学领域中所有重大的问题的时代。在医学领域,21世纪的医学也将全面走向分子医学(molecular medicine)和个体化医学(individual medicine)的时代。疾病的诊断和治疗都有赖于疾病细胞机制的最终揭示,这其中细胞生物学的研究是不可或缺的。

二、 细胞生物学的研究促进了医学的发展

对细胞各种生命现象的研究都可能直接或间接地应用于医学领域,为医学带来革命性变化。近年来,转化医学的形式就是细胞生物学与临床医学密切结合的产物。以下仅列举几个方面予以说明。

（一） 细胞分化

细胞分化(cell differentiation)是指从受精开始的个体发育过程中细胞之间逐渐产生稳定性差异的过程。在人胚胎早期,卵裂球的细胞之间没有形态和功能的差别;但胎儿临出生前,体内已出现了上百种不同类型的细胞。这些细胞在结构、生化组成和功能方面表现出明显的差异。从受精卵发育为成体过程中的细胞多样性的出现是细胞分化的结果。细胞分化的分子基础是核中含有完整遗传指令的基因的选择性的、具有严格时空顺序的表达,随后转录生成相应的 mRNA,进而指导合成特殊功能的蛋白质。细胞分化的关键调控发生在转录水平,转录因子组合对分化具有重要的作用。有些转录因子对多种细胞起作用,有的只对特定的基因表达有效。

分化具有相对的不可逆性。在一般情况下,已经分化为某种特异的、稳定型的细胞不可能逆转到未分化状态或者转变成其他类型的分化细胞。但在某些特殊情况下存在例外:一种是去分化(de-differentiation),即分化细胞的基因活动方式发生逆转,细胞又回到原始或相对原始的状态;另一种是转分化(trans-differentiation),即细胞从一种分化状态转变为另一种分化状态。目前,细胞分化的研究集中在个体发育过程中出现分化差异的详细机制及多种因素(细胞因子、激素、DNA 甲基化、诱导等)对分化进程的调控作用。研究细胞分化的分子基础和调节因素不仅有助于揭示生物学的一些本质问题,而且对于探讨一些疾病(如肿瘤的发生与治疗)、器官与组织的再生修复都具有十分重要的指导意义。

（二） 细胞信号转导

人体的细胞无时无刻不在接受和处理来自胞内和胞外的各种信号。这些细胞信号的传递和整合在生命中具有重要作用。它不仅影响细胞本身的活动,而且能使单个细胞在代谢、运动、增殖和分化等行为上与细胞群体及机体的整体活动保持协调一致。目前,细胞信号转导(signal transduction)研究的重点是信号分子的种类及其受体、跨膜信号转导和胞内信号转导的途径和调控。信号转导机制的阐明不仅能加深对细胞生命活动本质的认识,也有助于研究某些疾病的发病机制和药物的靶向设计。在细胞正常的功能与代谢中,信号转导起着重要的作用。其过程和路径的任一环节发生障碍,都会使细胞无法对外界的刺激作出正确的反应,由此导致发生许多病理变化。

自身性免疫受体病是机体本身产生了受体的抗体。该抗体与受体结合后,受体的功能被关闭,由此导致疾病的发生。例如,重症肌无力患者的体内存在抗乙酰胆碱受体的抗体;继发性受体病是指因机体自身代谢紊乱引起受体异常后发生的疾病。

另一类与信号转导有关的疾病为 G 蛋白异常疾病。G 蛋白的 α 亚基上含有细菌毒素糖基化修饰位点,经细菌毒素作用后,这些位点糖基化,可使 α 亚基的 GTP 酶活性失活或与受体结合的能力降低导致疾病的产生,霍乱弧菌所致的腹泻是本类疾病的一个例子。

哺乳动物西罗莫司(雷帕霉素)靶蛋白(mammalian target of rapamycin，mTOR)信号通路是调控细胞生长与增殖的一个关键性通路。该通路将营养分子、能量状态及生长因子等信息整合在一起，调控细胞的生长、增殖、代谢、自噬、凋亡等生命过程。该通路的失调与多种人类疾病相关，包括癌症、糖尿病与心血管疾病。

信号转导通路中蛋白激酶异常也是疾病发生的原因。淋巴细胞有许多种类的酪氨酸激酶，它们在传递细胞特异的信号、调节机体免疫反应中起着重要的作用。这些激酶在组成及数量上的异常将导致免疫功能低下的发生。临床上，常见的 X 染色体关联的免疫功能低下的病因即与 B 细胞酪氨酸激酶的异常相关。

（三）肿瘤细胞生物学

肿瘤发生(tumorigenesis)机制是医学细胞生物学研究的一个非常重要的领域。恶性肿瘤细胞的许多生物学行为，包括分化水平、增殖过程、迁移特性、代谢规律、形态学特点等与正常体细胞相比都有非常明显的变化。近年来，对癌细胞的低分化和高增殖的超微结构和生物学特征已经进行了比较详细的研究。目前，肿瘤细胞生物学研究集中在以下领域：癌基因和抑癌基因与肿瘤发生的关系；癌干细胞的特性；恶性肿瘤的逆转，包括肿瘤细胞跨膜信号转导系统和胞内信号转导途径的特点及癌细胞去分化机制；肿瘤细胞的增殖和细胞周期调控与肿瘤的发生和发展的关系等。

除上述因素外，研究者们还从部分实体性肿瘤和血液系统肿瘤中分离或鉴定出来少量具有无限增殖能力和肿瘤诱生能力的细胞。从这些细胞中可以产生出新的肿瘤细胞，因此这些细胞被称为肿瘤干细胞(cancer stem cell)。肿瘤干细胞可以来源于干细胞、谱系祖细胞或已部分分化的细胞，具有选择性诱导肿瘤发生和细胞恶性增殖、通过自我更新形成相同的肿瘤干细胞及进一步分化成成熟的肿瘤子代细胞等生物学特征。

癌细胞是否可以逆转为正常细胞是医学特别关注的一个问题。临床上，确有恶性肿瘤未经治疗而自愈的现象。目前，已发现可以在实验条件下使畸胎癌转化为正常细胞，同时实验证明有些肿瘤细胞可以被某些药物[如维 A 酸(retinoic acid)、二甲基亚砜、环六亚甲基双乙酰胺等]诱导分化，失去恶性表型特征。例如，维 A 酸和小剂量三氧化二砷(As_2O_3)已经被应用于治疗早幼粒细胞白血病，可以使诱导分化受阻的幼稚粒细胞分化成熟，使白血病得到临床完全缓解。其效果明显优于放疗和化疗；同时也可避免放疗和化疗杀伤正常分裂细胞的不良反应。许多研究证明癌细胞的诱导分化是可能的。但是，要解决癌细胞的逆向分化问题还需要对细胞分化及其调控的详细机制及分化和恶性转变的关系做大量的、更深入的研究工作。

（四）干细胞生物学与再生医学

干细胞(stem cell)研究是目前细胞生物学的一个热点。体内具有增殖能力、能够分化生成不同类型细胞的原始细胞称为干细胞，主要包括胚胎干细胞(embryonic stem cell，ES 细胞)和组织特异性干细胞(tissue specific stem cell，简称组织干细胞)。胚胎干细胞分化为组织干细胞的过程中生成不同分化等级的干细胞，它们共同构成了干细胞家族。目前，若干种干细胞可以在体外环境下被分离、诱导多能干细胞(iPS)、培养、传代和建系；同时维持其干细胞特性，或者被定向诱导分化成为其他特定类型的细胞。干细胞的这些特点使它们在细胞治疗、组织和器官的重建及作为新药研究模型中具有重要的价值。

胚胎干细胞可以通过体细胞核移植等途径获得。它具有与供体完全相同的遗传背景，再移植回体内不会产生免疫排斥反应。这为进一步的研究细胞治疗打下了良好的基础。干细胞不仅是个体发育的基础。在人体受到创伤后，拥有组织干细胞的组织和器官也具有一定的损伤后自行修复的再生能力。例如，皮肤、毛发、造血系统、消化道和肝脏都可以进行不同程度的组织修复再生。传统的医学观点认为，中枢神经系统损伤后无法再生，但新近发现，位于中枢神经系统中的神经干细胞仍然具有自我更新及分化成熟为成熟神经元的能力，而且由于血-脑屏障的存在，当神经干细胞移植到中枢神经系统以后不会导致免疫排斥反应。因此，神经干细胞可能具有重要的临床应用潜力。另外，研究干细胞的自稳定性（self-maintenance）有助于鉴别肿瘤细胞的本质和阐明肿瘤的发生机制。已发现造血干细胞移植对一些血液系统恶性肿瘤有明显的治疗作用。目前已经证明，某些类型的干细胞在适当的条件下有可能转变成其他种类的细胞，这就是干细胞的转分化。例如，造血干细胞在经过亚致死量的放射性核素照射后可以转变为脑的星形胶质细胞、少突胶质细胞和小胶质细胞，也可分化形成肌细胞和肝细胞等。利用干细胞的这一特性可能获得组织工程中的种子细胞。对干细胞的研究不仅可以推动对生命本质的研究，而且在人类疾病治疗、组织器官替代的组织工程和基因治疗中具有重大的理论意义和应用价值。

（五）细胞死亡

细胞终末分化与衰老最终都要导致细胞死亡，细胞死亡包括有不同的死亡机制。不同类型的死亡机制不仅诱因不同，病理改变后果也各异。近年来，科学界对于编程性细胞死亡的研究方兴未艾。因为它与个体的生长、发育、畸形、衰老和疾病（特别是肿瘤和退行性疾病）的发生与防治有着重要的关系。目前认为，肿瘤的形成不只是与细胞的过分增殖有关，而且与细胞该死而未死有关。后者的重要性不亚于前者。由此不难看出，今后关于细胞死亡的研究将主要集中在两个方面：一是找出有关编程性细胞死亡的更多、更关键的调控基因及其作用机制；另一方面则是从实用出发，找到更有效的途径来诱发癌细胞的凋亡，为治疗肿瘤提供更有效的手段。

（六）细胞工程

细胞工程（cell engineering）是指应用细胞生物学技术和分子生物学技术改造细胞，使之有利于医学实践，造福人类。目前的细胞工程包括3个方向。一是定向地改变细胞的遗传组成（通过定向诱导突变或通过转基因方法），使之获得新的遗传性状，通过体外培养，提供细胞产品，或者用于临床上的细胞移植治疗，或者用于生产胰岛素、生长因子、干扰素等生物制剂，再用于临床的疾病治疗中。二是制作人工细胞。为了防止生物体的排他性及对进入机体的药物的破坏作用，常利用细胞膜的结构特点，制成由脂质双分子膜构成的微囊，把药物封入囊中，以达到最大的治疗效果。三是把特定的细胞与生物材料或其他材料相结合形成人工组织或器官用于临床治疗。

（左　伋）

第一篇 细胞的基本结构

第一章　细胞的基本特征与分子基础

细胞是生命活动的基本单位,地球上种类繁多的生物都是由细胞构成的。简单的低等生物仅由单细胞组成,而复杂的高等生物则由各种执行特定功能的细胞群体构成。虽然构成生物体的细胞种类繁多、形态各异、功能多样,但它们都具有显著的共同基本特征。诸如相似的化学组成、基本一致的结构形式、类似的遗传学语言。根据是否存在核结构,细胞可分为原核细胞和真核细胞两大类。现存的病毒(virus)必须依靠宿主细胞才能生存。因而它还不是真正意义上的细胞。

一般认为由细胞构成的生物体是由非生命物质经过漫长的演化过程逐步形成的。首先,由各种无机小分子形成简单的有机小分子,有机小分子结合成多聚体,再构成蛋白质和核酸等大分子,之后进一步演变成具有外膜但不具有细胞核的原核细胞,然后出现了具有细胞核和丰富细胞器的真核细胞,以后又由真核细胞聚合成群体,发展成为多细胞生物。

细胞的分子组成主要包括生物小分子和生物大分子。生物小分子是指无机化合物(水、无机盐等)和有机小分子(单糖、脂肪酸、氨基酸、核苷酸);生物大分子主要是指由生物小分子组成的核酸、蛋白质和多糖。这些分子成分是细胞形态和功能多样性的物质基础。

第一节　细胞的基本特征

一、细胞的概念及分类

自然界中分布有成千上万种生物,这些千姿百态的生物都是由细胞构成的。细胞是生命活动的基本单位。关于细胞的概念,可以从以下角度去理解:①细胞是构成有机体的基本单位;②细胞是遗传的基本单位,具有遗传的全能性;③细胞具有独立完整的代谢体系,是代谢与功能的基本单位;④细胞是有机体生长与发育的基础;⑤没有细胞就没有完整的生命。必须强调,病毒虽然是非细胞形态的生命体,但它们必须在细胞内才能表现基本的生命特征(繁殖与遗传)。因此,就病毒而言,细胞是生命活动的基本单位这一概念也是完全适用的。

在种类繁多、浩如烟海的细胞世界中,根据其进化地位、结构的复杂程度、遗传装置的类型与主要生命活动的方式,20世纪60年代著名细胞生物学家H. Ris最早提出将细胞分为原核细胞(prokaryotic cell)与真核细胞(eukaryotic cell)两大类。由原核细胞构成的有机体称为原核生物,而由真核细胞构成的有机体则称为真核生物。几乎所有的原核生物都是由单个原核细胞构成的,真核生物则分为单细胞真核生物与多细胞真核生物。近20年来,大量的分子进化与细胞进化的研究表明,原核生物并不是统一的一大类,在极早的时候就演化为两大类：古细菌（archaebacteria）与真细菌（eubacteria）。古细菌可能是细胞生存更为原始的类型。1990 年，美国的 CR Woese 提出将生物界划分为 3 个域：①细菌域（bacteria），包括支原体、衣原体、立克次体、细菌、放线菌及蓝藻等，称为真细菌；②古菌域（archaea），包括产甲烷菌、盐杆菌、热原质体等，称为古细菌；③真核生物域（eukarya），包括真菌、植物和动物等（图1-1）。基于这个分类，一些生物学家建议将生物界的细胞分为 3 大类型：原核细胞、古核细胞和真核细胞。但目前普遍的观点是，仍把古核细胞归属于原核细胞。

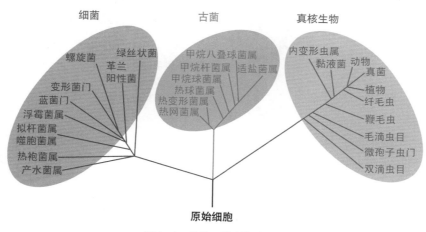

图1-1　生物3域分类系统树

二、两种主要的细胞类型

（一）原核细胞

原核细胞无细胞核，仅由细胞膜包绕，在细胞质内含有 DNA 区域，该区域一般称为拟核（nucleoid）。拟核内仅含有 1 条不与蛋白质结合的裸露 DNA 链。由于原核细胞没有组蛋白，所以其 DNA 与非组蛋白组装成染色体，原核细胞只有单个染色体。除了没有细胞核以外，与真核细胞相比，原核细胞更小，直径约为数微米以下；结构更简单，不具备膜性细胞器和细胞骨架结构，但含有核糖体。原核细胞（除支原体以外）的另一个特点是在细胞膜之外，有一坚韧的细胞壁（cell wall），厚度为 10～25 nm，主要成分是蛋白多糖和糖脂，具有维持细胞形态和保护作用。原核生物包括支原体（mycoplasma）、细菌（bacteria）、放线菌（actinomycete）和蓝绿藻（blue-green algae）等。

1. 支原体　支原体是目前已知最小的细胞生物，其直径为 0.1～0.3 μm，结构极其简单。支原体的细胞膜由磷脂和蛋白质构成，没有细胞壁，胞质内呈环形的双链 DNA 分子分散存在，含有支原体生活所必需数量的遗传信息，仅能指导约 400 种蛋白质的合成，核糖体是它唯一的细胞器。支原体与医学关系密切，是肺炎、脑炎和尿道炎的病原体。

2. 细菌　细菌在自然界中分布广泛，是原核生物的典型代表。常见的有球菌、杆菌和螺旋菌，许多细菌可致人类疾病。

图 1-2 为细菌基本结构模式。细菌的外表面为 1 层坚固的细胞壁，其主要成分为肽聚

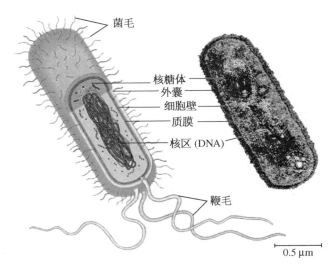

菌毛

核糖体
外囊
细胞壁
质膜

核区 (DNA)

鞭毛

0.5 μm

图 1-2　细菌的结构模式图

糖(peptidoglycan),有时在细胞壁之外还有 1 层由多肽和多糖组成的荚膜(capsula)。在细胞壁里面为由脂质分子和蛋白质组成的细胞膜。细菌的细胞膜比较特殊,常可分为细胞膜内膜、细胞膜外膜及内外膜中间的间隙。有些蛋白位于外膜上,称为外膜蛋白;位于内膜上的蛋白称为内膜蛋白;还有些蛋白贯穿于内外膜。细菌的细胞膜上还含有某些代谢反应的酶类,如组成呼吸链的酶类。此外,细菌的细胞膜有时可内陷形成间体(mesosome),它与 DNA 的复制和细胞分裂有关。光合细菌的间体能起到类似植物叶绿体的作用,能利用光能产生 ATP 和蛋白质。革兰阴性菌有两层质膜,两层膜间的空间称为周质空间(periplasmic space)。

细菌细胞质内的拟核区域含有环状 DNA 分子。其结构特点是很少有重复序列,构成某一基因的编码序列排列在一起,无内含子。除此之外,在细菌的细胞质内还含有细菌 DNA 以外的遗传物质,通常是一些小的能够自我复制的环状质粒(plasmid)。质粒长度为 1 000~30 000 个碱基对(base pair,bp),在胞质中能进行自我复制,其编码的蛋白质具有对抗抗生素等作用。

细菌的细胞质中含有丰富的核糖体,每个细菌含 5 000~50 000 个核糖体。其中大部分游离于细胞质中,只有一小部分附着在细胞膜的内表面。细菌核糖体的沉降系数为 70S,由一个 50S 的大亚基和一个 30S 的小亚基组成,它是细菌合成蛋白质的场所。细菌蛋白质合成的特点是:在细胞质内转录与翻译同时进行,即一边转录一边翻译,无须对转录而来的 mRNA 进行加工。

3. 古细菌　古细菌是一类很特殊的细菌,多生活在极端的生态环境中,如较早了解的产甲烷菌(*Methanogens*),后来陆续发现的生活在高盐浓度中的盐杆菌(*Halobacteria*)、生活在80℃以上硫黄温泉中的硫化叶菌(*Sulfolobus*)、生长在燃烧煤堆中的热原质体(*Thermoplasma*)等。研究表明,这些古细菌在许多方面有别于以往认识的原核生物。如产甲烷菌的 16S rRNA 的碱基序列与其他原核生物的差异很大(16S rRNA 通常用作生物划分的标准)。同时,古细菌的某些特征如 DNA 的复制、基因的转录与翻译却与真核生物类似。

迄今已发现了 100 多种生活在极端环境下的古细菌,特别是在海洋深处高温热水口处发现了许多嗜热菌,使人们设想地球早期的生命环境及古细菌在细胞的起源与进化中的重要性。新近人们还在冰层深处发现了嗜冷菌。因此,古细菌越来越受到生物学家的重视。

(二) 真核细胞

真核细胞比原核细胞进化程度高,结构复杂。由真核细胞构成的生物包括单细胞生物(如酵母)、原生生物、动植物及人类等。真核细胞区别于原核细胞的最主要特征是出现有核膜包围的细胞核。

在光学显微镜下,真核细胞可分为细胞膜(cell membrane)、细胞质(cytoplasm)和细胞核(nucleus)。在细胞核中可看到核仁结构。在电子显微镜下,在细胞质中可以看到由单位膜组成的膜性细胞器,如内质网、高尔基复合体、线粒体、溶酶体、过氧化物酶体及微丝、微管、中间纤维等骨架系统。在细胞核中也可看到一些微细结构,如染色质、核骨架(图 1-3)。

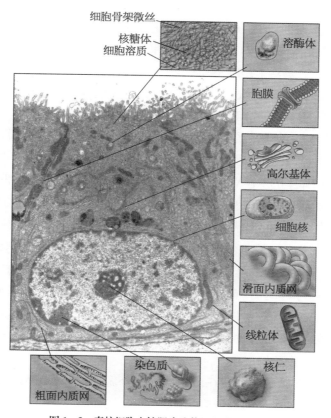

图 1-3　真核细胞电镜照片及其超微结构模式图

真核细胞是以生物膜的进一步分化为基础,使细胞内部构建形成许多更为精细的具有专门功能的结构单位。可以从以下5个方面理解真核细胞的结构特点。

1. 生物膜系统 生物膜系统是指细胞中以脂质和蛋白质成分为基础的膜相结构体系，即以生物膜为基础而形成的一系列膜性结构或细胞器，包括细胞膜、内质网、高尔基复合体、线粒体、溶酶体、过氧化物酶体及核膜等。组成这些膜性结构或细胞器的膜具有相似的单位膜结构，即电镜下的内、外两层致密的深色带和中间层的浅色带，膜厚度在8～10 nm。这些膜性结构或细胞器均含有其特殊的酶系或蛋白，在细胞内各自独立地执行其功能。如细胞膜的主要功能是进行物质交换、信息传递、细胞识别及代谢调节等作用；核膜把细胞分为细胞质和细胞核两部分，不但使遗传物质得到更好地保护，而且在维持细胞核与细胞质之间物质交换方面起重要作用；线粒体是产能细胞器，为细胞的活动提供所需的能量；内质网是细胞内蛋白质和脂类等生物大分子合成的场所；高尔基复合体是合成物质加工、包装与分选的细胞器；溶酶体则是细胞内的消化器官，能消化分解各种生物大分子。

2. 遗传信息储存与表达系统 真核细胞的遗传物质被包围在细胞核中，储存遗传信息的 DNA 是以与蛋白质结合形式而存在的，并被包装成为高度有序的染色质结构。DNA 与蛋白质的结合与包装程度决定了 DNA 复制和遗传信息的表达，即使是转录产物 RNA 也是以与蛋白质结合的颗粒状结构存在。

3. 细胞骨架系统 细胞骨架是指由一系列纤维状蛋白组成的网状结构系统。广义的细胞骨架包括细胞质骨架与核骨架，狭义的细胞骨架则指细胞质骨架。细胞质骨架主要由微丝、微管和中间丝组成。其功能是维系细胞的形态和结构，参与细胞运动、细胞内物质运输、细胞分裂及信息传递等生命活动过程。细胞核骨架由核纤层蛋白与核骨架组成，它们与基因表达、染色体包装和分布有密切的关系。

4. 核糖体与蛋白质合成系统 核糖体(ribosome)在电镜下呈颗粒状，直径为15～25 nm，是合成蛋白的"机器"。核糖体由 RNA 和蛋白质组成，RNA 约占核糖体的60%，蛋白质约占40%。核糖体中的 RNA 主要构成核糖体的骨架，将蛋白质串联起来，并决定蛋白质的定位。核糖体由大小不同的两个亚单位组成，大的称为大亚基，小的称为小亚基。核糖体大小亚基在细胞内一般以游离状态存在，只有当小亚基与 mRNA 结合后，大亚基才与小亚基结合，形成完整的核糖体。真核细胞胞质中的核糖体沉降系数为80S(线粒体内的核糖体沉降系数接近70S)，在生化组成上不同于原核细胞中的沉降系数70S核糖体：在沉降系数70S核糖体中，小亚基为30S，由16S rRNA 和21种蛋白质组成，大亚基沉降系数为50S，由23S rRNA、5S rRNA 和31种蛋白质组成；在沉降系数80S核糖体中，小亚基沉降系数为40S，由18S rRNA 和33种蛋白质组成，大亚基沉降系数为60S，由28S rRNA、5.8S rRNA 和5S rRNA 及49种蛋白质组成。

在真核细胞中，很多核糖体附着在内质网膜的外表面，参与糙面内质网的形成；还有一部分核糖体以游离形式分布在细胞质溶胶内。其中呈游离状态的核糖体称为游离核糖体，附着在膜上的核糖体称为附着核糖体。两者的结构与功能相同。其不同点仅在于所合成的蛋白质种类不同。如游离核糖体主要合成细胞内的某些基础性蛋白，附着核糖体主要合成细胞的分泌蛋白和膜蛋白。蛋白质合成时，多个核糖体结合到一个 mRNA 分子上，成串排列,形成蛋白质合成的功能单位,称为多聚核糖体(polyribsome)。蛋白质合成一般都是以多聚核糖体的形式进行。

核糖体是一种动态结构。通常只有在参与翻译过程时,大、小亚基才结合在一起,蛋白质合成结束,大、小亚基分别游离于胞质溶胶中。

5. 细胞质溶胶 在细胞质中除了细胞器和细胞骨架结构之外,其余的则为可溶性的细胞质溶胶(cytosol)。细胞与环境、细胞质与细胞核及细胞器之间的物质运输、能量传递、信息传递都要通过细胞质溶胶来完成。细胞质溶胶约占细胞总体积的一半,是均质而半透明的液体部分。其主要成分是蛋白质,占细胞质总量的 20% 左右,故使细胞质呈溶胶状。细胞质溶胶中的蛋白质很大一部分是酶。多数代谢反应都在细胞质溶胶中进行,如糖酵解、糖异生及核苷酸、氨基酸、脂肪酸和糖的生物合成反应。细胞质溶胶的化学组成除大分子蛋白质、多糖、脂蛋白和 RNA 之外,还含有小分子物质、水和无机离子,如 K^+、Na^+、Cl^-、Mg^{2+}、Ca^{2+} 等。

上述 5 种基本结构体系,构成了细胞内部结构紧密、分工明确、功能专一的各种细胞器,并以此为基础保证了细胞生命活动具有高度程序化与高度自控性。

真核细胞的主要代表是动物细胞和植物细胞。它们均有基本相同的结构体系,诸如细胞膜、核膜、染色质、核仁、线粒体、内质网、高尔基复合体、微管与微丝、核糖体等。但植物细胞也有一些动物细胞所没有的特有细胞结构和细胞器,主要是细胞壁、液泡和叶绿体。细胞壁是在细胞分裂过程中形成的,主要成分为纤维素;液泡为脂蛋白膜包围的封闭系统,是植物细胞的代谢库,起调节细胞内环境的作用;叶绿体是细胞进行光合作用的细胞器。

已如上述,真核细胞与原核细胞在结构上存在很大的差异。而且在基因组(genome)组成上,真核细胞与原核细胞也存在显著的差异(表 1-1):①真核细胞含有更多的 DNA,即使是最简单的酵母,其 DNA 含量也是大肠埃希菌的 2.5 倍。DNA 是遗传信息的携带者,所以真核细胞比原核细胞储藏着更多的遗传信息。此外,真核细胞的 DNA 不呈环状,而呈线状并被包装成高度凝集的染色质结构。②真核细胞的细胞器也含有 DNA。在线粒体中含有少量的 DNA,可编码线粒体 tRNA、rRNA 和组成线粒体的少数蛋白。③原核细胞的 mRNA 转录与蛋白质翻译同时进行,即边转录边翻译,无须对 mRNA 进行加工,但真核细胞的 mRNA 在合成之后,必须在细胞核内经过剪接加工,然后运输到细胞质中翻译成蛋白,即 DNA 转录与翻译分开进行。

表 1-1 原核细胞和真核细胞的比较

特 征	原核细胞	真核细胞
细胞大小	较小,$1\sim2\ \mu m$	较大,$5\sim100\ \mu m$
细胞壁	主要由肽聚糖组成,不含纤维素	主要由纤维素组成,不含肽聚糖
细胞质	除核糖体外无细胞器,无胞质环流	有各种细胞器,有胞质环流
核糖体	70S(50S+30S)	80S(60S+40S),线粒体和叶绿体的核糖体是 70S
细胞骨架	无	有
内膜系统	无	有
细胞核	拟核(无核膜、核仁)	有核膜、核仁

特 征	原核细胞	真核细胞
染色体	单个,无组蛋白,有非组蛋白与 DNA 分子结合	多个,组蛋白和非组蛋白与 DNA 分子结合
细胞分裂	无丝分裂	有丝分裂、减数分裂
细胞运动	马达蛋白(驱动细菌鞭毛)	动力蛋白(驱动纤毛和真核生物鞭毛)、驱动蛋白和肌球蛋白
首次出现	3.5×10^9 年前	1.5×10^9 年前

三、 非细胞生命——病毒

在生物界中,病毒是迄今发现的唯一的非细胞形态的生命体,是最小、结构最简单的生命存在形式。绝大多数病毒必须在电子显微镜下才能看到。病毒主要是由 1 个核酸分子(DNA 或 RNA)与蛋白质组成的核酸-蛋白质复合体。含有 DNA 的病毒称为 DNA 病毒,含有 RNA 的病毒称为 RNA 病毒。有的病毒结构更简单,仅由 1 个有感染性的 RNA 或蛋白质组成。仅由 RNA 组成的病毒称为类病毒(viroid);仅由蛋白质组成的病毒称为朊病毒(prion)。病毒的结构简单到不能独立完成其生命活动过程,必须在活细胞内才能表现出它们的基本生命活动。因此,病毒也被视为"不完全"的生命体,是彻底的寄生物。根据病毒寄生的宿主不同,可将病毒分为动物病毒、植物病毒和细菌病毒,其中细菌病毒又称为噬菌体(bacteriophage)。多数动物病毒进入细胞的主要方式是靠细胞的"主动吞饮"作用来实现的。进入细胞内的病毒核酸利用宿主细胞的全套代谢系统,以病毒核酸为模板,进行病毒核酸的复制、转录并翻译病毒蛋白,然后装配成新一代的病毒颗粒,最后从细胞释放出来,再感染其他细胞,进入下一轮病毒增殖周期。因此,离开活细胞,病毒就无法增殖或生存。病毒在细胞内的增殖过程是病毒与细胞相互作用的非常复杂的过程。在某些 RNA 病毒,当病毒进入细胞后,首先以病毒 RNA 分子为模板,在病毒自身的反转录酶催化下,合成病毒的 DNA 分子。这种病毒的 DNA 能整合到宿主细胞的 DNA 链上,导致宿主细胞转型,转化为肿瘤细胞。这样的 RNA 病毒称为 RNA 肿瘤病毒。反转录酶及其催化 RNA 反转录为 DNA 是生命科学中的重大发现。

四、 细胞的大小、形态与数目

不同细胞的大小差异很大,这与它们的功能是相适应的。一般说来,真核细胞的体积大于原核细胞,卵细胞因为要贮存胚胎早期发育所必需的养料,其体积大于体细胞。大多数动植物细胞直径一般在 $20 \sim 30~\mu m$。人卵细胞约为 $100~\mu m$,肉眼勉强可见,一些鸟类动物细胞可达数厘米。大的神经细胞的直径只有 $100~\mu m$ 左右,而轴突却很长,通常有数厘米,最长可达 1 m 左右,这与神经细胞的传导功能相适应。最小的细胞是支原体,直径只有 $0.1 \sim 0.3~\mu m$,细菌大小是其 1 000 倍,比真核细胞小 100 万倍。

细胞形态是多种多样的。人体由超过 200 种不同细胞组成。这些细胞的形态常与其所处的部位及功能相关:游离于液体的细胞多近于球形,如红细胞和卵细胞;组织中的细胞一般呈椭圆形、立方形、扁平形、梭形和多角形,如上皮细胞多呈扁平形或立方形,具有收缩功能的肌肉细胞多为梭形,具有接受和传导各种刺激的神经细胞常呈多角形,并出现多个树枝状突起。这些形态反映细胞的结构与其功能状态密切相关。

根据细胞数目的不同可将生物分为单细胞生物与多细胞生物。单细胞生物如细菌、草履虫,既是一个细胞,又是一个独立的生物体。大多数生物为多细胞生物。如成人大约有 6×10^{13} 个细胞,新生的婴儿则大约有 2×10^{12} 个细胞。多细胞生物的细胞数目与细胞增殖能力有关。以人体为例,根据增殖能力不同,可分为不再增殖细胞、暂不增殖细胞和增殖细胞。前者如神经细胞从出生后就几乎不再增殖,只随机体生长而增大;而肝、肾细胞更新速度缓慢,在成体处于暂不增殖状态,只有细胞大量死亡时,才会迅速增殖;增殖细胞如红细胞、淋巴细胞、眼角膜细胞等则不断死亡而被更新。红细胞的寿命为 120 天左右,人体每秒就有约 200 万个红细胞死亡,与此同时新的红细胞不断增殖以保持其数目恒定。所以总的来看,多细胞生物的细胞数目不是固定不变的,而是呈动态平衡的。

第二节　细胞的起源与进化

一、生命进化的历程

生命发生的最早阶段是化学进化,即从无机小分子进化到生命前体的阶段,大概历经了 10 亿年。生命前体经过演化成为具有生命特征的初始生命体(即原始细胞),之后原始细胞继续进化至原核细胞、真核细胞、多细胞个体出现等,属于生物进化阶段(图 1 - 4)。

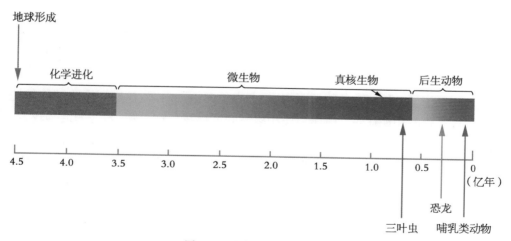

图 1 - 4　地球年龄和生物进化

生命前体是化学进化阶段的终极产物,是亿万年时间里在原始海洋中按照化学规律形成的。这些物质的运动规律均可以化学的语言来解释和描述。化学进化的全过程可分为以下几个阶段:从无机物开始,至有机分子的形成,生物大分子形成,多分子体系的形成,多分子体系生物化学过程的进化至生命前体的出现。

生命前体还不是生命。由生命前体经过演化成的初始生命体，成为一种具有整体自律运动规律的物体。初始生命体是一种有了新陈代谢和分裂增殖的能力原始细胞。进化在初始生命体形成后继续不断进行，归属于生物进化过程。

生命是如何起源的？最初的细胞又是怎样产生的？由于这一切事件都不可能在实验室里得到完全重现，所以也就一直存在争议。不过，有几个实验为整个进化过程中的某些环节提供了有力的证据。

二、 生命进化的过程和证据

（一） 有机小分子的形成

在 20 世纪 50 年代，当时还只是研究生的 Stanley Miller 向人们证明，在 H_2、CH_4、NH_3 的混合气体内制造人工放电，在有水存在的情况下，可以形成多种有机分子，包括某些氨基酸。尽管 Miller 的实验不能精确地重现早期地球环境，但却清楚地证明了有机分子自发组合的可能性，这些有机分子为有机生命的出现提供了基本原料。

此后，许多人进行了类似的实验，合成了丙炔腈、氰化氢及一些氨基酸和其他小的有机分子，如嘌呤、嘧啶等碱基，核糖、脱氧核糖核酸及脂肪酸等。值得一提的是，在模拟实验中最容易获得的碱基是腺嘌呤。也许是由于腺嘌呤易于产生，因而在生命进化过程中，ATP 成了广泛分布于生命界的供能物质。

（二） 生物大分子的形成

生命物质中最主要的是蛋白质和核酸。一般认为，氨基酸和核苷酸可以通过两种方式的聚合作用分别形成原始的蛋白质、核酸：一是溶液聚合，在带有电荷黏土表面的吸附作用下发生聚合；二是浓缩聚合，在一些小水体中，长期蒸发使水中氨基酸等小分子含量很高。这样的溶液在较高温度下可以产生"类蛋白质（proteinoids）"样多肽。F. Fox 模拟原始地球条件，将一些氨基酸混合后，倒入 160～200℃ 的热砂或黏土中，使水分蒸发，氨基酸浓缩，经过一段时间就产生了一种琥珀色的透明物质，即类蛋白质。当然，在模拟原始地球条件下形成类蛋白质和类核酸和现代生命的蛋白质和核酸间还存在一定差距，表现为结构较为简单，有序程度较低，功能不专一。例如，酶的活力不高，专一性不强。一种酶可有几种作用；一种核酸可能担任几种核酸的功能等。然而这些分子有可能在漫长岁月中再演化成为更有序、功能也更复杂的蛋白质和核酸分子。

（三） RNA 是最早的遗传系统

现在的细胞具有两种蕴含信息的大分子：核酸和蛋白质。只有前者可以指导其自身的复制。核酸-蛋白质体系问题在于：核酸只有在蛋白质（酶）的作用下才能合成，而蛋白质也只有在其相应的核苷酸顺序存在的条件下才能合成。那么，通过什么样的化学过程才能形成核酸和蛋白质相互依赖的多分子系统呢？

美国 T. Cech 研究原生动物四膜虫（*Tetrahymena*）的 RNA，发现从四膜虫 rRNA 的前身分子切下的内含子，即 L19RNA 有很强的酶活性。它能使核苷酸聚合成多核苷酸，又能将多核苷酸切成不同长短的片段,而它本身却能保持不变。于是,RNA 就被认为是最早的遗传系统。而且早期进化被认为是建立在 RNA 分子的自我复制的基础之上的。该阶段被称为进化的 RNA 时期。RNA 与蛋白质之间相互作用的规律逐渐演变成今天的遗传密码,DNA 也最终取代了 RNA 成为遗传信息的载体。

（四）多分子体系的形成

　　生物大分子还不是原始的生命,只有在它们形成了多分子体系时,才显示出生命现象。这种多分子体系就是原始生命的萌芽。团聚体学说和微球学说是用来解释多分子体系是如何生成的。

　　团聚体学说(coacervate theory)认为,生物大分子,例如蛋白质溶液和核酸溶液合在一起时,可形成团聚体小滴,这就是多分子体系。团聚体与周围水液有明显的界线,小滴的直径为 $1\sim500~\mu m$。团聚体小滴外围部分增厚而形成一种膜样结构与周围介质分隔开来。当把磷酸化酶加到组蛋白与阿拉伯胶的溶液中,酶就在团聚体小滴中浓缩。如果随后在周围介质中加入葡萄糖-1-磷酸,后者就扩散到团聚体中,并酶聚而成淀粉,而使团聚体的体积增大。葡萄-1-磷酸中的磷酸键可提供聚合所需的能,而聚合时释放出来的无机磷酸盐则作为废物从团聚体中排出。此外,团聚体能从周围的介质中吸取不同的物质。这样的团聚体就可以"生长",长到一定程度时团聚体还能"生殖"("出芽",分出小团聚体来)。由此可见,团聚体是能够表现一定的生命现象的。

　　微球体学说(microsphere theory)是 Fox 提出的。Fox 发现,将干的氨基酸或实验室所得的"类蛋白质"加热浓缩,即可形成微球体。微球体在溶液中是稳定的。各微球体的直径是很均一的,在 $1\sim2~\mu m$ 之间,相当于细菌的大小。微球体表现出很多生物学特性:①微球体表面有双层膜,使微球体能随溶液渗透压的变化而收缩或膨胀。如在溶液中加入氯化钠等盐类,微球体就缩小;②能吸收溶液中的类蛋白质而生长,并能以一种类似于细菌生长分裂的方式进行繁殖;③在电子显微镜下可见微球体的超微结构类似于简单的细菌;④表面膜的存在使微球体对外界分子有选择地吸收,在吸收了 ATP 后,表现出类似于细胞质流动的活动。

（五）原始膜结构

　　原始膜是怎样产生的,又是怎样发展成双层膜的呢?有人认为,类脂分子(磷脂类)吸附在多分子体系的界面上,蛋白质分子和类脂分子相互作用,吸附于类脂分子上或埋入类脂层中,从而形成一个脂类蛋白质层。继续发展,这个脂类蛋白质层在一定的物理作用下变为双层,再吸收一些多糖等其他分子,就成了双分子层的原始膜了。

（六）自养多分子体系的出现

　　最初出现的多分子体系都是异养营养的,都是以环境中营养物质,如氨基酸、糖、脂肪等为食物的。但随着多分子体系的增多,外界营养物质逐渐减少。营养物质终究要被用尽。因此,多分子体系必须适应这个改变,也只有那些能适应这个改变的多分子体系才能生存下来。这样,自然就选择了具有复杂的生化能力的多分子体系。当然,对于外界环境中物质的逐渐用尽的一个更彻底的适应是自养营养的出现。有了自养营养的能力,多分子体系的生存就不再依赖外界环境中有机物质的供应。

（七）氧气的产生

光合作用产生了分子氧,使地球上大气的组成发生了变化,成为新的(第3次)大气层。由于大气层有了氧气,而氢气已散逸殆尽,大气就不再是还原性的了。更重要的是,有了氧气之后,一些多分子体系的原始生物随之发生了生物化学过程的进化。它们改变了呼吸方式,即出现了有氧呼吸。有氧呼吸捕获能量的效率比无氧呼吸高得多,由厌氧到好氧,这是生物进化中的一件大事。

（八）原核细胞的诞生

上述讨论的原始的生命单位即多分子体系,无论是团聚体或微球体,都可以认为就是原始细胞发生的起点。它们再经过漫长岁月的进化,逐渐完善了表面膜,具有了遗传密码转录转译的完整装置,就成了原核细胞。

（九）真核细胞的起源

真核细胞是不是来自原核细胞,这个问题现在还没有一个最后的答案。化石没有给我们留下任何证据,但是真核生物晚于原核生物则是肯定无疑的。因为,最早出现的化石是原核生物,在34亿年前,而真核生物出现最多不超过20亿年;其次,真核生物都是好氧呼吸的,必然出现在还原性大气变为含氧大气之后。

1. 内共生学说 1970年,Lynn Margulis等提出"内共生学说"(endosymbiotic theory)。该学说认为,原始的厌氧原核细胞以吞食其他原核生物为生,有时它们与捕获的原核生物在体内共生,这样被吞食的原核生物就演变成细胞器,从而出现了真核细胞。按此学说,线粒体来自吞入的需氧的原核生物(细菌),叶绿体来自吞入的蓝藻。内共生学说的主要依据是:现代真核细胞的线粒体和叶绿体都是半自主细胞器,DNA为双链环状,核糖体为70S,与细菌、蓝藻相同。

如果真核细胞是从原核细胞进化而来,核膜、内质网及高尔基复合体等内膜系统又是怎样进化来的呢? 20世纪40年代,人们通过电镜观察揭示了真核细胞中普遍存在的单位膜结构。就此,很多人认为真核细胞的内膜系统是古代原核细胞的外膜向内折入而发展起来的,线粒体的外膜和叶绿体的外膜则是内质网延伸而成的。也有人认为内膜系统不是质膜内折而成,而是真核细胞中新生的结构。首先生成的是核膜,核膜向外延伸而成内质网、高尔基复合体膜。

内共生学说的缺点是不能解释细胞核的起源,因为真核细胞的核结构和原核细胞的拟核差别甚大,不仅仅是有无核膜的问题。

2. 共同起源学说 该学说认为真核细胞不是来自原核细胞,而是和原核细胞一同起源于原始生命。在比较了200多种原核生物和真核生物的tRNA和rRNA的核苷酸序列,也比较了它们某些蛋白质的氨基酸序列之后,发现细菌可分为截然不同的两类:一类即我们所熟知的"真细菌",如大肠埃希菌、肺炎链球菌等;另一类是生活在特殊环境的"古细菌",如嗜盐细菌、沼气产生菌等。真细菌和古细菌的tRNA分子中核苷酸顺序有明显差异,而同一类中各菌种的rRNA中核苷酸顺序则十分相似。真核细胞rRNA的核苷酸顺序和这两类细菌的rRNA截然不同,看不出和哪一类细菌的rRNA更接近。据此提出真核细胞不是来自原核细胞,而是远在原核细胞生成之前,真核细胞就已和原核细胞分开而成独立的一支,即早真核生物(urkaryotes)。早真核生物是和古细菌、真细菌并列的一支,起源于共同的原始细胞,沿着不同的进化路径而来,称为现代真核生物的祖先。

无论如何,细胞的出现是生命进化史上一次最重要的质的飞跃。最早出现的细胞是原核细胞。从原核细胞到真核细胞出现,期间又经历了漫长的 20 亿年。从单细胞真核生物演进到多细胞真核生物,是生命发展史上的又一个重要阶段。由此产生了生物界最晚出现的被子植物和哺乳动物,包括人类的祖先在内。从最原始的非细胞生命到多细胞真核生物的产生,生命的进化经历了非细胞生命→原始细胞→原核生物→单细胞真核生物→多细胞真核生物的时期。

最初的细胞是何时出现的? 现在的细胞又怎么会呈现出这么多的复杂性和差异性呢? 通常认为生命起源的时间大约相当于地球形成后 10 亿年,即 38 亿～35 亿年前。从现存化石所提供的情况来看,生命起源的发生是集中在一个相对较短的时间段中(至少从进化的角度来看是这样)。目前,所能找到的最早的类似细胞的化石存在于 35 亿年前的地质层中,而在地球形成的早期,生存环境过于恶劣。因此,生命的出现似乎也不大可能会早于 38 亿年前。

原始细胞被认为是由被磷脂膜包裹的能自我复制的 RNA 演变而来的。磷脂膜是现今所有生物膜的基本组分,这概念包括了原核生物与真核生物的质膜。磷脂膜能形成膜主要是因为它们是双亲媒性分子,这意味着它的一部分是水溶性的,而另一部分则正好相反。由磷脂构成的囊膜可以提供一个稳定的屏障,将细胞的内部与外部分隔开。在这个空间里,RNA 与其他有关的分子可以保持它们的相对独立性,以完成自我复制和将来的进化。这时,可能已经出现由 RNA 指导合成的蛋白质了。这样,最初的细胞就应该具有能自我复制的 RNA 和由它所编码的蛋白质。

三、 细胞生命活动的多样性是生命适应环境的结果

(一) 单细胞真核生物复杂多变

在地球上现存的单细胞真核生物中,酵母是最简单的一种,如酿酒酵母(*Saccharomyces cerevisiae*)是一种微小的单细胞真菌。它有一个坚固的细胞壁,也有线粒体。当营养充足时它几乎像细菌那样快速地繁殖自己。由于酵母细胞核所含有的 DNA 量仅为大肠埃希菌 DNA 的 2.5 倍。其细胞分裂过程与高等哺乳动物和人类相似,又有便于实验操作的诸多优点。目前,它已成为研究高等真核生物细胞周期调控的有效模式生物。

有些单细胞生物并不像酵母那样微小、简单和无害,它们可以是巨大而复杂的凶猛食肉动物——原生动物。原生动物的细胞结构通常是很精巧的。虽然它们是单细胞生物,但可以像许多多细胞生物那样复杂多变:可以进行光合作用(含有叶绿体),可以是肉食的,可以是运动的,也可以是固着的。

(二) 单细胞生物因适应环境而向多细胞演化

尽管单细胞生物能成功地适应各种不同的生活环境,但它们只能以少数简单的营养物质来合成供自身生长和繁殖的物质。而多细胞生物则具备利用单细胞生物所不能利用的自然资源环境的能力。这种选择优势导致了单细胞向多细胞的进化。单细胞向多细胞生物进

化可能是：首先形成群体，然后再演变为具有不同特化细胞的多细胞生物。群体形成的最简单方式是每次细胞分裂之后不分开，如生活在土壤中的单细胞生物黏菌。在营群体生活时，每个黏菌分泌的消化酶汇合在一起，提高了摄取食物的效率，也更好地利用周围环境的资源。在多细胞生物团藻中，细胞之间已出现了分工，如少数细胞专司生殖，细胞之间相互依存，不能独立生活。这说明了多细胞生物的两个基本特点：一是细胞产生了特化；二是特化细胞之间相互协作，构成一个相互协调的统一的整体。

（三）多细胞生物的细胞间出现高度分工协作

动物和植物占多细胞生物物种的大部分。动物和植物约在 15 亿年前与单细胞真菌分开，其中鱼和哺乳动物仅约在 4 亿年前分开。哺乳动物和人体由 200 多种细胞组成，细胞高度特化（或分化）为不同的组织，如上皮组织、结缔组织、肌肉组织和神经组织等。这些组织进一步组成执行特定功能的器官，如心脏、肝脏、脾脏、肺脏和肾脏等。再由多个器官构成完成一系列关系密切的生理功能的系统，如消化系统、神经系统等。与动物细胞相比，组成植物细胞的种类要少得多，但各种不同种类的植物细胞也都特化成执行特异功能的 3 种主要的组织：基本组织、表皮组织和导管组织。

第三节　细胞的分子基础

一、细胞的化学成分

组成细胞的物质称为原生质。不同细胞的原生质在化学成分上虽有差异，但其化学元素基本相同。原生质的化学元素有 50 多种，其中主要的是 C、H、O、N 4 种元素，其次为 S、P、Cl、K、Na、Ca、Mg、Fe 等元素。这 12 种元素约占细胞总量的 99.9％以上（前 4 种约占 90％）。此外，在细胞中还含有数量极少的微量元素，如 Cu、Zn、Mn、Mo、Co、Cr、Si、F、Br、I、Li、Ba 等。这些元素并非单独存在，而是相互结合，以无机化合物和有机化合物形式存在于细胞中。根据相对分子质量和分子结构不同分为小分子物质和生物大分子两类（表 1-2）。小分子物质的相对分子质量一般<1 000，且每种分子都有其特定的结构。生物大分子也称多聚体（polymer），由许多小分子单体（monomer）通过共价键连接而成，相对分子质量比较大。

表 1-2　细菌和哺乳类细胞的化学组成

组　分	约占细胞总重量（％）		组　分	约占细胞总重量（％）	
	大肠埃希菌	哺乳类动物细胞		大肠埃希菌	哺乳类动物细胞
小分子			大分子		
H_2O	70	70	蛋白质	15	18
无机离子	1	1	RNA	6	1.1
小代谢物	3	3	DNA	1	0.25
			磷脂	2	3
			其他脂质	/	2
			多糖	2	2

二、 小分子物质

小分子物质主要包括水（H_2O）、无机盐和离子、小分子有机物（碳化合物）等。它们是维持细胞生命活动所必需的。

（一） 水

细胞中水的含量约占细胞总重量的80％，是细胞里最丰富的物质，也是细胞十分重要的组成物质。首先，水是无机离子和各种大分子物质的天然溶剂，也是原生质的分散介质；其次，细胞的各种生理过程发生在水中，故水分子参与了细胞的各种代谢活动，而细胞的代谢过程也能生成水分子；再者，水能吸收热量，从而防止细胞内温度的剧烈变化，对细胞有一定的保护作用；最后，水还能维持细胞内外的离子及酸碱平衡。

细胞中的水以游离水和结合水两种形式存在，其中95％是游离水。结合水是指以氢键结合于蛋白质分子中的水分。由于电荷分布的不对称性，水分子形成了一种强的偶极子。水分子的极性使其通过氢键形成水分子聚集体，从而具有独特的溶剂性质：比热大、熔点高、表面张力大，极性化合物易溶于水。

细胞中水的含量与生物体的年龄有一定关系。胚胎细胞的水含量最高，占细胞总重量的90％～95％，随着年龄的增长，含量逐渐降低。

（二） 无机盐和离子

无机盐在体液内一般都以离子形式存在。细胞内含量较多的阳离子有K^+、Na^+、Mg^{2+}、Ca^{2+}等，阴离子有Cl^-、HCO_3^-、$H_2PO_4^-$和HPO_4^{2-}等。这些离子在细胞内外液的分布和含量有显著的差别。例如，K^+和Mg^{2+}在细胞内浓度较高，而Na^+和Cl^-主要分布在细胞外液中，磷酸根则是细胞内含量最高的阴离子。

细胞内的无机盐和离子的含量虽然只占细胞总重量的1％左右，但对于细胞内渗透压与酸碱平衡的维持是十分重要的。如各类磷酸盐能起到缓冲作用，以稳定细胞内的pH。很多无机离子还是酶的辅助因子。如磷酸化酶和多种激酶常需要Mg^{2+}的参与。Ca^{2+}对细胞的多种生理功能有作用，如与肌细胞的收缩有关，并作为第二信使参与细胞跨膜信号传递等。

有些无机成分是以非解离的形式存在于细胞的，如血红蛋白中的铁、磷脂中的磷等。还有一些微量元素，如Cu、Zn、Co、Mo、Se、I等，在细胞中的含量很低，但对于细胞正常的生命活动都是必不可少的。

（三） 有机小分子

细胞内有机小分子的相对分子质量为100～1 000，含有多达30个碳原子。估计细胞内有近千种有机小分子，主要分为4类：单糖、脂肪酸、氨基酸和核苷酸（图1-5）。它们通常游离在细胞质溶液中，既是细胞代谢过程中的中间产物，同时也构成了生物大分子的中间产物库，由它们可以装配成生物大分子多聚体。

1. 糖类 糖类主要由碳、氢、氧3种元素组成。最简单类型的糖类即单糖，它是构成寡糖和多糖的基本单位，通式为$(CH_2O)n$。其中，n是整数，为3～7。单糖中以戊糖（五碳糖，$C_5H_{10}O_5$）和己糖（六碳糖，$C_6H_{12}O_6$）最重要。戊糖中的核糖和脱氧核糖是核酸的组成成分。

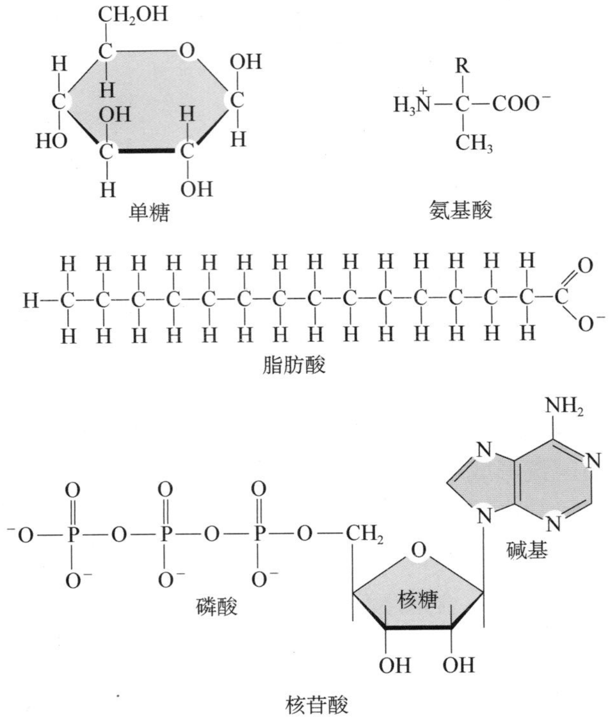

图 1-5 细胞中 4 种主要的有机小分子

脱氧核糖与核糖相比,在 $2'$ 碳位上少了 1 个氧。葡萄糖则是细胞的能源物质。在葡萄糖分解过程中,释放的能量用以合成 ATP,供细胞生命活动的需要。

2. 脂肪酸 脂肪酸(fatty acid)是直链脂族烃有机酸,一般含 1 个羧基,通式为 $CH_3(CH_2)_n COOH$。在天然产生的脂肪酸中 n 值为 10~20,且总是偶数。脂肪酸的碳氢链是疏水性的,无化学活性;羧基则在溶液中电离,是亲水的,易形成酯和酰胺。脂肪酸是营养价值较高的营养物质,但其最重要的功能是构成细胞膜。

3. 氨基酸 氨基酸(amino acid)是蛋白质结构的基本单位。每个氨基酸都含有 1 个羧基(—COOH)和 1 个氨基(—NH_2),与羧基相邻的碳原子上还常结合有 1 条侧链(—R)。组成蛋白质的氨基酸有 20 种。不同的氨基酸,其侧链不同。它对氨基酸的理化性质和蛋白质的空间结构都有重要的影响。

4. 核苷酸 核苷酸(nucleotide)是组成核酸的基本单位。单核苷酸由 1 分子碱基、1 分子戊糖和 1 分子磷酸组成。碱基与戊糖相连的部分称为核苷(nucleoside)。核苷再连接上 1 个磷酸分子就构成了单核苷酸,连接 2 个磷酸分子为二磷酸核苷,连接 3 个磷酸分子为三磷酸核苷。三磷酸核苷是核酸的合成原料。其中,三磷腺苷(ATP)也是细胞能量转换的关键分子,被称为细胞内的能量"货币"。核苷酸链具有方向性,连有羟基的戊糖 $3'$ 位 C 端称 $3'$ 端,另一端为 $5'$ 端。在戊糖的 $5'$ 的 C 原子上有羟基或磷酸连接。

三、 生物大分子

生物大分子(biological macromolecule)包括核酸、蛋白质和多糖等,在细胞中执行特定的生物学功能。

（一） 核酸

核酸(nucleic acid)是生物遗传的物质基础。目前已知的所有生物包括病毒、细菌、真菌、植物、动物及人体细胞中均含有核酸。核酸与生物的生长、发育、繁殖、遗传和变异的关系极为密切。细胞内的核酸分为核糖核酸(RNA)和脱氧核糖核酸(DNA)两大类。核酸中的碱基有嘌呤和嘧啶两类(图1-6)。RNA中的碱基是腺嘌呤(adenine，A)、鸟嘌呤(guanine，G)、胞嘧啶(cytosine，C)和尿嘧啶(uracil，U)；DNA中的碱基有腺嘌呤、鸟嘌呤、胞嘧啶和胸腺嘧啶(thymine，T)(表1-3)。核酸的核糖包括D-戊糖和D-2-脱氧核糖。

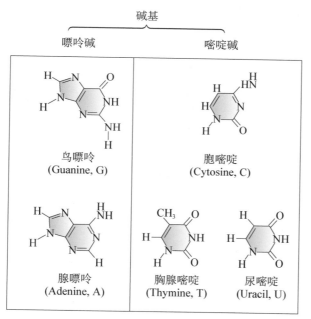
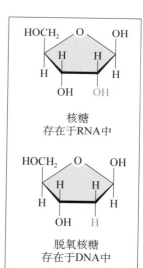

图1-6　组成核酸的碱基和戊糖结构

表1-3　两类核酸的组成成分

核　酸	碱　基	戊　糖	磷　酸
RNA	A, G, C, U	核糖	磷酸
DNA	A, G, C, T	脱氧核糖	磷酸

核酸是由许多核苷酸构成的多聚体(多核苷酸)。一个核苷酸戊糖的3′位羟基可与另一个核苷酸戊糖的5′位磷酸基团之间形成磷酸二酯键(phosphodiester bond),从而使核苷酸相互连接成核苷酸链(图1-7)。组成1个RNA分子的核苷酸数可达数十至数千个,而DNA则由数百万个核苷酸组成。

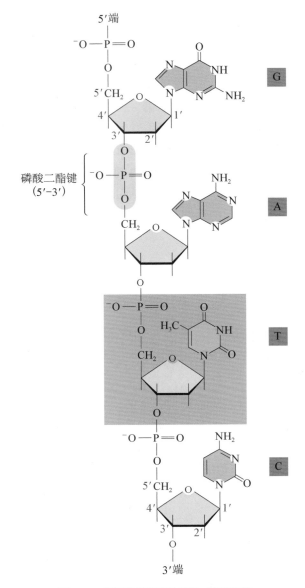

图 1-7 脱氧核糖核酸的磷酸二酯键连接

1. DNA　1953 年，Watson 和 Crick（图 1-8）提出了 DNA 分子的双螺旋结构模型，即 DNA 由 2 条走向相反的互补核苷酸链构成，一条为 3′→5′，另一条为 5′→3′，两条链均按同一中心轴呈右手螺旋。这 2 条链依靠彼此的碱基在双螺旋内侧形成氢键而连接在一起。碱基之间的配对关系是一定的。依照碱基互补配对原则，A 与 T 互补，形成 2 个氢键连接；G 与 C 互补，形成 3 个氢键连接。所以，GC 间的连接更为牢固些（图 1-9）。根据 X 线衍射分析，双螺旋上每隔 0.34 nm 有 1 个碱基对，每螺旋 1 圈有 10 个碱基对，故螺距为 3.4 nm。近年来研究发现 DNA 分子还存在着左手螺旋的构象，称为 Z-DNA，其生物学意义还不大清楚，可能在 DNA 的某些识别活动中起作用。

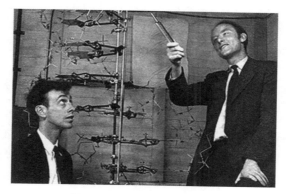

图 1 - 8　J. Watson 和 F. Crick

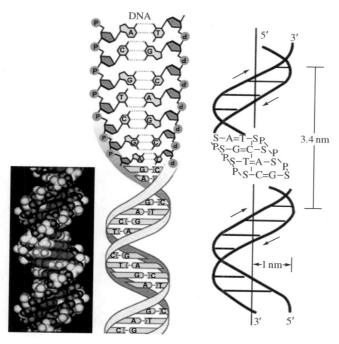

图 1 - 9　DNA 双螺旋结构

　　维持 DNA 双螺旋结构主要是靠碱基间的氢键，所以凡是破坏氢键的因素，如加热、pH 值的改变等都能导致 DNA 双螺旋结构的破坏，使双链解旋，分开成单链，即 DNA 变性（denature）或称溶解（melting）。加热引起的变性称为热变性。热变性发生的温度与 DNA 分子中 GC 对的含量有关。由于 GC 对比 AT 对更为稳定，所以 GC 含量高的 DNA 分子变性温度较高。当 DNA 分子发生变性后，适当调整温度或 pH 值，分开的 2 条互补链又可通过碱基配对重新形成双螺旋。这一过程称为复性（renature）或退火（annealing）。DNA 变性和复性的特点是分子生物学重要技术核酸分子杂交的基础。

　　DNA 的主要功能是储存、复制和传递遗传信息。在组成 DNA 分子的线性核苷酸序列中蕴藏着大量的遗传信息。虽然 DNA 分子中只有 4 种核苷酸,但核苷酸的数量却非常巨大,且呈随机排列。这就决定了 DNA 分子的复杂性和多样性。如果 1 个 DNA 分子由 n 个核苷酸组成,则其可能的排列顺序为 4^n。如此多的排列顺序展示了遗传信息的多样性,也即生物种类的多样性。

细胞或生物体一套完整的单倍体遗传物质称为基因组。它是所有染色体上全部基因和基因间 DNA 的总和。迄今,包括人类在内的多个生物的 DNA 序列分析已经完成。人类单倍体基因组 DNA 含有的碱基数约为 3×10^9 bp,其中(A＋T)和(G＋C)分别占 54% 和 38%;编码蛋白质序列(外显子)占 DNA 的 1.1%～1.4%。内含子序列约占 24%,基因间序列约占 74%;DNA 中含有大量的重复序列,占 50% 以上;基因的数目 2 万个左右;每个人约有 0.1% 的核苷酸差异。这些研究结果为人们深入认识 DNA 的结构和功能,DNA 与生物的起源、进化及生物多样性之间的关系积累了丰富的资料。

DNA 分子中所携带的遗传信息传递给后代细胞靠 DNA 复制来实现,DNA 双螺旋结构模型很好地解释了这一信息传递过程的普遍机制。组成双螺旋 DNA 的 2 条链是互补的,每一条链都含有与其互补链精确配对的碱基序列。因此,2 条链中的每一条都可以携带相同的信息。DNA 复制从两条互补的 DNA 链局部分离(分叉)开始,以每条链为模板,在 DNA 聚合酶作用下将脱氧核糖核苷酸加在 DNA 链的 3′端。所加上去的核苷酸是与模板链上的碱基互补的,从而产生与模板链序列互补的 DNA 子链。如此,可将遗传信息全盘复制出来,最终形成完整的 DNA 分子。新形成的双链 DNA 分子在核苷酸或碱基序列上与充当模板的亲代 DNA 分子完全相同。由于每条亲代 DNA 单链成为子代 DNA 双链中的 1 条链,故称为 DNA 半保留复制(semiconservative replication)。

细胞内遗传信息的流动由 DNA→RNA→蛋白质,即所谓"中心法则(central dogma)"。DNA 分子所携带的遗传信息的流向是先形成 RNA,这种以 DNA 为模板合成 RNA 的过程称为转录(transcription)。DNA 转录和 DNA 复制不同,它以 1 条链的特定部分为模板合成 1 条互补的 RNA 链,在 RNA 合成之后,DNA 重新形成双螺旋结构并释放出 RNA 分子;然后,形成的 RNA 被翻译成体现遗传信息的蛋白质,后者决定细胞的生物学行为。

2. RNA 大部分 RNA 分子以单链形式存在。但在 RNA 分子内的某些区域,RNA 单链仍可折叠,并按碱基互补原则形成局部双螺旋结构。这种双螺旋结构呈发夹样,也称为 RNA 的发夹结构(图 1-10)。RNA 的结构和功能的研究是近些年来飞速发展的领域,新的 RNA 被不断地发现。按结构和功能不同,RNA 分子可分为两大类:编码 RNA 和非编码 RNA(non-coding RNA)。编码 RNA 即编码蛋白质的信使 RNA(messenger RNA,mRNA)。非编码 RNA 是指不能翻译为蛋白质的功能性 RNA 分子,包括:参与蛋白质合成的转运 RNA(transfer RNA,tRNA)和核糖体 RNA(ribosomal RNA,rRNA);参与基因转录产物加工的核小 RNA(small nuclear RNA,snRNA);参与 rRNA 的加工与修饰的核仁小 RNA(small nucleolar RNA,snoRNA);具有酶活性的 RNA——核酶(ribozyme);参与基因表达调控的长链非编码 RNA(long non-coding RNA,lncRNA)和若干小 RNA,如微小 RNA(microRNA,miRNA),存在于生殖细胞中的 piRNA(PIWI-interacting RNA,因与

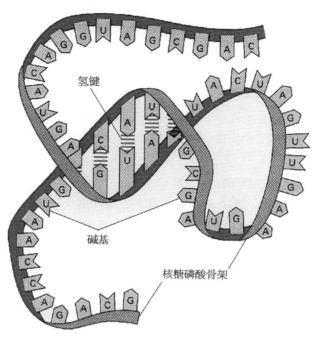

氢键

碱基

核糖磷酸骨架

图 1－10 RNA 发夹结构模式图

PIWI 蛋白家族成员相结合才能发挥其调控作用而得名)等；其他新发现的非编码 RNA 分子，如增强子 RNA（enhancer RNA，eRNA）、环状 RNA（circular RNA，circRNA）、细菌用于抵抗病毒入侵的 CRISPR RNA（clustered regularly interspersed short palindromic repeater RNA，CRISPR RNA 或 crRNA）等。基于 crRNA 及其作用机制开发出来的高效的特异性基因组编辑技术，CRISPR－Cas9 正被广泛应用于生物学、医学研究的各个领域，具有极大的潜在应用价值。

（1）mRNA 占细胞内总 RNA 的 1%～5%。其含量虽少，但种类甚多而且丰度极不均一。例如，每个哺乳类动物细胞可含有数千种大小、表达量不同的 mRNA。原核细胞与真核细胞的 mRNA 不同，比如原核细胞没有真核细胞 mRNA 所特有的 5′端 7-甲基三磷酸鸟苷（$m^7G^{5'}_{PPP}$）帽子结构，也没有 3′端的由 30～300 个腺苷酸组成的多聚腺苷酸尾巴（3′ polyadenylate tail，poly A tail）结构。在高等真核生物的不同组织细胞中 mRNA 的种类相差极大。mRNA 在遗传信息流向过程中起重要作用，即携带着来源于 DNA 遗传信息的 mRNA 与核糖体结合，作为合成蛋白质的模板。mRNA 分子中每 3 个相邻的碱基组成 1 个密码子（codon），由密码子确定蛋白质中氨基酸的排列顺序。因此，整个 mRNA 链即是由 1 个串联排列的密码子组成。

mRNA 指导特定蛋白质合成的过程称为翻译（translation）。在原核生物中，mRNA 在合成的同时可直接翻译为蛋白质。而真核细胞则不同，其 mRNA 在合成之后需要经过一系列的加工，转运到细胞质中，然后才能成为合成蛋白质的模板。原核细胞的 mRNA 为多顺反子（polyciston），即 1 分子 RNA 有时可携带几种蛋白质的遗传信息，能指导合成几种蛋白质。

而真核细胞中的 mRNA 是单顺反子(monocistron),每分子 RNA 只携带 1 种蛋白质遗传信息,只能作为一种蛋白质合成的模板。此外,无论是原核细胞的多顺反子 mRNA,还是真核细胞的单顺反子 mRNA,在其 5′端和 3′端都各有一段由 30 到数百个甚至更长的核苷酸组成的非翻译区(untranslated region, UTR),中间则是具有编码蛋白质功能的编码区(coding region)。UTR 是蛋白质翻译调控的重要靶点之一。

(2) rRNA 在细胞中的含量较丰富,占 RNA 总量的 80%～90%。rRNA 的大小一般用沉降系数 S 表示。rRNA 通常也呈单链结构,其主要功能是参与核糖体的形成。核糖体是合成蛋白质的"机器",由大小两个亚基组成。在原核生物中核糖体为 70S,其大小亚基分别为 50S 和 30S。50S 大亚基中含 23S 和 5S rRNA,30S 小亚基中含有 16S rRNA。在 16S rRNA 的 3′端有一个与 mRNA 翻译起始区互补的保守序列,是 mRNA 的识别结合位点。而真核生物的核糖体为 80S。60S 大亚基则含有 28S、5.8S 和 5S 3 种 rRNA,40S 的小亚基含 18S rRNA。rRNA 约占核糖体总量的 60%,其余的 40% 为蛋白质。

(3) tRNA 的含量占细胞总 RNA 的 5%～10%。其分子较小,由 70～90 个核苷酸组成。tRNA 分子化学组成的最大特点是含有稀有碱基。tRNA 分子为单链结构,但有部分折叠成假双链结构,以至整个分子结构呈三叶草形(图 1 - 11):靠近柄部的一端,即游离的 3′端有 CCA 3 个碱基,它能以共价键与特定氨基酸结合;与柄部相对应的另一端呈球形,称为反密码环。反密码环上的 3 个碱基组成反密码子(anticodon),反密码子能够与 mRNA 上密码子互补结合。因此,每种 tRNA 只能转运 1 种特定的氨基酸,参与蛋白质合成。

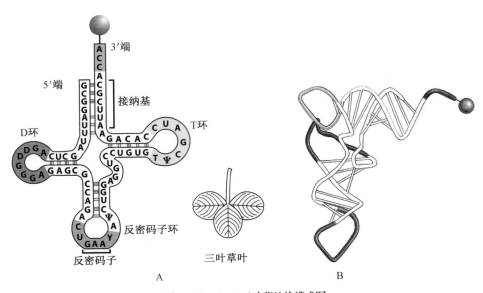

图 1 - 11　tRNA 三叶草结构模式图

近些年研究发现,tRNA 还可以作为反转录时的引物。当反转录病毒在宿主细胞内复制时,需要以细胞内的 tRNA 为引物,反转录成与其互补的 DNA 链(cDNA)。可以作为引物的常见 tRNA 是色氨酸- tRNA、脯氨酸- tRNA。

（4）snRNA 是真核细胞的细胞核中存在的一类独特的 RNA。它们的分子相对较小，含 70～300 个核苷酸，故被称为核小 RNA。snRNA 在细胞内的含量虽不及总 RNA 的 1%，但其拷贝（copy）数非常高。如 HeLa 细胞的 snRNA 分子可达 100 万～200 万个。现已发现的 snRNA 至少有 20 多种。其中有 10 多种分子中都富含尿苷酸（U），且含量可高达总核苷酸的 35%，故这些 snRNA 也称为 U-snRNA。U-snRNA 的一级结构也是单股多核苷酸链，二级结构中也含若干个发夹式结构。U-snRNA 分子中还含有少量的甲基化稀有碱基。例如，2,2,7-三甲基三磷酸鸟苷（$m_3^{2,2,7}G_{PPP}$）存在于多核苷酸链的 5′端，形成 U-snRNA 5′端特有的帽子结构。U-snRNA 的主要功能是参与基因转录产物的加工过程。例如，RNA 剪切（splicing）相关的 U-snRNA 与一些特异蛋白结合成 U-snRNP（small nuclear ribonucleoprotein particle），为剪切复合体的核心成分。

（5）miRNA 是一类长约 22 nt 的非编码 RNA，其前体为 70～90 nt，具有发夹结构（即茎环结构）。miRNA 最先是由 V. Ambros 和 G. Ruvkun 实验室于 1993 年在研究秀丽隐小杆线虫（*C. elegans*）的发育过程中发现的。后来许多新的 miRNA 在高等哺乳动物中不断被发现，人中有超过 1 000 个 miRNA。

miRNA 的形成与作用机制是：在细胞核内编码 miRNA 的基因转录形成 miRNA 初级产物（pri-miRNA）。在 Drosha（RNase Ⅲ 家族的成员）的作用下，剪切为 70～90 个核苷酸长度、具有茎环结构的 miRNA 前体（pre-miRNA）。miRNA 前体在细胞核-细胞质转运蛋白 Exportin 5（EXP5）的作用下，从核内运输到胞质中。然后，在 Dicer 酶（双链 RNA 专一性 RNA 内切酶）的作用下，miRNA 前体被剪切成约 22 个核苷酸长度的成熟双链 miRNA。起初，成熟 miRNA 与其互补序列互相结合成所谓"双螺旋结构"；随后双螺旋解旋，其中一条结合到 RNA 诱导基因沉默复合物（RNA-induced silencing complex，RISC）中，形成 RISC 复合物；另一条链被降解。RISC 复合物通常通过 miRNA 种子序列（seed sequence）与靶基因 mRNA 3′ UTR 区域互补结合，促使靶基因的 mRNA 降解或抑制靶基因的蛋白质合成，从而参与细胞增殖、分化与机体发育过程的基因表达调控（图 1-12）。

需要指出的是，Dicer 酶除了在 miRNA 形成过程中起重要作用之外，还可将一些外源双链 RNA 加工成为 22 nt 左右的 siRNA（small interference RNA）。与 miRNA 的作用机制类似，这些 siRNA 也能够以序列互补的 mRNA 为靶点，通过促使特定基因的 mRNA 降解来高效、特异地阻断体内特定基因表达，这种现象称为 RNA 干扰（RNA interference，RNAi）。RNA 干扰现象的发现具有划时代的意义。它不仅揭示了细胞内一种基因沉默的机制，而且它还是基因功能分析的有力工具。

（6）lncRNA 是一类转录本长度超过 200 nt 的 RNA 分子。它们并不编码蛋白，而是以 RNA 的形式存在于细胞核或细胞质中。lncRNA 起初被认为是基因组转录的副产品，不具有生物学功能。现有研究资料表明，哺乳动物基因组序列中 4%～9% 的序列产生的转录本是 lncRNA。根据其在基因组上相对于蛋白编码基因的位置，可以将其分为正义（sense）、反义（antisense）、双向（bidirectional）、基因内（intronic）及基因间（intergenic lncRNA）。许多 lncRNA 都具有二级结构、剪接形式及亚细胞定位。

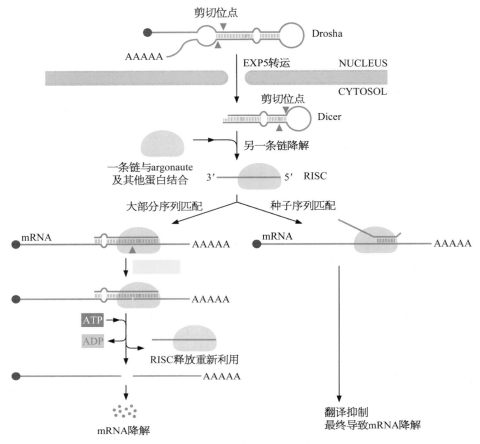

图 1-12　miRNA 的形成与作用机制

近年来的研究表明，lncRNA 能够在多层面上（转录调控及转录后调控等）调控基因的表达水平，具有广泛的细胞生物学功能，包括引起基因组印记（genomic imprinting）、X 染色体失活、调控蛋白酶的活性，使转录调控因子失活等。lncRNA 主要作用的分子模型可归纳为：①分子诱饵（decoy），稀释 RNA 结合蛋白、miRNA 等的作用，从而调控其功能；②分子支架（scaffold），促进蛋白或其他调控因子组合在一起或形成复合物，从而发挥功能；③分子向导（guide），通过与 DNA 或 RNA 碱基配对招募与 lncRNA 作用的蛋白因子；④通过与 DNA 结合蛋白作用介导染色体环化（chromosome looping），发挥类似增强子（enhancer）的作用（图1-13）。值得注意的是，一些 lncRNA 只能以顺式（*in cis*）作用调控其邻近位点的基因表达，大量其他 lncRNA 的通过反式（*in trans*）调控发挥调控功能。

可以想象，lncRNA 的功能相对于 miRNA 和蛋白质的功能来说更加难以确定。因为目前并不能仅根据其序列或结构来推测它们的功能，大量的 lncRNA，尤其是定位于细胞质的 lncRNA 的功能尚未被阐明。

（7）核酶（ribozyme）是具有酶活性的 RNA 分子，由 T. Cech 首次发现。Cech 在研究原生动物喜热四膜虫（*Tetrahymena thermophila*）的 rRNA 剪接时观察到，在除去所有的蛋白

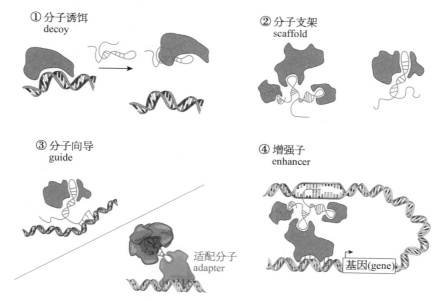

① 分子诱饵 decoy
② 分子支架 scaffold
③ 分子向导 guide
④ 增强子 enhancer
适配分子 adapter
基因(gene)

图 1-13 lncRNA 可能的作用机制

质之后,剪接仍可完成。在 rRNA 剪接过程中,前体 rRNA 能释放出内含子短链 L19RNA (linear minus 19 intervening sequence,L-19IVS 或 L19RNA)。它能以一种高度专一的方式催化寡核苷酸底物的剪接(splicing)。例如,五胞苷酸(C_5)可被 L19RNA 剪接为较长的和较短的寡聚体:C_5 被降解为 C_4 和 C_3,而同时又形成 C_6 和更长的寡聚体。L19RNA 在 C_6 上的作用比在六尿苷酸(U_6)上快得多,而在六腺苷酸(A_6)和六鸟苷酸 G_6 上则一点也不起作用。这说明核酶的高度专一性。此外,核酶还遵循 Michaelis-Menton 酶促反应动力学方程。因此,核酶的发现,对酶的本质就是蛋白质这一传统概念提出了新的挑战,同时也为生命起源问题的探索提出了新的见解。

核酶的底物是 RNA 分子,它们通过与序列特异性的靶 RNA 分子配对而发挥作用。目前已发现了具有催化活性的多种类型的天然核酶。其中,锤头状(hammerhead)核酶和发夹状核酶已被人工合成,并显示出很好的功能。人们可以根据锤头结构的模式去设计能破坏致病基因的转录产物,从而为基因治疗提供新途径。

(二) 蛋白质

蛋白质(protein)是构成细胞的主要成分,占细胞干重的 50% 以上。蛋白质是 DNA 信息的体现者。它不仅决定细胞的形状和结构,而且还担负着许多重要的生物学功能。自然界中蛋白质的种类繁多,但通常由 20 种氨基酸组成,这 20 种氨基酸的排列组合及蛋白质空间构象的形成决定了蛋白质功能的多样性。

1. 蛋白质的功能分类 蛋白质按不同功能可分为结构蛋白和调节蛋白。前者主要是纤维蛋白,如肌动蛋白和肌球蛋白及构成皮肤、毛发的角蛋白等;调节蛋白则参与调节各种生命活动:①酶,催化各种代谢反应;②肽类激素,参与调节代谢,如胰岛素能维持血糖浓度的恒定;③抗体,一类特异的球蛋白,具有免疫保护作用,它能识别外源性物质,并与之结合而使其失活,以便机体抵抗病原的侵袭;④与体内物质的转运和贮存有关的蛋白,如血红蛋白运输 O_2 和 CO_2;⑤细胞膜上及细胞内的各类受体蛋白质,参与化学信号的传递;⑥核蛋白,染色质的主要成分,包括核酸与蛋白质,这些蛋白成分与细胞的生长、分化、遗传和变异的调控有一定关系。

2. 蛋白质的结构与功能的关系 蛋白质的功能取决于其结构(或构象),可以说有什么样的结构就有什么样的功能。一级结构是蛋白质功能的基础,如果氨基酸的排列顺序发生变化,将会形成异常的蛋白质分子。例如,在人体的血红蛋白中,其 β 链上的第 6 位谷氨酸如果被缬氨酸替代,则形成异常血红蛋白,导致人体发生镰状细胞贫血。一些常见蛋白如 TGF - β(肿瘤转化生长因子)仅在聚合成蛋白二聚体(dimer)时,才能发挥功能。在活细胞内,蛋白质亚单位通常需要组装成大的分子复合物结构,如蛋白质复合物、酶复合物、核糖体、剪切复合体和病毒颗粒等,才能更好地完成生命活动过程。

人们通常根据多肽链的独立折叠单位,即结构域(structural domain)去推断某些蛋白质的功能。组成 1 个结构域的氨基酸残基通常在 40～350 之间。最小的蛋白仅含有 1 个结构域,较大的蛋白则含有多个结构域,此时结构域是大分子蛋白质的结构组成单元。1 个蛋白质的不同结构域通常与不同的功能相关。例如,脊椎动物中具有信号转导功能的 Src 蛋白激酶含有 4 个结构域:起调节作用的 SH2 和 SH3 结构域及其他 2 个具有酶催化活性的结构域(图 1 - 14)。一般而言,具有相同结构域的蛋白,往往有类似功能。例如,具有螺旋-袢-螺旋(helix-loop-helix, HLH)和亮氨酸拉链(leucine zipper, L - Zip)结构特点的蛋白质多为能与 DNA 结合的转录因子(transcription factor, TF)。此外,许多蛋白分子还含有小分子辅基(prothetic group),与蛋白质的功能有关,如血红蛋白中的血红素。

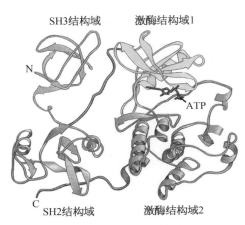

图 1 - 14 Src 蛋白结构域

活细胞内蛋白质功能的发挥与其构象的不断改变密切相关。常见的例子是蛋白质的磷酸化与去磷酸化所引起蛋白质构象的改变,即将 1 个磷酸基团共价连接至 1 个氨基酸侧链上能够引起蛋白质较重要的构象改变。同样,去除磷酸基团,将使蛋白质恢复原始构象,并恢复原始活性。蛋白质磷酸化包括通过酶催化把 ATP 末端磷酸基团转移到蛋白质的丝氨酸、苏氨酸或酪氨酸侧链的羟基基团上。该反应由蛋白激酶催化,而其逆反应的去磷酸化则由蛋白质磷酸酶完成。细胞内包含数百种不同的蛋白激酶。每一种负责不同蛋白质或不同系列蛋白质的磷酸化;同时细胞内还有许多高度特异性的磷酸酶。它们负责从一个或几个蛋白质中去除磷酸基团。对许多种蛋白质而言,磷酸基团总是不断重复地被加到一特定的侧链上,然后被移去,从而使蛋白质的构象不断改变。这是真核细胞完成信息传递过程的重要分子基础。

此外,磷酸基团的丢失还可驱动一类胞内重要蛋白——GTP 结合蛋白构象的巨大变化。这类蛋白的活化受控于其与三磷酸鸟苷(GTP)或二磷酸鸟苷(GDP)的结合:当蛋白质与GTP 结合时呈现活性构象,而其与 GDP 结合时则变成一种非活性构象,如同蛋白质的磷酸化作用。该过程也是可逆的(图 1 - 15)。这些 GTP 结合蛋白的活化与去活化起分子开关的作用,在真核细胞生命活动的信息传递过程中起重要作用。

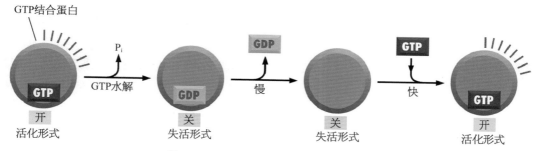

图 1 - 15　GTP/GDP 结合状态影响蛋白活性

3. 细胞蛋白质组　随着人类基因组计划的完成及基因组学技术的迅猛发展,在获得全基因组序列基础上,科学家对基因功能及其调控机制的系统解码,尤其是在 DNA 和 RNA 层面,取得了较大的突破。为进一步整体揭示基因功能及其协同作用,越来越多的科学家理智地认识到将基因的最终产物蛋白质作为一个整体进行深入研究的重要性,并提出了细胞蛋白质组(proteome)的概念。与以往孤立地研究某一种蛋白质的功能和结构不同,蛋白质组将细胞内基因活动和表达后所产生的全部蛋白质作为一个整体,研究在个体发育的不同阶段,正常或异常情况下,某种细胞内所有蛋白质的种类、数量、结构和功能状态,从而阐明基因的功能。从这个意义上说,直接研究细胞蛋白质组可为基因组的研究提供最重要的印证和补充,真正实现人类基因组计划的预期目标。蛋白质组的研究也有助于了解分化的分子机制,揭示疾病(如肿瘤等)的分子病理。

从细胞的整体上来研究蛋白质组,首先必须抽提细胞中的蛋白质,把成百上千种蛋白质分离开来,最后还要测定每一种蛋白质的一级结构。这无疑是一项繁重的任务。但是近年来,双相凝胶电泳、质谱分析技术、蛋白点阵杂交(protein microarray)技术等的发展和应用,不仅大大简化了蛋白质组的分析过程,而且也适用用于非常微量的样品研究。一些不同组织细胞来源的蛋白质计算机数据库资料正在迅速增加。同时,亚细胞结构(如线粒体)的蛋白质组、分子蛋白质组的研究也已列入日程。蛋白质组的研究已成为深入理解基因功能的一个重要领域,正孕育着 21 世纪生命科学中的一个新的生长点。

(三) 多糖

糖类是生物体的重要组成成分之一,从细菌到高等动物的机体都含有糖类物质。细胞中的糖除了以单糖的形式存在之外,还广泛分布着多糖和寡糖。细胞中大部分的寡糖和多糖的序列是非重复的,由许多不同的单糖分子组成。这类复杂的寡糖或多糖通常与蛋白质或脂质连接在一起,结合成糖蛋白(glycoprotein)和糖脂(glycolipid),形成细胞表面的一部

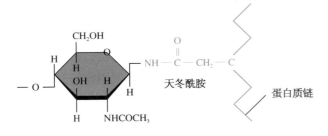

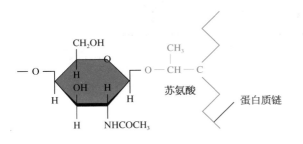

图 1-16 O-连接和 N-连接

分。糖蛋白和糖脂是生物膜的重要组分，占生物膜总重量的 2%～10%。

1. 糖蛋白 糖蛋白（glycoprotein）是共价结合糖的蛋白质。其中的糖链和肽链的连接是有规律的。糖蛋白中的糖链通过 3 种不同的糖苷键与肽链相结合（carbohydrate-peptide linkage），与丝氨酸、苏氨酸、羟赖氨酸和羟脯氨酸连接的是 O-β-糖苷键，称为 O-连接（O-linked）；与天冬酰胺连接的叫做 N-连接（N-linked）（图 1-16）。半胱氨酸与糖之间的连接键是 S-糖苷键。常见的连接方式是 N-糖肽键和 O-糖肽键。

形成 N-糖肽键的糖链（简称 N-糖链）结构复杂多变，但它们都有 1 个 5 糖核心结构，即 2 个 β-N-乙酰葡萄糖胺（GlcNAc）和 3 个甘露糖（Man）。其他变化均在 5 糖核心以外的非还原端部分。N-糖链可分为高甘露糖型、杂交型和复杂型 3 类。O-糖肽键连接的糖链（简称 O-糖链）的结构比 N-糖链简单，糖链较短，但是种类较多。在细胞中分布较多的是 α-N-乙酰半乳糖胺与丝氨酸或苏氨酸残基相连的 O-糖链，简称为 O-GalNAc 糖链。这类糖链虽然较短，但其核心结构多不同。

有些糖蛋白可含上述 2 种糖链中的一种，而还有些蛋白则既含有 O-糖链又含有 N-糖链。不同糖蛋白中的糖链差别很大，致使糖蛋白的结构极其复杂。

2. 糖脂 糖脂（glycolipid）是指含有糖类的脂质。根据组成不同，可把糖脂分为 4 类，即鞘糖脂、甘油糖脂、磷酸多萜醇衍生糖脂和类固醇衍生糖脂。哺乳动物细胞中主要存在的是鞘糖脂。在鞘糖脂，含中性糖类的称为中性鞘糖脂。有些除了含有中性糖类之外，还含有唾液酸或硫酸化的单糖。其中含唾液酸的鞘糖脂又称为神经节苷脂（ganglioside）。含硫酸化单糖的鞘糖脂则称为硫苷脂（sulfatide）。近年来，在不同种类细胞的质膜上还发现了一类新的复合糖类，即糖基磷脂酰肌醇（glycosylphosphatidylinositol，GPI）锚定蛋白。带有 GPI 的蛋白质很多，和 GPI 相连的蛋白质本身还可以连接糖链。

糖蛋白、蛋白聚糖、糖脂和脂多糖等复合糖主要存在于细胞膜表面和细胞间质中。复合糖中糖链结构的复杂性提供了大量的信息。糖链在构成细胞抗原、细胞识别、细胞黏附及信息传递中起重要作用。如人类 ABO 血型抗原、免疫球蛋白 G（IgG）、黏附分子整联蛋白（integrin）等在发挥作用过程中均离不开其组成部分糖链的参与。

（王勇波）

第二章 细 胞 膜

　　光镜下的真核细胞基本结构可分为 3 部分，即细胞膜（cell membrane）、细胞质（cytoplasm）和细胞核（nucleus）。而在电镜下，人们从细胞内各部分结构的性质、彼此间的相互关系及各种结构的来源等出发，把真核细胞结构分为膜性结构（membranous structure）和非膜性结构（non-membranous structure）两大类。前者包括细胞膜和膜性细胞器（内质网、高尔基复合体、线粒体、细胞核、溶酶体和过氧物酶体等），后者则包括核糖体、中心体、微管、微丝、核仁和染色质等。

　　细胞膜是指围在细胞质外表面的一层薄膜，因而也称为质膜（plasma membrane）。其基本作用是保持细胞有相对独立和稳定的内环境，控制细胞内外物质、信息、能量的出入，同时还参与细胞的运动。

　　在真核细胞，除了细胞膜外，在细胞内还有丰富的膜性结构。人们把细胞膜和细胞内各种膜性结构统称为生物膜（biological membrane）。虽然不同的生物膜各有其特殊功能，但它们的基本化学组成、分子结构都有共同的特点。在电镜下观察也都呈现出较为一致的 3 层结构，即电子致密度高的内、外两层（各厚 2.0～2.5 nm）之间夹着厚约 3.5 nm 的电子致密度较低的中间层（图 2-1），称为单位膜（unit membrane）。膜性结构的"区域化（compartmentation）"

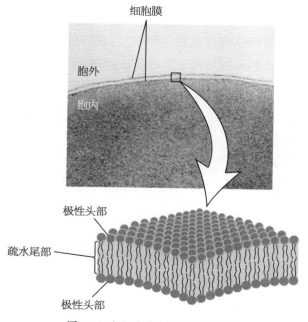

图 2-1　红细胞膜电镜照片及模式图

可以将某一功能有关的酶系统集中于一定区域之内,对细胞功能活动方面具有十分重要的意义——形成若干专一的功能区,使之不会与其他酶系统混杂。这样,可使各个酶系统能更有效地发挥作用。

第一节　细胞膜的化学组成

细胞膜的主要化学成分有脂质、蛋白质及糖类。对各种细胞膜的化学分析结果表明,水分约占细胞膜总量的50%,其余主要为脂类和蛋白质,还含有2%~10%的糖类、少量的核酸和微量的金属离子等。

因细胞种类不同,细胞膜中各种化学组分,特别是脂类与蛋白质的比例,可有很大的差异。其一般规律是,在功能复杂的细胞的细胞膜中,所含蛋白质的种类和数量较多,而在功能简单的细胞的细胞膜中所含蛋白质的种类和数量则较少。例如,神经组织中的髓鞘细胞,功能较为单纯,主要起绝缘作用。髓鞘膜的组分以脂类为主,占膜化学组分总量的75%~80%,而蛋白质含量约18%,且只有数种蛋白质。而在功能复杂的生物膜中,如线粒体内膜,蛋白质组分可高达75%,脂类则约占25%。

一、脂质

脂质是细胞膜的主要成分之一。生物膜中可有多种脂质,其种类和数量依细胞不同而异。在真核细胞膜中的主要脂质有磷脂、胆固醇和糖脂,其中磷脂最多。

(一)磷脂

真核细胞膜中的磷脂主要有卵磷脂(磷脂酰胆碱)、脑磷脂(磷脂酰乙醇胺)、磷脂酰丝氨酸和鞘磷脂等。它们是由磷脂酰碱基和脂肪酸通过甘油(或鞘氨醇)结合在一起而形成的(图2-2)。其分子头部为磷酸和碱基组成的磷脂酰碱基,极性很强,有亲水性;尾部是2条非极性的脂肪酸链,为疏水性。这种既亲水又疏水的分子被称为双亲媒性分子(amphipathic molecule)。

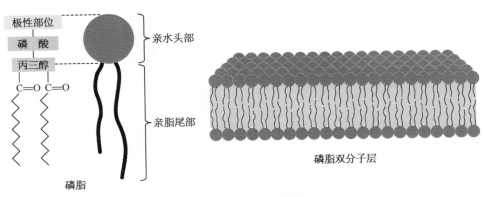

图2-2　磷脂的分子结构模型

（二）胆固醇

胆固醇（cholesterol）为中性脂质。在原核细胞和植物细胞中基本上没有胆固醇，而在真核细胞膜中则含量较多。其分子数与磷脂分子之比，多者可达 1∶1。与磷脂一样，胆固醇也是双亲媒性分子，极性的羟基与非极性的脂肪酸链间由固醇环连接（图 2 - 3）。在细胞膜中，胆固醇亲水的羟基头部紧靠磷脂极性头部，将固醇环部分固定在近磷脂头部的碳氢链上，其余部分游离，这种相互作用能阻止磷脂凝集成晶体结构。

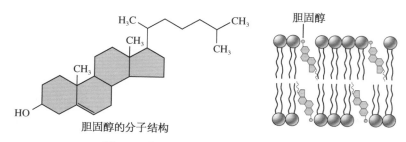

胆固醇的分子结构

图 2 - 3　胆固醇分子及其在细胞膜中的位置

（三）糖脂

糖脂为含有 1 个或几个糖基的脂类，在所有动物细胞表面都能找到，大约占细胞膜外层脂类分子的 5％。在动物细胞膜中的糖脂主要为鞘氨醇的衍生物，如脑苷脂、神经节苷脂等。其分子结构与鞘磷脂相似，只是其极性头部由 1 至数个糖基取代了磷酯酰碱基。脑苷脂是最简单的糖脂，只含有 1 个糖基（半乳糖或葡萄糖）。神经节苷脂最为复杂，主要存在于神经细胞中（占总脂质的 6％）。其头部除含半乳糖和葡萄糖外，还含有 1 至数个唾液酸。神经节苷脂的种类很多，目前已鉴定出 30 多种。它们在细胞识别、神经突触的传导等方面都起一定的作用。目前的研究还证明它们可能是一些激素、细菌毒素和病毒颗粒的受体。

二、蛋白质

蛋白质是细胞膜最重要的组分。其含量和种类与细胞膜的功能密切相关。多种细胞膜功能的差异，主要在于所含蛋白质的种类不同。膜蛋白质在构型上多为球形蛋白，有的为单体，有的为二聚体，也有的为多聚体。根据其在膜中的位置不同，可分为两大类：镶嵌蛋白和边周蛋白。

（一）镶嵌蛋白

镶嵌蛋白（mosaic protein）又称整合蛋白（integral protein），是细胞膜功能的主要承担者，占膜蛋白的 70％～80％。一般在功能复杂的细胞膜中较多，反之较少。镶嵌蛋白也可能是双亲媒性分子，故可不同程度地嵌入脂双层分子中，有的贯穿膜的全层，两端露出于膜的两侧；有的深埋于膜内；有的一端嵌入膜内，另一端露出膜外。露出膜外的部分含有较多的极性氨基酸，具有游离的酸性或碱性基因，属于亲水性，故可与磷脂分子的亲水极相接近，露在水相之中。嵌入脂双分子层中者是疏水性氨基酸或非极性氨基酸，包围在极性氨基酸的表面,是疏水性的。所以,它们能嵌入脂质双分子层中,与脂质双分子层中的疏水性脂肪酸链相结合。

（二）边周蛋白

边周蛋白(peripheral protein)又称外在蛋白(extrinsic protein),约占膜蛋白质的30%。主要附着在细胞膜的内表面,暴露在水相之中。这主要是由于组成它们的氨基酸以亲水性为主,或是亲水性基团露在外面,所以易与膜表面的极性基团亲近而附着在膜的内表面。部分边周蛋白具有类似肌动蛋白和肌球蛋白的性质,能产生收缩作用,因而与细胞的胞吞作用、变形运动及胞质分裂等作用有关;又由于边周蛋白质中有一部分可与镶嵌蛋白露在膜内表面的部分相连,所以边周蛋白的收缩作用也可以调节镶嵌蛋白的位置。

三、糖类

所有真核细胞的膜表面都有糖类,占细胞膜重量的2%～10%。主要以糖蛋白和糖脂的形式存在于细胞膜的外表面。自然界中发现的单糖有100多种,但已知与膜蛋白和膜脂结合的单糖有9种,主要是半乳糖、岩藻糖、甘露糖、半乳糖胺、葡萄糖和氨基糖酸(唾液酸)等。由于组成寡糖链的单糖种类、数量、结合方式及排列顺序不同,因此,构成糖蛋白和糖脂外伸的糖链也以多种多样的形式被覆于细胞膜的外表面,形成细胞外被(cell coat)。它们的存在,成为细胞活动和细胞间识别的重要功能基础。

第二节　细胞膜的分子结构

上述这些化学组分在细胞膜中的位置关系、排列方式及它们之间相互作用,对于细胞膜实现其功能活动是十分重要的。

一、膜脂分子的排列特性

如前所述,细胞膜的3种主要脂质(磷脂、胆固醇和糖脂)都具有双亲媒性分子的特点。因此,它们在水相中能自发地以特殊方式排列起来——分子与分子相互聚拢,亲水头部暴露于水,疏水尾部则藏在内部。这样的排列可以形成2种构造:球形的分子团(micelle)和双分子层(bilayer)。在细胞膜的双分子层中,2层分子的疏水尾部被亲水头部夹在中间。

为了进一步减少双分子层两端疏水尾部与水接触的机会,脂质分子在水中排列成双分子层后往往易于形成一种自我封闭的脂质体(liposome)(图2-4)。脂质体常被用作研究膜的实验模型。当脂质体的结构被打破时,脂质分子很快重新形成新的脂质体。显然,这种在人工条件下自发形成的脂质体与真正的细胞膜脂双分子层有很多共同点。

二、细胞膜的结构模型

早在1925年,有人曾提取红细胞膜的脂质,然后将脂质放在水面上制成由单层脂质分子

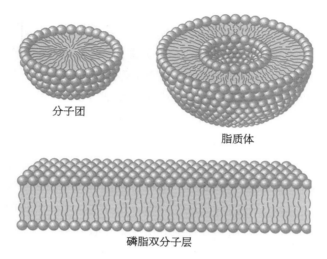

分子团

脂质体

磷脂双分子层

图 2 - 4　脂质双分子层、分子团及脂质体

构成的膜,发现此膜面积相当于红细胞膜总面积的 2 倍。因而认为红细胞膜是由连续的双层脂质分子组成的。这一发现第 1 次提出了双层脂质分子是细胞膜的基本结构的概念,为人们继续认识细胞膜的分子结构奠定了科学基础。至今,科学家们已先后提出数十种不同的细胞膜分子结构模型,其中流动镶嵌模型被广为接受。

流动镶嵌模型(fluid mosaic model)是 1972 年由 S. J. Singer 和 G. L. Nicolson 提出。其主要论点是,构成膜的脂双分子层具有液晶态的特性。它既有晶体的分子排列有序性,又有液体的流动性,即流动脂双分子层构成膜的连续主体;球形的膜蛋白质以各种镶嵌形式与脂双分子层相结合,有的"镶"附于膜的内表面,有的全部或部分嵌入膜中,有的贯穿膜的全层,这些大都是功能蛋白;糖类附在膜的外表面,与表层的脂质与蛋白质亲水端结合构成糖脂和糖蛋白(图 2 - 5)。这一模型强调了膜的流动性和上述膜组分分布的不对称性,即认为膜的结构成分不是静止的,而是动态的。膜的流动性会使膜蛋白彼此作用或与脂类相互作用。这种相互作用是膜的功能活动所必需的条件。如酶的激活、外界信号进入细胞、膜成分的更

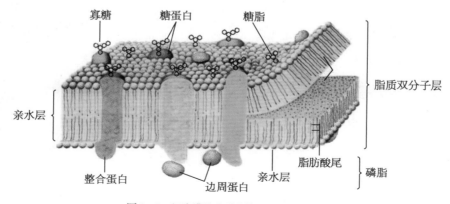

寡糖　　糖蛋白　　糖脂

亲水层

脂质双分子层

整合蛋白

边周蛋白

亲水层

脂肪酸尾

磷脂

图 2 - 5　细胞膜的分子结构:流动镶嵌模型

新和组装、细胞运动、细胞分裂和细胞内的新陈代谢调节等都与膜组分在膜内的运动有密切关系。S. J. Singer 和 G. L. Nicolson 因此项创见而获得了诺贝尔医学或生理学奖。

但流动镶嵌模型也有不足之处。如它忽视了蛋白质分子对脂类分子流动性的控制作用,忽视了膜的各部分流动性的不均匀性等。因此,又有学者提出了一些新的模型对流动镶嵌模型进行了进一步的完善,如 Wallach 的晶格镶嵌模型、Jain 和 White 提出的板块模型等。晶格镶嵌模型指出,生物膜中流动的脂质是在可逆地进行无序(液态)和有序(晶态)的相变。膜蛋白对脂类分子的运动具有控制作用。镶嵌蛋白可使其周围的脂类分子不产生单独活动,因而形成界面脂(boundary lipid)。它和嵌入的蛋白一起构成了膜中晶态部分(晶格),而流动的脂类仅呈小片的点状分布。这个模型在一定条件下可能反映了细胞膜的真实情况。板块模型认为,在流动的脂类双分子层中存在许多大小不同、刚性较大的彼此独立移动的脂质区(有序结构的"板块")。在这些有序结构的板块之间被流动的脂质区(无序结构的"板块")分割。这两者之间可能处于一种连续的动态平衡之中。因而,细胞膜实质上是同时存在有不同流动性的板块镶嵌而成的动态结构。这种结构使生物膜各部分的流动性处于不均一状态,并可能随生理状态和环境条件的变化而发生晶态和非晶态的相互转化,使膜各区域的流动处于不断变化的动态之中。

事实上,这两种模型与流动镶嵌模型并没有本质差别,只不过是对膜的流动性的分子基础作了解释,因而是对流动镶嵌模型的补充,没有根本性改变。因此,关于膜的结构的基本观点仍然是流动镶嵌模型。

不过,人们已经意识到很难用简单的模型来真实地体现细胞膜结构的复杂性。近来,关注度很高的脂筏模型(lipid raft model)(Simon,1988)就是对细胞膜结构复杂性的进一步认识。所谓脂筏即在以甘油磷脂为主体的生物膜上,胆固醇、鞘磷脂等形成相对有序的脂相微区(microdomain)(图 2-6)。该区域流动性较差,如同漂浮在脂质双分子层上的"脂筏"一样。脂筏中含有各种执行某些特定生物学功能的膜蛋白。这种结构最初可能是在内质网或

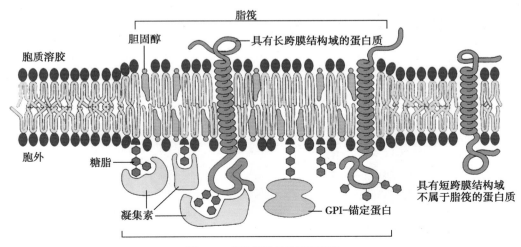

图 2-6　细胞膜结构的脂筏模型

高尔基复合体上形成的,最终转移到细胞质膜上。有些脂筏可在不同程度上与膜下细胞支架蛋白交联。推测一个直径 100 nm 的脂筏可载有 600 个蛋白分子。目前已发现几种不同类型的脂筏,它们在细胞信号转导、物质的跨膜运输及人类免疫缺陷病毒(HIV)等病原微生物侵染细胞过程中起重要的作用。

脂筏的外层主要含有鞘磷脂、胆固醇及糖基磷脂酰肌醇(GPI)-锚定蛋白。由于鞘磷脂含有长链饱和脂肪酸,流动性较差,而邻近的磷脂区其脂肪酸多不饱和,所以出现相分离。相应地,内层与外层的脂质不完全相同,主要是在此区有许多酰化的锚定蛋白,特别是信号转导蛋白,如 Src、G 蛋白的 Gα 亚基、内皮型一氧化氮合酶(eNOS)等。脂筏中的脂类与相关的蛋白质在膜平面可进行侧向扩散。从结构及组分分析,脂筏在膜内形成一个有效的平台。它有两个特点:许多蛋白质聚集在脂筏内,便于相互作用;脂筏提供一个有利于蛋白质变构的环境,形成有效的构象。目前比较公认的脂筏的功能是参与信号转导、受体介导的胞吞及胆固醇代谢运输等。从当前的研究来看,脂筏功能的紊乱已涉及 HIV、肿瘤、动脉粥样硬化、阿尔茨海默(Alzheimer)病、疯牛病及肌营养不良等疾病。

关于膜的分子结构还有很多问题没有解决。随着新的理化技术在生物膜研究领域的应用,将会提出更为合理的反映膜的真实结构的模型。

第三节　细胞膜的生物学特性

生物膜有两个主要的特性,即不对称性(asymmetry)和流动性(fluidity)。

一、 细胞膜的不对称性

膜的内外两层在结构和功能上有很大差异,这种差异即为膜的不对称性。各种膜结构都存在着不对称性。

(一) 膜脂分布的不对称性

脂类双层的内外两层膜脂在种类上、含量上和比例上都是有差别的。以红细胞膜为例,含胆碱的磷脂,如磷脂酰胆碱、鞘磷脂主要分布在外层;含氨基酸的磷脂,如磷脂酰丝氨酸、磷脂酰肌醇、磷脂酰乙醇胺主要分布在内层。所以,细胞膜内侧负电荷大于外侧。上述各种磷脂,在膜内外层中的分布也是不均匀的。特定的镶嵌蛋白质(酶)的周围需要有特定的磷脂才有活性。例如,Na^+,K^+- ATP 酶需要磷脂酰丝氨酸,Ca^{2+}- ATP 酶需要磷脂酰胆碱和磷脂酰乙醇胺等。胆固醇的分布也是不对称的。它与鞘磷脂和磷脂酰乙醇胺亲和力较大,所以在外层含量较多,对膜的流动性有调节作用。

(二) 膜蛋白分布的不对称性

膜蛋白分布的不对称性是绝对的,没有同一种蛋白质既分布于膜内层,又分布于膜外层。贯穿膜全层的镶嵌蛋白两个亲水端的长度和氨基酸种类与顺序也不相同。用冰冻蚀刻法等都能观察到,细胞膜内外层中镶嵌蛋白颗粒的分布是不对称的,内层多于外层(图

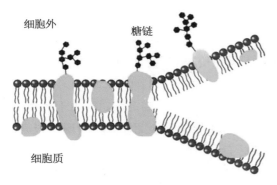

细胞外

糖链

细胞质

图 2-7 细胞膜分子分布的不对称性

2-7）。边周蛋白多附在膜内表面。在细胞膜上有多种酶蛋白和受体，有的只见于膜外表面，如非专一的 $Mg^{2+}-ATP$ 酶、$5'-$核苷酸酶 I 和激素受体等；有的只见于膜内表面，如腺苷酸环化酶等。

（三） 糖类分布的不对称性

糖类主要分布于细胞膜的外表面，与膜脂质和膜蛋白结合成糖脂和糖蛋白。

细胞膜结构上的不对称性，保证了膜功能的方向性，如膜内、外两层的流动性不同；物质的转运有一定的方向性；信号的接收与传递也有方向性。

二、 细胞膜的流动性

生物膜是一种动态的结构。膜的流动性是指膜脂和膜蛋白处于不断运动的状态，这是生物膜的基本特征之一。在生理温度下，膜脂质多呈液晶态，既有液体的流动性，又有晶体的有序性。当温度下降到某一点（相变温度）时，液晶态则变为晶态；温度上升时晶态又可熔融为液晶态。在相变温度以上，液晶态的膜脂质总是处于流动状态，嵌入其中的膜蛋白也处于运动状态。它们协同完成生物膜的各种功能。

（一） 膜脂分子的运动

近年来，人们应用许多新技术，如磁共振、电子自旋共振等来测量膜脂质分子的运动。研究表明，在相变温度以上时，膜脂质分子主要有侧向移动、自旋[图 2-8(2)]、左右摆动、来回振动[图 2-8(4)]、翻转运动和旋转等几种运动方式。

1. 侧向移动　侧向移动是指脂质分子在同一单层内沿膜平面侧向与相邻分子快速交换位置，每秒约 10 次[图 2-8(1)]。

2. 旋转　旋转是指脂质分子围绕与平面垂直的轴进行旋转[图 2-8(6)]。

3. 翻转运动　翻转运动是指脂质分子从膜的一层翻转到另外一层的运动。这种运动速度很慢，而且极少发生。这对于保证膜脂质分子的不对称分布是十分重要的[图 2-8(5)]。

4. 左右摆动　左右摆动是指脂质分子围绕与膜平面垂直的轴线进行左右摆动[图 2-8(3)]。

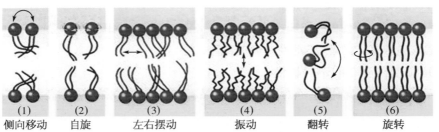

(1)	(2)	(3)	(4)	(5)	(6)
侧向移动	自旋	左右摆动	振动	翻转	旋转

图 2-8 脂质分子的运动方式

（二）膜蛋白的运动

膜脂质的液晶态特性，使膜蛋白质分子产生了运动性，其运动方式大体分为旋转运动和侧向运动两种。

1. 侧向移动 侧向移动是指膜蛋白在细胞膜平面上侧向移动的运动方式，其移动的速度比膜脂慢得多。

2. 旋转 旋转是指膜蛋白围绕与膜平面垂直的轴线进行旋转的运动方式。旋转运动的速度要比侧向移动更缓慢。

1970 年，Edidin 等用细胞融合法首先证明了膜蛋白可以进行侧向移动。他们把离体培养的人和小鼠细胞融合在一起。形成人-鼠杂交细胞，应用间接免疫荧光法，通过观察两种细胞融合后膜抗原分布情况变化过程来监测细胞膜蛋白的侧向扩散运动。具体的做法是，用发绿光的荧光素（fluorescein）标记小鼠的抗体，使其与小鼠膜上的抗原结合；用发红光的若丹明（rhodamine）标记人的抗体，使其与人细胞膜的抗原结合。当小鼠细胞和人的细胞刚融合成 1 个杂种细胞时，在荧光显微镜下观察，膜表面一半为绿色，一半为红色。经过 37℃ 孵育后，两种不同颜色的荧光点就均匀地分布在杂种细胞膜上（图 2-9）。这显然是两种细胞的膜抗原（镶嵌蛋白）相互扩散的结果。应该指出，各种膜蛋白在膜上的分布不是随机的，其流动趋向也不是任意的。

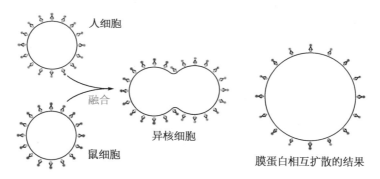

人细胞

融合

鼠细胞

异核细胞

膜蛋白相互扩散的结果

图 2-9　人-鼠杂种细胞膜蛋白相互扩散运动

（三）影响膜流动性的因素

很多因素可影响膜的流动性，归纳起来主要有以下几点。

1. 胆固醇的影响 在真核细胞中，膜胆固醇以特殊的排列方式与磷脂分子结合。在相变温度以上时，胆固醇能抑制磷脂分子脂肪酸链的旋转异构化运动，减少扭曲现象，从而使膜的流动性降低；在低于相变温度时，胆固醇却又能干扰膜脂有序性的出现，诱发脂肪酸链扭曲现象，阻止晶态形成，防止膜流动性的突然降低。此即胆固醇在生理条件下有调节膜流动性的作用。

2. 脂肪酸链的长度和不饱和度 脂肪酸链的长短与膜的流动性有关。短链能降低脂肪酸链尾部的相互作用，在相变温度以下不易凝集；长链则增加分子的有序性，使流动性降低。饱和的脂肪酸链直而不易弯曲，故流动性低；不饱和脂肪酸链的双链处易于弯曲，使脂质分子尾部难以相互靠近,彼此排列疏松。所以,脂质双分子层中含不饱和脂肪酸越多,其相变温度越低,在此温度以上的流动性也越大。

3. 卵磷脂与鞘磷脂的比值 哺乳动物细胞膜中,卵磷脂与脑磷脂的含量约占整个膜脂的50%。两者由于结构的差异,含量的不同,流动性有很大差异。卵磷脂所含的脂肪酸不饱和程度高,相变温度较低,而鞘磷脂则相反。因此,卵磷脂与鞘磷脂的比值越大,流动性越大;反之,则流动性越小。在37℃条件下,两者均呈流动状态,但鞘磷脂的黏度却比卵磷脂大6倍。因此,鞘磷脂含量高则流动性低。衰老和动脉粥样硬化,都伴有卵磷脂/鞘磷脂比值下降。

4. 膜蛋白质的影响 当膜蛋白嵌入膜脂质疏水区后,便产生与胆固醇相似的作用,使膜的黏度增加。镶嵌蛋白可使周围脂质分子不能单独活动而形成界面脂。镶嵌蛋白越多,膜脂的流动性就越小。

5. 其他因素的影响 除上述因素外,环境的温度、pH、离子强度、金属离子等,都会不同程度地影响膜脂的流动性。如环境温度越高,则流动性越大;反之则流动性越小。在体内生理温度下,膜脂质呈液晶态,低于或高于一定的温度会破坏液晶态,从而使体内许多代谢活动不能进行。因此,低温麻醉不能<30℃。据报道,在4℃时,肝细胞膜的许多代谢活动已不能完成。

膜的流动性是一切膜基本活动的基础。如果失去了膜的流动性,细胞就难以完成各种正常的功能,如物质运输、细胞识别和免疫反应等,最终导致细胞死亡。

（郭　锋）

第三章　内　膜　系　统

　　细胞内膜系统(endomembrane system)是指位于细胞质中的膜性结构,它将细胞内部各个部分区室化(compartmentalization),形成执行不同功能的膜性细胞器,如内质网参与蛋白质的合成和加工;高尔基复合体参与蛋白质的加工与转运;溶酶体和过氧物酶体参与酶性蛋白质的转运及其对物质的消化;小泡和液泡参与蛋白质的定向转运等。内膜系统是真核细胞所特有的结构,这些细胞器具有一定的形态结构、化学组成和各自的功能。各细胞器之间或与基质之间相互依存,高度协调地进行细胞内代谢过程和生命活动。在形态结构上也相互通联,如细胞核膜外层和糙面内质网、高尔基复合体均相互连接(图3-1)。

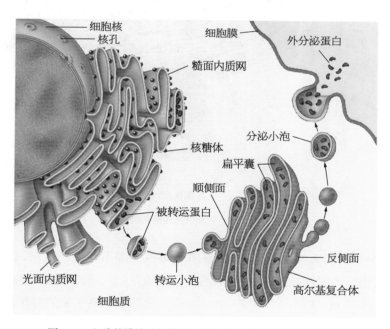

图3-1　细胞核膜外层和糙面内质网、高尔基复合体均相互连接

第一节　内　质　网

　　1945年,K. R. Porter和A. D. Claude等用电镜观察培养的小鼠成纤维细胞,发现有各种大小的管、泡吻合连接而成的网状结构,多位于细胞核附近的细胞质内部区域,故称内质网（endoplasmic reticulum，ER）。后来的研究发现，内质网普遍存在于动植物细胞中，位置也不局限于内质，而是可以分布在整个细胞质中。

一、内质网的结构

所有真核细胞均含有内质网，ER 膜可占细胞全部膜成分的一半以上。电镜下内质网呈管状、泡状及扁平囊状。在某些细胞中，它围绕着细胞核呈同心圆排列，在另一些细胞中则又分布在整个细胞质中。在靠近细胞核部分，ER 膜可与核外膜相连，在靠近细胞膜部分也可以与细胞膜的内褶部分相连，形成 1 个相互连通的片层状管网结构（图 3 - 2）。由内质网膜围成的空间称为内质网腔。

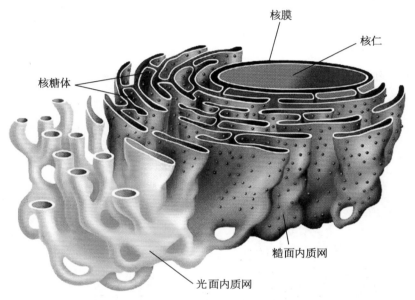

图 3 - 2 内质网结构模式图

ER 是一个复杂的膜系统，它将细胞质基质分隔成许多不同的小区域，有利于特定的代谢在特定环境内进行；同时它使细胞在有限的空间内建立起大量的膜表面，据估计 1 ml 肝细胞的 ER 膜展开有 11 m^2，相当于质膜的 30～40 倍。这非常有利于酶的分布及各种反应的高效率进行。

二、内质网的分类

细胞质中的内质网可分为两种类型：糙面内质网（rough endoplasmic reticulum，RER）和光面内质网（smooth endoplasmic reticulum，SER）。RER 的胞质面附着有核糖体颗粒；SER 的表面光滑，没有核糖体附着。

（一）糙面内质网

电镜下的 RER 呈囊状或扁平囊状，与附着的核糖体无论从形态上和功能上均不可分割。RER膜上含有特殊的核糖体连接蛋白,可与核糖体60S大亚基上的糖蛋白连接。在蛋白质合成旺盛的细胞中,RER特别发达,如浆细胞和胰腺外分泌细胞中,RER为许多扁平囊平行排列,附着核糖体合成的蛋白质充满在RER腔,提示RER与蛋白质的合成密切相关。在合成蛋白质的同时,也要在糙面内质网内进行修饰加工,如糖基化、酰基化、肽链间二硫键形成及氨基酸的羟化等修饰作用,以及新生多肽链折叠成正确的三级结构。不仅如此,糙面内质网还是运输各种物质的通道,起胞内物质运输循环系统的作用。用$^{14}C-1$亮氨酸和$^{14}C-1$甘油跟踪标记发现糙面内质网是内膜系统的发源地。

（二）光面内质网

电镜下,SER多呈管泡样的网状结构,在某些部位可与RER相连。SER是一种多功能结构,在一些特化的细胞中含量比较丰富。例如,在一些脂质代谢细胞中,SER是脂质及甾体类激素合成的场所;肝细胞中的SER起解毒作用;肌细胞内的SER又称为肌质网,是贮存Ca^{2+}的场所,可通过释放和回收Ca^{2+}调节肌肉收缩。另外,光面内质网中含葡萄糖-6-磷酸酶,是糖原分解成葡萄糖的场所。

综上所述,内质网无论在结构上还是在功能上,在细胞中均处于中心地位。

（三）微粒体

应用蔗糖密度梯度离心的方法可以将RER和SER分离开来。离心后,内质网断裂成许多小泡,称为微粒体(microsome)。微粒体直径约100 nm,表面附有核糖体的为糙面微粒体,来源于RER;表面光滑,没有附着核糖体的为光面微粒体。光面微粒体多数来自SER,也有部分来源于细胞膜、高尔基复合体及线粒体等膜性结构。尽管内质网在离心的过程中受到了一定程度的破坏,但作为内质网的基本特征仍未消失。因此,微粒体(尤其是糙面微粒体)是研究内质网化学组成和功能的极好的材料。

第二节　高尔基复合体

1898年,意大利组织学家Camillo Golgi通过银染法在神经细胞中观察到有一网状结构,称为内网器。后来在几乎所有真核细胞中均见到这种结构,便以发现者之名称为高尔基器(Golgi apparatus)或高尔基复合体(Golgi complex, GC),其主要功能包括:①形成和包装分泌物;②蛋白质和脂类的糖基化;③蛋白质的加工与修饰;④细胞内膜泡运输。

一、形态结构

GC是由一层单位膜包围而成的复杂的囊泡系统,由小泡(vesicle)、扁平囊(saccule)和大泡(vacuole)3种基本形态组成(图3-3)。

（一）小泡

小泡直径40～80 nm,膜厚约6 nm,数量较多,覆有外衣或无外衣,散布于扁平囊周围,常见于形成面。一般认为,小泡由GC附近的RER芽生而来,载有RER所合成的蛋白质成

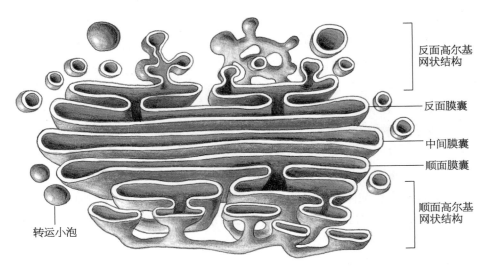

图3-3　高尔基复合体结构模式图

分,运输到扁平囊中,并使扁平囊的膜结构和内容物不断地得到补充。George E. Palade 由于在膜泡及蛋白运输分泌等方面的研究工作荣获 1974 年诺贝尔生理学或医学奖。

（二）扁平囊

扁平囊是 GC 结构中最富特征性的一种成分。典型的 GC 一般含 3～8 个扁平囊。扁平囊平行排列,外观略呈扁盘状。GC 是一个有极性的细胞器,从凸面到凹面依次为顺面网状结构(cis Golgi network)、中间膜囊(medial Golgi stack)、反面囊(trans Golgi saccule)和反面网状结构(trans Golgi network，TGN)。它们在蛋白质的加工和修饰上各有分工。在有极性的细胞中,顺面(形成面)通常朝向细胞的底部,反面(分泌面)朝向细胞的表面。顺面的囊膜较薄(约 6 nm),近似内质网膜;反面的囊膜较厚(约 8 nm),近似细胞膜。因此,从发生和分化的角度来看,无论在形态和功能方面,高尔基囊泡均可视为内质网膜与细胞膜的中间分化阶段。

（三）大泡

大泡直径为 0.1～0.5 μm,膜厚约 8 nm,数量少于小泡,多见于扁平囊的分泌面,可与之相连,也称分泌泡。一般是由扁平囊的末端或分泌面局部呈小球状膨大而成的,带着扁平囊所含有的分泌物质离去,在其中分泌物继续浓缩。在一些分泌细胞中,即构成分泌颗粒。大泡的形成不仅带走了分泌物,而且也使扁平囊不断被消耗利用。

由此可知,GC 是一种动态的结构,一方面来自 RER 的小泡不断并入 GC 的扁平囊,另一方面大泡又不断地从扁平囊的反面脱落,使扁平囊得以不断更新。

二、GC 的数目与分布

不同类型的细胞,GC 的主要功能不同,其数目和分布也不同,有以下一些特点：①在分泌功能旺盛的细胞中(如杯状细胞、胰腺细胞和小肠上皮细胞),GC 很发达,通常可围成环状或半环状。②GC 的发达程度与细胞的分化程度有关:在未分化的细胞(如肿瘤细胞)中,GC

往往较少;而在分化较好的细胞中,GC 较发达。但也有例外,成熟的红细胞和粒细胞中的GC 消失或显著萎缩。③GC 在细胞中的位置基本固定在某个区域,但有些细胞在生理活动变化时,GC 的位置会发生移动。如哺乳动物的甲状腺细胞,在进行细胞分泌活动时,GC 可由细胞核顶部移到细胞底部。

第三节 溶 酶 体

溶酶体(lysosome)是指由一层单位膜包围而成的囊泡状结构,内含多种酸性水解酶,能分解内源性或外源性物质,被称为细胞内的消化器官。

一、溶酶体的结构

溶酶体呈圆形或卵圆形,大小不一,直径多数为 $0.2\sim0.8\ \mu m$,小的只有 $0.05\ \mu m$,大的可达数微米。它由厚 $7\sim10\ nm$ 的单位膜包围。内含 60 余种酸性水解酶,包括蛋白酶、核酸酶、糖苷酶、脂酶、磷酸酶和硫酸酯酶等,但是通常不能在同一溶酶体内找到所有的酶(图3－4)。不同类型细胞溶酶体所含酶的种类和数量也不同。溶酶体水解酶的最适 pH 为$3.5\sim5.5$。溶酶体内的酸性环境是依靠膜上的特殊转运蛋白(H^+泵)来维持的。

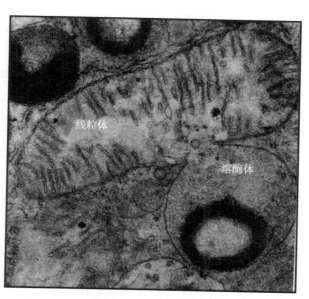

图3－4 溶酶体电镜照片,示溶酶体正在与线粒体融合

溶酶体的界膜比其他生物膜简单,含有较多鞘磷脂成分,允许大分子物质经水解"消化"后的终产物漏出,到达细胞基质。这些分解产物可被细胞再利用,或者排出。一旦溶酶体膜破裂,各种水解酶进入胞质,将会促使细胞分解死亡,最终导致组织自溶。溶酶体膜蛋白高度糖基化,糖链暴露在膜内表面,保护溶酶体膜不受水解酶作用。

二、溶酶体分类

以往习惯把溶酶体分为初级溶酶体(primary lysosome)和次级溶酶体(secondary lysosome)。即只含水解酶而没有底物的溶酶体称为初级溶酶体;当初级溶酶体与含有被水解底物的小泡融合后称为次级溶酶体。但现在认为,从 GC 脱落下来的是带有溶酶体酶的转运小泡,其内部的 pH 是接近中性的,所含有的水解酶没有活性。因此,此时的运输小泡尚不能行使溶酶体的功能,只有当这些转运小泡与具有酸性环境的晚期内体(late endosome)融合后才开始形成溶酶体。换言之,任何一个溶酶体中,既含有水解酶,又一定带有水解酶消化的底物(图 3 - 5)。

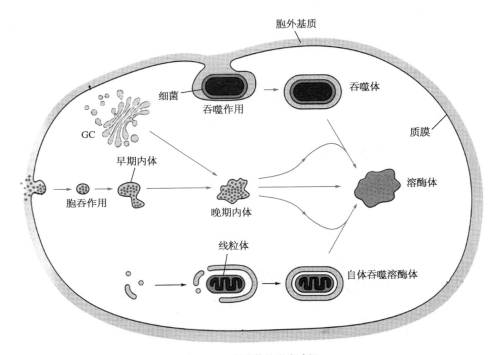

图 3 - 5 溶酶体的形成过程

三、残质体

吞噬性溶酶体到达终末阶段,水解酶的活性下降,还残留一些未被消化和分解的物质,形成在电镜下电子密度高、色调较深的残余物,这时的溶酶体称为残质体(residue body)。常见的残质体有脂褐质、含铁小体、多泡体和髓样结构等。残质体中的残余物,有的可通过胞吐作用排出细胞外,有的则长期蓄积在细胞内,如脂褐素。

四、溶酶体的功能

溶酶体的结构非常简单,但因为含有多种水解酶,因此其功能无不与酶的活动有关。如细胞内消化,以获得营养成分;吞噬细菌和病毒等有害物质,起到防御作用;清除细胞内衰老和多余的细胞器;发育过程中清除某些细胞,保证机体正常发育;动物精子的头部含有特化的溶酶体结构顶体，顶体释放出的水解酶为精子打开卵子质膜开辟了通道。

五、溶酶体与疾病

（一）肺结核

结核分枝杆菌的外表有一层厚的蜡质外被，被吞噬后，此外被可保护细菌以抵御溶酶体水解酶的消化作用。因而结核分枝杆菌可抗白细胞和吞噬细胞的侵袭，使机体受到感染。

（二）肺硅沉着症（矽肺）

肺部吸入的二氧化硅颗粒，被吞噬细胞吞噬后，不能被溶酶体酶消化，而是在颗粒表面形成硅酸。硅酸的羟基和溶酶体膜的受体分子可形成氢键使膜被破坏，释放酸性水解酶，导致细胞死亡，刺激成纤维细胞产生胶原纤维小结，造成肺组织弹性降低，呼吸功能下降。

（三）溶酶体贮积病

当溶酶体酶缺失和异常时，某些物质不能被消化降解而遗留在溶酶体中，便会影响细胞的代谢功能，引发溶酶体贮积病（lysosome storage disease）。

（四）类风湿关节炎

这类患者的溶酶体酶膜脆性增加，溶酶体酶被释放到关节处的细胞间质中，使骨组织受到侵袭，引发炎症。肾上腺皮质激素有稳定溶酶体膜的作用，因而可被用来作为治疗类风湿关节炎的抗炎剂。

第四节　过氧化物酶体

过氧化物酶体（peroxisome）又常称微体（microbody），是一层单位膜包围而成的圆形小体，直径约 $0.5\ \mu m$，普遍存在于真核细胞中（图 3 - 6）。过氧化物酶体含多种氧化酶，如尿酸氧化酶、D-氨基酸氧化酶和过氧化氢酶等，其中的过氧化氢酶存在于所有过氧化物酶体中。尿酸氧化酶常在过氧化物酶体中央形成 1 个电子密度较高、呈规则的结晶状结构，叫做类核体。人和鸟类的过氧化物酶体不含尿酸氧化酶，所以没有类核体。

过氧化物酶体中的氧化酶能氧化多种底物，同时使氧还原成过氧化氢，而过氧化氢酶能把过氧化氢还原成水。这些反应对于肝、肾细胞的解毒作用是非常重要的。过氧化物酶体是细胞内糖、脂和氮的重要代谢部位。同胆固醇的代谢和甾体类化合物合成有关的细胞，如肝、肾、卵巢和睾丸间质，其过氧化物酶体特别丰富。此外，还发现服用降低血胆固醇的药物可引起肝细胞中过氧化物酶体大量增加。

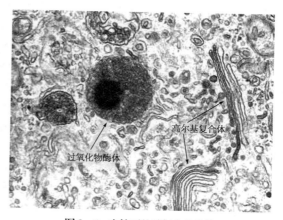

图 3 - 6　电镜下的过氧化物酶体

第五节 囊 泡

许多生物大分子都需要定位到不同的部位行使功能。例如,膜蛋白需要定位到靶位点,胰岛素需要分泌出细胞外,神经递质需要扩散到下一个神经细胞等。这些分子都不能直接穿过细胞中的膜结构。它们的运输需要依赖细胞内一种叫囊泡(vesicle)的结构。

囊泡是指一种有膜包被的小型泡状结构。与之前提到的膜性细胞器不同,囊泡不是一种相对稳定的细胞内固有结构,其作用类似于"集装箱",能够将待运输的分子包裹起来,通过出芽的方式脱离转运起点,送到目的地后通过膜融合的方式释放"货物"。在细胞中,囊泡的形成是持续不断的,这些"集装箱"一旦被产生出来就马上投入使用,带着它们的"货物"奔向细胞内或细胞外的目的地。细胞之所以使用囊泡进行物质的转运,是因为无论何种类型的囊泡,其囊膜均来自于细胞器膜。因此,囊泡的膜与细胞膜及内膜系统其他成员的膜成分是相似的。

囊泡的产生是由细胞膜和内膜系统部分细胞器膜的特定区域内陷或外凸而形成的。在囊泡的形成过程中,其胞质面覆盖有由不同蛋白构成的衣被样结构,因而被称为有被小泡(coated vesicles)。目前对 3 种有被小泡的研究较多。它们的衣被蛋白分别是网格蛋白(clathrin)、COP Ⅰ 和 COP Ⅱ。其中网格蛋白小泡穿梭于高尔基复合体反侧面和细胞膜之间,COP Ⅰ 被膜小泡则主要介导蛋白质从高尔基复合体运回内质网,COP Ⅱ 被膜小泡则介导将蛋白质从内质网运至高尔基复合体。衣被结构的形成有利于膜的内陷或外凸,促进囊泡出芽,同时还可以选择性结合被转运分子,提升转运效率(图 3-7)。

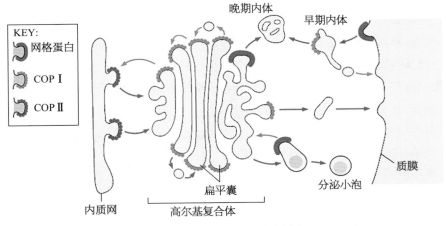

图 3-7 3 类囊泡转运的示意图

注:箭头指示囊泡运输方向

转运沿微管或微丝运行,动力来自马达蛋白(motor protein)。转运时马达蛋白与特定的囊泡进行严格配对,并借助于细胞骨架构建成的"轨道"向目的地输送。

(陈 莉)

第四章　线　粒　体

　　地球上一切生命活动所需要的能量主要来源于太阳能。但不同类型的生物体吸收能量的机制不同，光能转变为化学能只发生在具有叶绿素的植物和一些有光合能力的细菌中，它们能通过光合作用，将无机物(如 CO_2 和 H_2O)转化成可被自身利用的有机物，这类生物是自养生物(autotroph)。而动物细胞不具叶绿体，它们以自养生物合成的有机物为营养，通过分解代谢而获得能量，因而被称为异养生物(heterotroph)。而动物细胞实现这一能量转换的细胞内主要结构就是线粒体。

　　线粒体(单数 mitochondion，复数 mitochondria)是一个敏感而多变的细胞器，普遍存在于除哺乳动物成熟红细胞以外的所有真核细胞中。细胞生命活动所需能量的 80% 是由线粒体提供的。所以它是细胞进行生物氧化和能量转换的主要场所，也有人将线粒体比喻为细胞的"动力工厂(power station)"。此外，近年来的研究也显示，线粒体与细胞内氧自由基的生成、细胞死亡及许多人类疾病的发生有密切的关系。

第一节　线粒体的形态、数量和结构

一、线粒体的形态、数量

　　线粒体的形态、数量与细胞的类型和生理状态有关。光镜下的线粒体呈线状、粒状或杆状等，直径 $0.5 \sim 1.0 \ \mu m$。不同类型或不同生理状态的细胞，线粒体的形态、大小、数量及排列分布并不相同。例如，在低渗环境下，线粒体膨胀如泡状；在高渗环境下，线粒体又伸长为线状。线粒体的形态也随细胞发育阶段不同而异，如人胚肝细胞的线粒体，在发育早期为短棒状，在发育晚期为长棒状。细胞内的渗透压和 pH 对线粒体形态也有影响，酸性时线粒体膨胀，碱性时线粒体为粒状。

　　线粒体的数量可因细胞种类而不同，最少的细胞只含 1 个线粒体，最多的达 50 万个，其总体积可占细胞总体积的 25%。这与细胞本身的代谢活动有关，代谢旺盛时，线粒体数量较多；反之线粒体的数量则较少。

二、线粒体的结构

　　线粒体是由双层单位膜套叠而成的封闭性膜囊结构。两层膜将线粒体内部空间与细胞质隔离，并使线粒体内部空间分隔成两个膜性空间，组成线粒体结构的基本支架(图 4－1)。

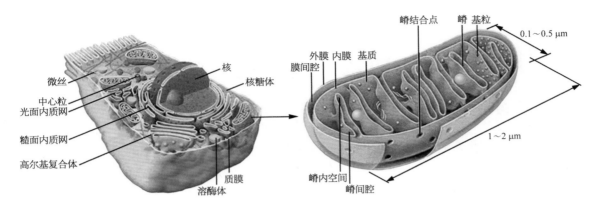

图 4 - 1　线粒体结构模式图

注：左为线粒体在细胞内的分布；右为线粒体的超微结构

（一）外膜是线粒体外层单位膜

外膜（outer membrane）厚 5～7 nm，光滑平整。在组成上，外膜的 1/2 为脂类，1/2 为蛋白质。外膜上镶嵌的蛋白质包括多种转运蛋白。它们形成较大的水相通道跨越脂质双层，使外膜出现直径 2～3 nm 的小孔，允许相对分子质量在 10 000 以下的物质，包括一些小分子多肽通过。

（二）内膜的内表面附着许多颗粒

内膜（inner membrane）比外膜稍薄，平均厚 4.5 nm，也是一层单位膜。内膜将线粒体的内部空间分成两部分，其中由内膜直接包围的空间称为内腔，含有基质，也称为基质腔（matrix space）；内膜与外膜之间的空间称为外腔或膜间腔（intermembrane space）。内膜上有大量向内腔突起的折叠（infolding）形成嵴（cristae）。嵴与嵴之间的内腔部分称为嵴间腔（intercristae space），而由于嵴向内腔突进造成的外腔向内伸入的部分称为嵴内空间（intracristae space）。内膜的化学组成中 20% 是脂类，80% 是蛋白质，蛋白质的含量明显高于其他膜成分。内膜通透性很小，相对分子质量＞150 的物质便不能通过。但内膜有高度的选择通透性。膜上的转运蛋白控制内外腔的物质交换，以保证活性物质的代谢。

内膜（包括嵴）的内表面附着许多突出于内腔的颗粒，每个线粒体有 10^4～10^5 个，称为基粒（elementary particle）。基粒分为头部、柄部、基片 3 部分，由多种蛋白质亚基组成。圆球形的头部突入内腔中，基片嵌于内膜中，柄部将头部与基片相连。基粒头部具有酶活性，能催化 ADP 磷酸化生成 ATP。因此，基粒又称 ATP 合酶（ATP synthase）或 ATP 合酶复合体（ATP synthase complex）。

（三）转位接触点

利用电镜技术可以观察到在线粒体的内、外膜上存在着一些内膜与外膜相互接触的地方。在这些地方，膜间隙变狭窄，称为转位接触点（translocation contact site）（图 4 - 2）。这是物质转运到线粒体的临时性结构，其间分布有蛋白质等物质进出线粒体的通道蛋白和特

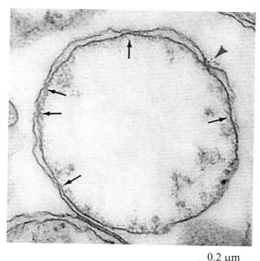

0.2 μm

图 4 - 2　内膜和外膜形成转位接触点电镜照片

注:黑色箭头所指为转位接触点;红色箭头所指为通过转位接触点
转运的物质

异性受体,分别称为内膜转位子(translocon of the inner membrane,Tim)和外膜转位子
(translocon of the outer membrane,Tom)。有研究估计鼠肝细胞中直径 1 μm 的线粒体有
100 个左右的转位接触点。用免疫电镜的方法可观察到转位接触点处有蛋白质前体的积聚,
显示它是蛋白质等物质进出线粒体的通道。

（四）　基质是氧化代谢的场所

线粒体内腔充满了电子密度较低的可溶性蛋白质和脂肪等成分,称为基质(matrix)。线
粒体中催化三羧酸循环、脂肪酸氧化、氨基酸分解、蛋白质合成等有关的酶都在基质中,参与
物质的代谢。此外,基质中还含有线粒体独特的双链环状 DNA、核糖体。这些构成了线粒体
相对独立的遗传信息复制、转录和翻译系统。因此,线粒体是人体细胞除细胞核以外唯一含
有 DNA 的细胞器。每个线粒体中可有一个或多个 DNA 拷贝,形成线粒体自身的基因组及
其遗传体系。

（五）　基粒的化学本质是 ATP 合酶

线粒体内膜(包括嵴)的内表面上突起的圆球形颗粒称为基粒。基粒由头部、柄部和基
片 3 部分组成:头部呈球形,直径 8～9 nm;柄部直径约 4 nm,长 4.5～5 nm;头部与柄部相连
凸出在内膜表面,柄部则与嵌入内膜的基片相连。进一步研究表明,基粒是将呼吸链电子传
递过程中所释放的能量(质子浓度梯度和电位差)用于使 ADP 磷酸化生成 ATP 的关键装
置,是由多种多肽构成的复合体。其化学本质是 ATP 合酶或 ATP 合酶复合体,也称 F_0F_1
ATP 合酶(图 4 - 3)。

1. 头部具有酶活性　头部又称耦联因子 F_1,是由 5 种亚基组成的 $\alpha_3\beta_3\gamma\delta\varepsilon$ 多亚基复合
体,相对分子质量 360 000。纯化的 F_1 可催化 ATP 水解,但其在自然状态下(通过柄部与基

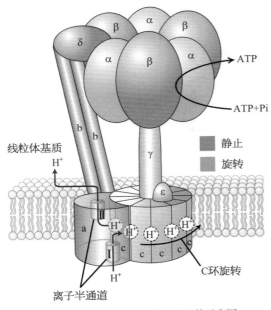

图 4-3 ATP 合酶复合体分子结构示意图

注:显示其由头部、丙部和基片 3 部分组成

片相连)的功能是催化 ATP 合成。α、β、δ 3 种亚基较大,α、β 可能是表现活性的主要部分;δ 则与基片膜蛋白相结合,作为耦联因子 F_0 与 F_1 相耦联的门户;γ、ε 亚基较小,也与 F_0 相连。F_1 因子可被 F_1 抑制蛋白(F_1 inhibitory protein)结合从而抑制 ATP 的合成。

2. 柄部 柄部是一类对寡霉素敏感的蛋白质(OSCP),相对分子质量 18 000。OSCP 能与寡霉素特异结合,并使寡霉素的解耦联作用得以发挥,从而抑制 ATP 合成。

3. 基片 基片是质子(H^+)流向 F_1 的穿膜通道,又称耦联因子 F_0,是由至少 4 种多肽组成的疏水蛋白,相对分子质量 70 000。其亚基类型与组成在不同物种中差别很大。F_0 镶嵌于内膜的脂质双分子层中,不仅起连接 F_1 与内膜的作用,而且还是质子(H^+)流向 F_1 的穿膜通道。

第二节 线粒体的化学组成

线粒体的化学成分主要是蛋白质和脂质,其中蛋白质占线粒体干重的 65%～70%,多数分布于内膜和基质。线粒体的蛋白质可分为可溶性与不溶性两类。可溶性蛋白大多数是基质中的酶和膜的外周蛋白;不溶性蛋白是膜的镶嵌蛋白、结构蛋白和部分酶蛋白。肝细胞线粒体蛋白质有 50%～70% 是可溶的,而牛心肌线粒体中只有 15% 是可溶的,这与嵴的多少有关。用电泳方法分析显示,线粒体外膜上含有 14 种蛋白质,内膜上含有 21 种蛋白质。

脂类占线粒体干重的 25%～30%,大部分是磷脂,占脂质的 3/4 以上。其中含磷脂酰胆碱、磷脂酰乙醇胺、心磷脂和少量肌醇及胆固醇等。磷脂在内外膜上的组成不同。外膜上主要是磷脂酰胆碱,其次是磷脂酰乙醇胺,磷脂酰肌醇和胆固醇的含量较少。内膜主要含心磷脂,高达 20%,比任何膜的都高,但胆固醇含量极低,这与内膜的高度疏水性有关。线粒体内、外膜在化学组成上的根本区别是脂质和蛋白质的比值不同,内膜的脂质与蛋白质的比值低(0.3:1),外膜的比值较高(1:1)。内膜富含酶蛋白和辅酶,外膜仅含少量酶蛋白。此外,线粒体还含有 DNA 和完整的遗传系统、多种辅酶(如 CoQ、FMN、FAD 和 NAD^+ 等)、维生素和各类无机离子。

线粒体含有众多酶系,目前已确认有 120 余种,是细胞中含酶最多的细胞器。这些酶分别位于线粒体的不同部位,在线粒体行使细胞氧化功能时起重要作用。有些酶可作为线粒体不同部位的标志酶,如内、外膜的标志酶分别是细胞色素氧化酶和单胺氧化酶等;基质和膜间腔的标志酶分别为苹果酸脱氢酶和腺苷酸激酶等(表4-1)。

表4-1　线粒体各部位代表性酶及其分布部位

部　位	主　要　的　酶
线粒体外膜	单胺氧化酶、NADH-细胞色素 c 还原酶
线粒体膜间腔	腺苷酸激酶、二磷酸激酶、核苷酸激酶
线粒体内膜	细胞色素氧化酶、ATP 合成酶、琥珀酸脱氢酶、肉毒碱酰基转移酶、NADH 脱氢酶
线粒体基质	苹果酸脱氢酶、柠檬酸合成酶、丙酮酸脱氢酶系、脂肪酸氧化酶系、蛋白质和核酸合成酶系

第三节　线粒体的遗传体系

线粒体虽然有自己的遗传系统和自己的蛋白质翻译系统,且部分遗传密码也与核密码有不同的编码含义,但它与细胞核的遗传系统构成了一个整体。

一、线粒体 DNA 与线粒体基因组

线粒体 DNA(mitochondrial　DNA,mtDNA)通常是裸露的,不与组蛋白结合,存在于线粒体的基质内或依附于线粒体内膜。在一个线粒体内往往有 1 至数个 mtDNA 分子,平均为 5~10 个,主要编码线粒体的 tRNA、rRNA 及一些线粒体蛋白质。如电子传递链酶复合体中的亚基。但由于线粒体中大多数酶或蛋白质仍由细胞核 DNA 编码,所以它们在细胞质中合成后经特定的方式转送到线粒体中。

每一条线粒体 DNA 分子构成了线粒体基因组。线粒体基因组的序列(又称剑桥序列)共含 16 569 个碱基对(bp),为 1 条双链环状的 DNA 分子。双链中一条为重链(H),另一条为轻链(L),这是根据它们的转录本在 CsCl 中密度的不同而区分的。重链和轻链上的编码物各不相同(图 4-4),人类线粒体基因组共编码了 37 个基因。重链上编码了 12S rRNA(小rRNA)、16S rRNA(大 rRNA)、NADH-CoQ 氧化还原酶 1(NADH-CoQ oxidoreductase 1,ND1)、ND2、ND3、ND4L、ND4、ND5、细胞色素 c 氧化酶 1(cytochrome c oxidase Ⅰ,COXⅠ)、COXⅡ、COXⅢ、细胞色素 b 的亚基、ATP 合酶的第 6 亚单位(A6)和第 8 亚单位(A8)及 14 个 tRNA 等(图中的大写字母表示其对应的氨基酸);轻链编码了 ND6 及 8 个tRNA。

在这 37 个基因中,仅 13 个是编码蛋白质的基因,13 个序列都以 ATG(甲硫氨酸)为起始密码,并有终止密码结构,长度均超过可编码 50 个氨基酸多肽所必需的长度。由这 13 个基因所编码的蛋白质均已确定,其中 3 个为构成细胞色素 c 氧化酶(COX)复合体(复合体Ⅳ)催化活性中心的亚单位(COXⅠ、COXⅡ和COXⅢ)。这 3 个亚基与细菌细胞色素 c 氧化酶是相似的,其序列在进化过程中是高度保守的;还有 2 个为 ATP 合酶复合体(复合体Ⅴ)F。

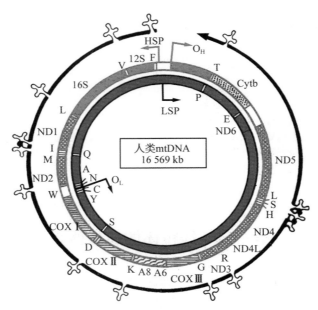

图 4 - 4 人线粒体环状 DNA 分子及其转录产物

部分的 2 个亚基（A6 和 A8）；7 个为 NADH - CoQ 还原酶复合体（复合体Ⅰ）的亚基（ND1、ND2、ND3、ND4L、ND4、ND5 和 ND6）；还有 1 个编码的结构蛋白质为 CoQH2 - 细胞色素 c 还原酶复合体（复合体Ⅲ）中细胞色素 b 的亚基（图 4 - 5）；其他 24 个基因编码 2 种 rRNA 分子（用于构成线粒体的核糖体）和 22 种 tRNA 分子（用于线粒体 mRNA 的翻译）。

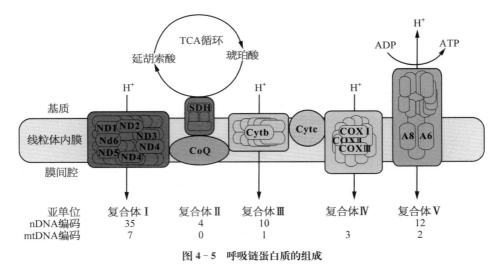

图 4 - 5 呼吸链蛋白质的组成

注：显示每个复合体都由多条多肽链（大部分由核基因组编码，少部分由线粒体基因组编码）组成

线粒体基因组与核基因组相比，经济或紧凑了许多。核基因组中的非编码序列高达 90％，而在线粒体基因组中只有很少非编码的序列。

二、 线粒体基因的转录和复制

线粒体基因组的转录是从两个主要的启动子处开始的,分别为重链启动子(heavy-strand promoter, HSP)和轻链启动子(light-strand promoter, LSP)。线粒体转录因子 1 (mitochondrial transcription factor 1, mtTFA)参与了线粒体基因的转录调节。mtTFA 可与 HSP 和 LSP 上游的 DNA 特定序列相结合,并在 mtRNA 聚合酶的作用下启动转录过程。线粒体基因的转录类似原核生物的转录,即产生 1 个多顺反子(polycistronic transcription)。其中包括多个 mRNA 和散布于其中的 tRNA。剪切位置往往发生在 tRNA 处,从而使不同的 mRNA 和 tRNA 被分离和释放。重链上的转录起始位点有 2 个,形成 2 个初级转录物。初级转录物 Ⅰ 开始于 tRNA^{Phe},终止于 16S rRNA 基因的末端,最终被剪切为 tRNA^{Phe}、tRNA^{Val}、12S rRNA 和 16S rRNA。初级转录物 Ⅱ 的起始位点比初级转录 Ⅰ 的起始位点要稍微靠近下一点,大约在 12S rRNA 基因的 5′端。它的转录通过初级转录物 Ⅰ 的终止位置持续转录至几乎整个重链。转录物 Ⅱ 经剪切后释放出 tRNA 和共 13 个多聚腺嘌呤的 mRNA,但没有任何 rRNA。通常情况下,剪切在新生的转录链上就开始了。剪切的 mRNA 与 tRNA 位置是非常精确的,因为每个 mRNA 的 5′端与 tRNA 的 3′端是紧密相连的。转录物 Ⅰ 的转录比转录物 Ⅱ 的转录要频繁得多,前者约是后者的 10 倍。这样,rRNA 和 2 个 tRNA 将比其他 mRNA 和 tRNA 要合成得多。轻链转录物经剪切形成 8 个 tRNA 和 1 个 mRNA,其余几乎不含有用信息的部分被很快降解。

与核合成 mRNA 不同,线粒体 mRNA 不含内含子,也很少有非翻译区。每个 mRNA 5′端起始密码的 3 个碱基为 AUG(或 AUA),UAA 的终止密码位于 mRNA 的 3′端。某些情况下,1 个碱基 U 就是 mtDNA 体系中的终止密码子,而后面的 2 个 A 是多聚腺嘌呤尾巴的一部分,这两个 A 往往是在 mRNA 前体合成好之后才加上去的。加工后的 mRNA 的 3′端往往有约 55 个核苷酸多聚 A 的尾部,但是没有细胞核 mRNA 加工时的帽结构。

所有 mtDNA 编码的蛋白质也是在线粒体内并在线粒体的核糖体上进行翻译的。线粒体编码的 RNA 和蛋白质并不运出线粒体外;相反,构成线粒体核糖体的蛋白质则是由细胞质运入线粒体内的。用于蛋白质合成的所有 tRNA 都是由 mtDNA 编码的。值得一提的是线粒体基因中 2 个重叠基因:一个是复合物 Ⅰ 的 ND4L 和 ND4;另一个是复合物 Ⅴ 的 ATP 酶 8 和 ATP 酶 6(图 4-6)。

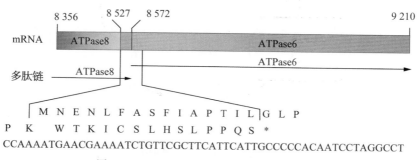

图 4-6　ATPase8 和 ATPase6 亚基翻译重叠框架

线粒体 mRNA 翻译的起始氨基酸为甲酰甲硫氨酸,这点与原核生物类似。另外,线粒体的遗传密码也与核基因不完全相同(表 4 - 2)。例如,UGA 在核编码系统中为终止密码,但在人类细胞的线粒体编码系统中,它编码色氨酸。

表 4 - 2　线粒体与核密码子编码氨基酸比较

密码子	核密码子编码氨基酸	线粒体密码子编码氨基酸				
		哺乳动物	果 蝇	链孢霉菌	酵 母	植 物
UGA	终止密码子	色氨酸	色氨酸	色氨酸	色氨酸	终止密码子
AGA、AGG	精氨酸	终止密码子	丝氨酸	精氨酸	精氨酸	精氨酸
AUA	异亮氨酸	甲硫氨酸	甲硫氨酸	异亮氨酸		异亮氨酸
AUU	异亮氨酸	甲硫氨酸	甲硫氨酸	甲硫氨酸	甲硫氨酸	异亮氨酸
CUU、CUC、CUA、CUG	亮氨酸	亮氨酸	亮氨酸	亮氨酸	亮氨酸	

环形的人类线粒体 DNA 的复制类似于原核细胞的 DNA 复制,但也有它自己的特点。典型的细菌(如 E. coli)环形基因组有一个复制起始点(origin),并从某一位点进行双向复制。因此,子链 DNA 的合成既需要 DNA 聚合酶(以母链为模板在 RNA 引物上合成子链 DNA),也需要 RNA 聚合酶(催化合成短的 RNA 引物),并以相反的方向同时进行。人类 mtDNA 也是从单一的复制起始。mtDNA 的复制起始点被分成两半:一个是在重链上,称为重链复制起始点(origin of heavy-strand replication, OH),位于环的顶部,tRNA^{Phe}基因(557)和tRNAPro 基因(16 023)之间的控制区(control region),它控制重链子链 DNA 的自我复制;另一个是在轻链上,称为轻链复制起始点(origin of light-strand replication, OL),位于环的"8"点钟位置,它控制轻链子链 DNA 的自我复制。这种 2 个复制点的分开导致 mtDNA 的复制机制比较特别,需要一系列进入线粒体的核编码蛋白的协助(图 4 - 7)。

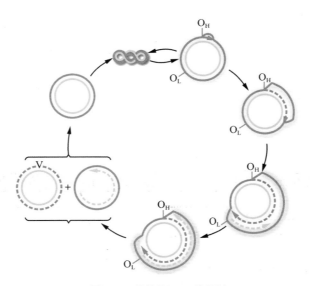

图 4 - 7　线粒体 DNA 的复制

与细菌 DNA 一样,mtDNA 的复制也需要 RNA 引物作为 DNA 合成的起始。线粒体的 RNA 聚合酶从位于 OH 和 tRNA^{Phe}基因之间的 3 个上游保守序列区段(conserved sequence blocks,CSB Ⅰ 、Ⅱ 、Ⅲ)之一附近开始合成一段相对分子质量相对较大的 RNA 引物,后者与相应的轻链互补结合,并暂时替代(displacement)控制区的重链,所形成的环状结构称 D 环(displacement loop);轻链的复制要晚于重链,等重链合成一定的长度后,轻链才开始合成。一般情况下,重链的合成方向是顺时针的;轻链的合成方向是逆时针的。2 个合成方向相反的链不断地复制直到各自半环的终了,单股的母环形成 1 个连锁的对环(a catenated pair of rings),后者在 mtDNA 拓扑异构酶的作用下去连锁,释放出新合成的子链,整个复制过程约持续 2 h,比一般的复制时间要长(线粒体:16 569 bp/2 h;大肠埃希杆菌 400 万 bp/40 min)。此外,mtDNA 的复制特点还包括它的复制不受细胞周期的影响,可以越过细胞周期的静止期或间期,甚至可分布在整个细胞周期。

三、 线粒体遗传特点

人类线粒体基因组由于自身较为独特的遗传特点(即母系遗传、缺乏重组、进化速率高和群体内变异大等),常作为研究人类系统进化和人群迁移历史的有效遗传学标记而被广泛地应用于人类学的研究。同核基因组相比,线粒体基因组具有其独特的遗传学特点:①母系遗传,线粒体 DNA 的所有信息几乎都来自卵母细胞,遗传呈母系特点。②进化速率高,为核基因组的10~20 倍。③高度多态性,线粒体 DNA 几乎完全由编码区组成,缺乏组蛋白保护,直接暴露于氧化磷酸化形成的高活性氧环境中,容易受到自由基损伤;再加上线粒体 DNA 的修复机制不完善,其突变的累积速度远比核 DNA 快得多。因此,线粒体基因组中多态现象较为普遍,但大多数是中性的(即无害突变),并不改变所编码的氨基酸种类。④异质性,线粒体 DNA 发生突变时会导致细胞内同时存在野生型及突变型线粒体 DNA。此现象称为异质性(heteroplasmy)。⑤突变负荷,是指一个细胞或一种组织中突变线粒体 DNA 的百分比例。不同的组织器官其突变负荷也不相同,如神经细胞和 8 细胞出生后不再分裂,突变的线粒体 DNA 在细胞内累积,故突变负荷较高,而白细胞的突变负荷却随着年龄的增加而降低。⑥有丝分裂分离,呈异质性的受精卵母细胞其早期分裂过程中野生型线粒体 DNA 与突变型线粒体 DNA 的差异性分配称为有丝分裂分离(mitotic segregation)。其结果是可以形成不同组织自身特异的突变负荷,分裂快的细胞突变负荷相对较低。⑦阈值效应,是指突变型线粒体 DNA 的比例(突变负荷)需达到某种程度才足以引起组织或器官的功能异常。通常情况下,高度依赖氧化磷酸化进行代谢的组织器官(如脑、骨骼肌及心肌)其突变线粒体 DNA 的致病阈值比可以依靠无氧酵解维持代谢的组织器官更低,趋于在较低的突变负荷下即表现功能异常的相关症状。

第四节　线粒体核编码蛋白的转运

线粒体中有大约 1 000 个基因产物,其中仅 37 个基因产物由线粒体基因组编码。因此,线粒体内大多数参与电子传递链的蛋白都是核基因组编码的线粒体蛋白。

一、核编码蛋白向线粒体基质中的转运

（一）核编码蛋白进入线粒体时需要分子伴侣蛋白的协助

由细胞核编码的线粒体蛋白在胞质中合成后进入线粒体。在进入线粒体的过程中，靠分子伴侣（molecular chaperone）的协助，绝大多数线粒体蛋白被输入到基质，少数输入到膜间腔及插入到内膜和外膜上。输入到线粒体的蛋白质都在其 N-端具有一段基质导入序列（matrix-targeting sequence，MTS）。线粒体外膜和内膜上的受体能识别，并结合各种不同的但相关的 MTS。在这些序列中，富含精氨酸、赖氨酸、丝氨酸和苏氨酸，但少见天冬氨酸和谷氨酸。这些序列包含所有介导在细胞质中合成的前体蛋白输入到线粒体基质的信号。

（二）前体蛋白在线粒体外保持非折叠状态

当线粒体蛋白可溶性前体（soluble precursor of mitochondrial protein）在核糖体内形成以后，少数前体蛋白与一种称为新生多肽相关复合物（nascent-associated complex，NAC）的分子伴侣蛋白相互作用。NAC 增加了蛋白转运的准确性；而绝大多数的前体蛋白都要和一种称为热休克蛋白 70（heat shock protein 70，hsc70）的分子伴侣结合，从而防止前体蛋白形成不可解开的构象，也可以防止已松弛的前体蛋白聚集（aggregation）。此外，在哺乳动物的胞质中还存在着两种能够准确结合线粒体前体蛋白的因子：前体蛋白的结合因子（presequence-binding factor，PBF）和线粒体输入刺激因子（mitochondrial import stimulatory factor，MSF）。前者能够增加 hsc70 对线粒体蛋白的转运；后者不依赖于 hsc70，常单独发挥着 ATP 酶的作用，为聚集蛋白的解聚提供能量。

某些前体蛋白如内膜 ATP/ADP 反向转运体与 MSF 所形成的复合体能进一步与外膜上的一套受体 Tom37 和 Tom70 相结合，然后 Tom37 和 Tom70 把前体蛋白转移到第 2 套受体 Tom20 和 Tom22，同时释放 MSF；而绝大多数与 hsc70 结合的前体蛋白常不经过受体 Tom37 和 Tom70，直接与受体 Tom20 和 Tom22 结合，与前体蛋白结合的受体 Tom20 和 Tom22 与外膜上的通道蛋白 Tom40（第 3 套受体）相耦联，后者与内膜的接触点共同组成 1 个直径为 1.5~2.5 nm 的跨膜通道（tim17 受体系统）（图 4-8）。非折叠的前体蛋白通过这一通道转移到线粒体基质。

（三）分子运动产生的动力协助多肽链穿过线粒体膜

前体蛋白一旦和受体结合后，就要和外膜及内膜上膜的通道发生作用才可进入线粒体。在此过程中，一种也为分子伴侣的线粒体基质 hsc70（mthsp70）可与进入线粒体腔的前导肽链交联，提示 mthsp70 参与了蛋白质的转运。S. M. Simon 等提出一种作用机制，即布朗棘轮模型（Brownian Rachet model）（图 4-9）。该模型认为在蛋白质转运孔道内，多肽链做布朗运动摇摆不定。一旦前导肽链自发进入线粒体腔，立即有 1 分子 mthsp70 结合上去，这样就防止了前导肽链退回细胞质；随着肽链进一步伸入线粒体腔，肽链会结合更多的 mthsp70 分子。根据该模型可以预测一条折叠肽链的转运应不慢于其自发解链。许多蛋白质的自发解链极慢，如细胞色素 b2，其解链速度以小时计；而细胞色素 b2 可在几分钟内进入线粒体。

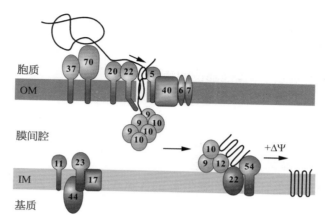

图 4 - 8　tom 和 tim 受体系统

注：显示了它们参与核基因组编码多肽链通过膜进入线粒体的过程

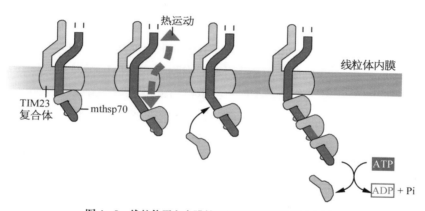

图 4 - 9　线粒体蛋白穿膜转运的布朗棘轮模型示意图

对这种快速转运的发生最直接的解释是 mthsp70 可拖拽前导肽链。而要拖拽肽链，mthsp70 必须同时附着在肽链和线粒体膜上，这一排列方式使 mthsp70 通过变构可产生拖力：首先 mthsp70 以一种高能构象结合前导肽链，然后松弛为一种低能构象，促使前导肽链进入，并迫使后面的肽链解链以进入转运轨道。这种假说将 mthsp70 描绘成"转运发动机"，类似于肌球蛋白和肌动蛋白的牵拉作用。

（四）多肽链在线粒体基质内的重新折叠

蛋白质穿膜转运至线粒体基质后，必须恢复其天然构象以行使功能。当蛋白穿过线粒体膜后，大多数蛋白的基质导入序列被基质作用蛋白酶（matrix processing protease，MPP）所移除。人们还不知道确切的蛋白水解时间，但这种水解反应很可能是一种早期事件，因为此类 MPP 定位于线粒体内膜上。

在大多数情况下，输入多肽的最后折叠还需要另外一套基质分子伴侣如 hsc60、hsc10 的协助。hsc60 的突变体并不影响前体蛋白进入线粒体，但进入的前体蛋白不能形成低聚复合物,因而 hsc70 就不能发挥作用。这一点已经通过免疫共沉淀实验证实。

经过上述过程,线粒体蛋白质顺利进入线粒体基质,并成熟形成其天然构象。

二、 核编码蛋白向线粒体其他部位的转运

核编码的线粒体蛋白除了向线粒体的基质转运外,还包括向线粒体的膜间腔、内膜和外膜的转运。这类蛋白除了都具有 MTS 外,一般还都具有第 2 类信号序列。它们通过与进入线粒体基质类似的机制进入线粒体其他部位。

（一） 蛋白质向线粒体膜间腔转运

膜间腔蛋白质如细胞色素 c1 和细胞色素 b2(CoQH2 -细胞色素 c 还原酶复合体亚单位)的前体蛋白就分别携带有功能上相似,但氨基酸序列不完全相同的信号序列,称为膜间腔导入序列(intermembrane space-targeting sequence, ISTS),后者引导前体蛋白进入膜间腔。在绝大多数情况下,这类蛋白的 N -端首先进入基质,并在蛋白酶的作用下切去它的 MTS 部分。接下去依照 ISTS 的不同,有 2 种转运方式:一种方式是整个蛋白(如细胞色素 c1)进入基质,并与基质中的 mthsp70 结合,随后其分子上的第 2 个信号序列 ISTS 引导多肽链通过内膜上的通道进入膜间腔;另一种方式是前体蛋白(如细胞色素 b2)的第 2 个信号序列 ISTS 起转移终止序列(stop-transfer sequence)的作用,进而阻止前体蛋白的 C 端进一步通过内膜上的通道向基质转运,并固定于内膜上,随后固定于内膜上的蛋白前体发生侧向运动而扩散,最后前体蛋白在膜间腔蛋白酶的作用下,切去位于内膜上的 ISTS 部分,C 端则脱落于膜间腔。

此外,膜间腔蛋白还有一种转运方式,即通过直接扩散从胞质通过外膜而进入膜间腔。细胞色素 c 在胞质时的存在形式称为辅细胞色素 c(apocytochrome c)。它在膜间腔中与血红素结合后的全酶形式与辅细胞色素 c 没有氨基酸组成上的差异,说明它的转运没有涉及前体蛋白的剪切。事实上,在外膜上存在特定的通道(如类孔蛋白 P70),细胞色素 c 就是通过这样的通道途径进入膜间腔的。

（二） 蛋白质向线粒体外膜和内膜的转运

在外膜蛋白的转运中,类孔蛋白(porin-like) P70 的研究最多。事实上,在 P70 的 MTS 后有一段长的疏水序列,也起着转移终止序列的作用,而使之固定于外膜上;而内膜上的蛋白质的转运机制尚不完全清楚。

第五节　线粒体起源

由于线粒体在形态、染色反应、化学组成、物理性质、遗传体系等方面都很像细菌,所以人们推测线粒体可能起源于与古老厌氧真核细胞共生的早期细菌。在之后的长期进化过程中,两者共生联系更加密切,共生物的大部分遗传信息转移到细胞核上,这样留在线粒体上的遗传信息大大减少,即线粒体起源的内共生学说(图 4 - 10)。许多证据支持这一假说:线粒体的遗传系统与细菌相似,如 DNA 呈环状、不与组蛋白结合;线粒体的蛋白质合成方式与

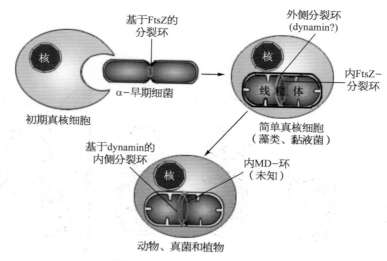

图 4 - 10 线粒体起源的内共生学说

细菌相似,如核糖体为 70S,抑制蛋白质合成的机制等。但这一机制也有不足之处,所以有学者提出了非共生假说。非共生假说认为原始的真核细胞是一种进化程度较高的需氧细菌,参与能量代谢的电子传递系统、氧化磷酸化系统位于细胞膜上。随着不断进化,细胞需要增加其呼吸功能,因此不断地增加其细胞膜的表面积,增加的膜不断地内陷、折叠、融合,并被其他膜结构包裹(形成的双层膜将部分基因组包围在其中),形成功能上特殊(有呼吸功能)的双层膜性囊泡,最后演变为线粒体。

第六节　线粒体的分裂与融合

一、线粒体是通过分裂方式实现增殖的

对于现代真核细胞中的线粒体发生机制,学术界还存有争论。目前有 3 种关于线粒体生物发生的观点:①重新合成;②起源于非线粒体的亚细胞结构;③通过原有线粒体的分裂形成。自从线粒体 DNA 发现后,生物学家较普遍地接受这样的观点:线粒体是以分裂的方式进行增殖的。G. Attardi 等(1975)认为,线粒体的生物发生过程分两个阶段。在第 1 阶段,线粒体进行分裂增殖;在第 2 阶段包括线粒体本身的分化过程,建成能够行使氧化磷酸化功能的结构。线粒体的分裂增殖和分化阶段分别接受细胞核和线粒体 2 个独立的遗传系统控制。

但是,关于线粒体如何进行分裂增殖的,目前尚未完全明了。一般认为它可能包括以下 3 种分裂方式:①出芽分裂。线粒体分裂时先从线粒体上长出膜性突起,称为"小芽"(budding),随后小芽不断长大,并与原线粒体分离,再经过不断"发育",最后形成新的线粒体。②收缩分裂。这种分裂方式是线粒体在其中央处收缩形成很细的"颈",最后断裂,形成 2 个线粒体。③间壁分裂。这种分裂方式是线粒体的内膜向中心内褶形成分隔线粒体结构

的间壁,随后再一分为二,形成 2 个线粒体(图 4-11)。无论是哪一种分裂机制,线粒体的分裂都不是绝对均等的。例如,经过复制的 mtDNA 在分裂后的线粒体中的分布就是不均等的。另一方面,线粒体分裂还受细胞分裂的影响。

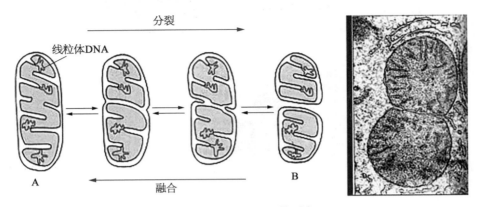

图 4-11　线粒体的分裂与融合

近年来,对线粒体分裂的机制有了比较多的研究。在哺乳动物中,介导线粒体分裂过程的蛋白有 Drp1、Fis1 和 Mff 等。当线粒体分裂时,线粒体外膜分子 Fis1 招募胞质中的 Drp1,然后再结合其他一些分子,形成更大的分裂装置;Drp1 的多聚体指环结构逐步缩紧,线粒体一分为二。

二、 mtDNA 随机地、不均等地被分配到新的线粒体中

在同一线粒体中,可能存在有不同类型的 mtDNA,即野生型和突变型 mtDNA。分裂时,野生型和突变型 mtDNA 发生分离,随机地分配到新的线粒体中;同时,同一细胞中,也可能存在着带有不同 mtDNA 的线粒体。如野生型和突变型线粒体。分裂时,野生型和突变型mtDNA(或线粒体)发生分离,随机地分配到新的线粒体(或细胞)中,使子线粒体(或子细胞)拥有不同比例的突变型 mtDNA 分子。这种随机分配导致 mtDNA 异质性变化的过程称为复制分离。在连续的分裂过程中,异质性细胞中突变型 mtDNA 和野生型 mtDNA 的比例会发生漂变,向同质性的方向发展。分裂旺盛的细胞往往有排斥突变 mtDNA 的趋势。经无数次分裂后,细胞逐渐成为只有野生型 mtDNA 的同质性细胞。突变 mtDNA 具有复制优势。在分裂不旺盛的细胞(如肌细胞)中逐渐积累,形成只有突变型 mtDNA 的同质性细胞。漂变的结果是细胞表型也随之发生改变。

三、 线粒体融合是有一系列相关蛋白介导的过程

线粒体的融合有利于促进线粒体的相互协作,可以使不同线粒体之间的信息和物质得到相互交换,如膜电位快速传递及线粒体内容物的交换。伴随着细胞的衰老,mtDNA 会累积很多的突变。线粒体的融合可以使不同线粒体的基因组交换进行充分的 DNA 互补,并有效地修复这些 DNA 突变,保证线粒体正常的功能。线粒体的融合是由一系列蛋白分子精确

调控和介导的。第 1 个被分离出的介导线粒体融合的蛋白 FZO1p/Mfns 是人们在研究果蝇线粒体时发现的。此外,介导线粒体融合的分子还有 Mgm1p/OPA1 等。在线粒体融合时 FZO1p/Mfns 介导线粒体外膜的融合,而 Mgm1p/OPA1 介导线粒体内膜的融合。

第七节　线粒体的功能

线粒体是指细胞中特殊的细胞器,具有很多特别的功能。

一、　调节细胞内的离子平衡

营养物质在线粒体内氧化,并与磷酸化耦联生成 ATP 是线粒体的主要功能。此外,线粒体还在摄取 Ca^{2+} 和释放 Ca^{2+} 中起重要的作用,线粒体和内质网共同调节胞质中的 Ca^{2+} 浓度,从而调节细胞的生理活动。

二、　线粒体与细胞凋亡

生命活动中重要的过程——细胞死亡也与线粒体有关。在某些情况下,线粒体是细胞死亡的启动环节;而在另一些情况下,线粒体则仅仅是细胞死亡的一条“通路”。

线粒体在能量代谢和自由基代谢过程中产生大量超氧阴离子,并通过链式反应形成活性氧(reactive oxygen species, ROS)。当 ROS 水平较低时,可促进细胞增生;而当 ROS 水平较高时,使得线粒体内膜非特异性通透性孔道(mitochondrial permeability transition pore, MPTP)开放。它不仅导致跨膜电位崩溃,也使细胞色素 c 外漏,再启动胱冬裂酶(caspase)的级联活化,最终由 caspase - 3 启动凋亡。

三、　线粒体与能量代谢

较高等的动物都能依靠呼吸系统从外界吸取 O_2,并排出 CO_2。从某种意义上说,细胞中也存在有这样的呼吸作用。即在细胞内特定的细胞器(主要是线粒体)内,在 O_2 的参与下,分解各种大分子物质,产生 CO_2;与此同时,分解代谢所释放出的能量储存于 ATP 中。这一过程称为细胞呼吸(cellular respiration),也称为生物氧化(biological oxidation)或细胞氧化(cellular oxidation)。细胞呼吸是细胞内提供生物能源的主要途径。它的化学本质与燃烧反应相同,最终产物都是 CO_2 和 H_2O,释放的能量也完全相等。但是,细胞呼吸具有以下特点:①细胞呼吸本质上是在线粒体中进行的一系列由酶系所催化的氧化还原反应;②所产生的能量储存于 ATP 的高能磷酸键中;③整个反应过程是分步进行的,能量也是逐步释放的;④反应是在恒温(37℃)和恒压条件下进行的;⑤反应过程中需要 H_2O 的参与。

细胞呼吸所产生的能量并不像燃烧所产生的热能那样散发出来,而是储存于细胞能量转换分子 ATP 中。ATP 是一种高能磷酸化合物。细胞呼吸时,释放的能量可通过 ADP 的磷酸化而及时储存于 ATP 的高能磷酸键中作为备用;反之,当细胞进行各种活动需要能量时,又可

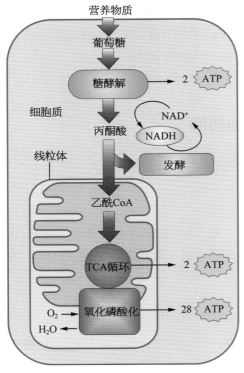

图 4-12　葡萄糖氧化的 3 个步骤

去磷酸化,断裂 1 个高能磷酸键以释放能量来满足机体需要。ATP 的放能、储能反应简式如下:

$$A—P \sim P \sim P \underset{\text{磷酸化}}{\overset{\text{去磷酸化}}{\rightleftharpoons}} A—P \sim P + Pi + 能量$$

随着细胞内不断进行的能量释放和储存,ATP 与 ADP 不停地进行着互变。因为 ATP 是细胞内能量转换的中间携带者,所以被形象地称为"能量货币"。ATP 是细胞生命活动的直接供能者,也是细胞内能量获得、转换、储存和利用等环节的联系纽带。

ATP 中所携带的能量来源于糖、氨基酸和脂肪酸等的氧化。这些物质的氧化是能量转换的前提。以葡萄糖氧化为例,从糖酵解到 ATP 的形成是一个极其复杂的过程,大体分为 3 个步骤,即糖酵解(glycolysis)、三羧酸循环(tricarboxylic acid cycle,TCA cycle)和氧化磷酸化(oxidative phosphorylation)(图 4-12)。蛋白质和脂肪的彻底氧化只在第 1 步中与糖有所区别。

第八节　线粒体医学

线粒体通过合成 ATP 为细胞提供能量,调节细胞质的氧化-还原(redox)状态,也是细胞内氧自由基产生的主要来源。后者则与细胞的许多生命活动有关。因此,维持线粒体结构与功能的正常,对于细胞的生命活动至关重要。而在特定条件下线粒体与疾病的发生有密切的关系。一方面,疾病状态下线粒体作为细胞病变的一部分,是疾病在细胞水平上的一种表现形式;另一方面,线粒体作为疾病发生的主要动因,是疾病发生的关键。因为线粒体在包括三羧酸循环、β 氧化、脂肪及胆固醇代谢在内的多个代谢通路中起决定性作用。因而一旦线粒体 DNA 及参与线粒体 DNA 表达的相关核 DNA 出现异常,就可能导致细胞结构、功能异常和线粒体疾病的产生。

一、疾病过程中的线粒体变化

线粒体对外界环境因素的变化很敏感。一些环境因素的影响可直接造成线粒体功能的异常。例如,在有害物质渗入(中毒)、病毒入侵(感染)等情况下,线粒体亦可发生肿胀甚至破裂。肿胀后的体积有的比正常体积大 3～4 倍。如在人体原发性肝癌细胞癌变过程中,线粒体嵴的数目逐渐下降而最终成为液泡状线粒体;细胞缺血性损伤时的线粒体也会出现结构变异,如凝集、肿胀等;坏血病患者的病变组织中有时也可见 2~3 个线粒体融合成 1 个大的线粒体的现象,称为线粒体球;一些细胞病变时,可看到线粒体中累积大量的脂肪或蛋白质,有时可见线粒体基质颗粒大量增加,这些物质的充塞往往影响线粒体功能,甚至导致细胞死亡;如线粒体在微波照射下会发生亚微结构的变化,从而导致功能上的改变;氰化物、CO 等物质可阻断呼吸链上的电子传递,造成生物氧化中断、细胞死亡;随着年龄的增长,线粒体的氧化磷酸化能力下降(图 4-13)等。在这些情况下,线粒体常作为细胞病变或损伤时最敏感的指标之一,成为分子细胞病理学检查的重要依据。

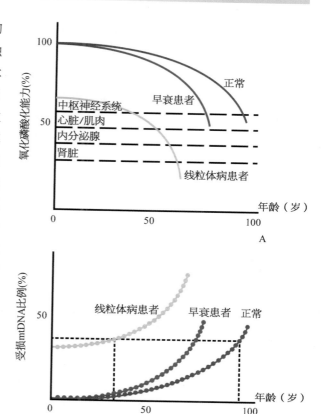

图 4-13 线粒体病患者的 mtDNA 状态与氧化磷酸化能力

二、 线粒体 DNA 突变与疾病

线粒体含有自身独特的环状 DNA,但其 DNA 是裸露的,易发生突变且很少能修复;同时线粒体功能的完善还依赖于细胞核和细胞质的协调。当突变线粒体 DNA 进行异常复制时,机体的免疫系统并不能对此予以识别和阻止,于是细胞为了将突变的线粒体迅速分散到子细胞中去,即以加快分裂的方式对抗这种状态,以减轻对细胞的损害,但持续的损害将最终导致疾病的发生。这类以线粒体结构和功能缺陷为主要疾病原因的疾病常称为线粒体疾病(mitochondrial disorders)。

线粒体 DNA 缺陷常导致全身多系统功能的障碍。但多以神经系统病变的表现最为突出。主要临床表现为中枢及周围神经系统的病变,包括脑卒中(中风)、癫痫样发作、共济失调、精神性运动迟缓、精神性运动退化、肌震挛、视神经病变、感觉神经性听力丧失及周围神经病变等,如 Leber 遗传性视神经病(LHON)综合征、视网膜色素变性共济失调性周围神经病(NARP)综合征。线粒体 DNA 突变还常常累及肌肉组织,引起线粒体脑肌病(mitochondrial encephalomyopathy)。此类疾病多在 20 岁时起病,临床特征是骨骼肌极度不能耐受疲劳,轻度活动即感疲乏,常伴肌肉酸痛及压痛,肌萎缩少见,易误诊为多发性肌炎、重症肌无力和进行性肌营养不良等,包括线粒体脑肌病伴高乳酸血症和卒中样发作(MELAS)综合征、肌阵挛性癫痫伴肌肉破碎红纤维(MERRF)综合征、慢性进行性眼外肌瘫痪(CPEO)综合征、Keams-Sayre(KSS)综合征。此外,也常和内分泌代谢异常相关性疾病

（尤其是母系遗传糖尿病）有关。线粒体基因组缺陷相关性心脏病变的常见表型为母系遗传性心肌病（MICM 综合征）及传导阻滞，甚或还可以引起心力衰竭。若累及消化系统则可以出现假性结肠梗阻、肝病及体重减轻等临床表型。而肾脏受累最突出的表现是类似于范康尼综合征的一种肾小球疾病。骨髓造血系统受到累及则可引起铁粒幼红细胞性贫血。不同的疾病，或同一疾病不同的个体都有不同的临床表现。由于 mtDNA 全序列已经被弄清楚，利用现代生物学技术可以使线粒体疾病得到明确诊断。

三、线粒体融合和分裂异常相关的疾病

线粒体是一种高度动态变化的细胞器。在细胞的不断融合与分裂过程中处于动态平衡，形成紧密连接的线粒体网络。这种平衡对线粒体数量、形态和功能的保持有非常重要的作用。线粒体融合时可以形成长杆状、线状并紧密连接的立体线粒体网络；分裂时则可以形成颗粒状、点状散在分布的线粒体。线粒体的分裂和融合是由多种蛋白质精确调控完成的。控制线粒体分裂的蛋白主要是 Drp1/Dnm1p，Fis1/Fis1p，Caf4p 和 Mdv1p。如参与线粒体分裂的 Drp1 基因发生突变时，导致婴儿出生后大脑发育障碍，视神经萎缩同时并伴有其他一些严重的并发症。当线粒体分裂被扰乱时，会导致一些常见的线粒体功能失常。如线粒体膜电位缺失，ROS 增高及线粒体 DNA 丢失等。控制线粒体融合的蛋白主要有 Mfn1/2 和 Fzo1p，它们控制线粒体外膜的融合。而 Mgm1p/OPA1 则参与线粒体内膜的融合。如参与细胞融合的蛋白 Opa1 和 Mfn2 的突变会引起 Kjer 病（常染色体显性视神经萎缩症）和 2A 型腓骨肌萎缩症。线粒体融合增多可以改善线粒体功能，对细胞可能起到一定的保护作用，但过度的融合会限制线粒体的功能，细胞生长出现障碍。因此，细胞内线粒体不断进行的融合和分裂并保持动态平衡对维持细胞的正常生命活动具有重要的意义。

四、线粒体疾病的治疗

线粒体疾病的治疗尚待突破。目前，线粒体疾病治疗的基本措施包括：补充疗法、选择疗法和基因疗法。所谓补充疗法是给患者添加呼吸链所需的辅酶。目前运用较广泛的是辅酶 Q。其在线粒体脑肌病（Kearns-Sayre syndrome）、心肌病及其他呼吸链复合物缺陷的线粒体病的治疗中都有一定作用，同时在对缓解与衰老有关的氧化/抗氧化平衡异常也发挥功效。另外，辅酶 Q、L-肉胆碱、抗坏血酸（维生素 C）、2-甲基萘茶醌（维生素 K_3）和二氯乙酰酸也能暂时缓解部分线粒体病的症状。所谓选择疗法是指选用一些能促进细胞排斥突变线粒体的药物对患者进行治疗，以增加异质体细胞中正常线粒体的比例，从而将细胞的氧化磷酸化水平升高至阈值以上。一种可能的药物是氯霉素。作为 ATP 合成酶的抑制剂，连续低剂量使用此药能促进对缺陷线粒体的排斥。所谓线粒体基因治疗是指将正常的线粒体基因转入患者体内以替代缺陷 mtDNA 发挥作用。现在认为有 3 种线粒体基因治疗方法可行，即胞质 mtDNA 表达法、线粒体转染法和异质性细胞正选择法。还有手术疗法是针对眼外肌瘫痪可以做整形手术，听力丧失可以做耳蜗植入术等。

（王　浩）

第五章　细胞骨架

细胞骨架(cytoskeleton)是指由细胞内蛋白质成分组成的一个复合的网架系统,包括微管(microtubule)、微丝(microfilament)和中间丝(图5-1)。与其他细胞结构相比,细胞骨架在形态结构上具有弥散性、整体性和变动性等特点。这些都是与它们的功能相适应的。细胞骨架为真核细胞所特有。它不仅是活细胞的支撑结构,决定了细胞的形状并赋予其强度,而且在细胞多种多样的生理活动(如细胞运动、膜泡运输和细胞分裂等)中发挥着重要作用。

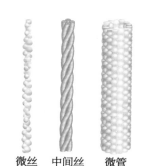

微丝　中间丝　微管

图5-1　微管、微丝、中间丝的比较

第一节　微　　管

微管呈中空的圆筒状,在不同的细胞中具有相同的形态。它既是鞭毛、纤毛等运动器官的一部分,也是中心粒的主要结构。微管是一种动态的结构,能很快组装和去组装,以适应细胞质经常变化的状况。

一、微管的结构和化学组成

大多数微管壁由13条原纤维(protofilament)包围而成,长短不一。微管的外径25 nm,内径15 nm。主要由微管蛋白(tubulin)和微管结合蛋白两种成分组成。

(一)微管蛋白

微管蛋白占微管总蛋白的80%,是一类酸性蛋白质。细胞质中的微管蛋白一般以异二聚体(heterodimer)的形式存在。两个亚单位分别是α-微管蛋白和β-微管蛋白。α、β-微管蛋白的相对分子质量均为55 000,但它们的氨基酸组成和排列顺序不同,它们相间排列成一条长链即为原纤维。

微管蛋白家族中的另一成员——γ微管蛋白,广泛存在于真核细胞中,相对分子质量约为50 000,由455个左右的氨基酸残基组成,定位于微管组织中心(microtubule organizing center, MTOC)。尽管它并不是构成微管的主要成分,只占微管蛋白总含量的不足1%,但却是微管执行功能所必不可少的。若编码γ微管蛋白的基因发生突变,则可引起细胞质微管数量、长度的减少和由微管组成的有丝分裂器的缺失,而且可以强烈地抑制核分裂从而影响细胞分裂。

（二）微管结合蛋白

微管结合蛋白的种类很多，是微管结构和功能的必需成分。一类称为微管相关蛋白（microtubule-associated proteins，MAPs），相对分子质量 200 000～300 000，在活细胞中起稳定微管结构和促进微管聚合的作用；另一类为微管聚合蛋白（Tau 蛋白或 τ 蛋白），其功能是增加微管装配的起始点和提高起始装配速度。

（三）与微管结合的有关分子

微管蛋白每一异二聚体上均有 GTP 和 Mg^{2+} 的结合位点，可以结合 2 分子 GTP 和 1 个 Mg^{2+}。微管蛋白与 GTP 结合而被激活，引起构象改变，从而聚合成微管。微管蛋白上还有秋水仙素和长春碱的结合位点。

二、微管的类型

细胞中微管的存在形式有 3 种：单管（singlet）、二联管（doublet）和三联管（triplet）（图 5-2）。细胞中大部分微管都是单管，由 13 条原纤维环围而成，常分散于细胞质中或成束分布。二联管由 A 管和 B 管组成，其中 A 管与单管结构相同，B 管有 3 条原纤维与 A 管共有。三联管由 A、B、C 3 管组成，其中 A、B 两管与二联管结构相同，C 管有 3 条原纤维与 B 管共有。二联管主要构成纤毛和鞭毛的杆状部分，中心粒和鞭毛、纤毛的基体是由三联管构成的。

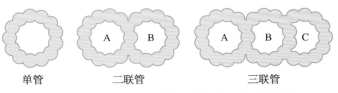

单管　　　　　　二联管　　　　　　　三联管

图 5-2　微管的 3 种类型，其中单微管由 13 条原纤维组成

三、微管的组装和极性

根据细胞的生理需要，微管蛋白聚合或解聚，引起微管的组装和去组装，这是一种可逆的过程。细胞中有的微管存在时间很短，发生快速组装和去组装，称为动态微管（dynamic microtubule），如纺锤体。另一些微管存在时间相对较长，称为稳定微管（stable microtubule），构成一些特化的细胞结构，如纤毛。作为对周围环境变化的反应，微管的稳定性可以改变。

（一）微管的体外组装

微管的组装是一个复杂而有序的过程，分为 3 个时期：成核期、聚合期和稳定期。成核期（nucleation phase）：首先，α 微管蛋白和 β 微管蛋白形成长度为 8 nm 的 αβ 二聚体，αβ 二聚体先沿纵向聚合形成一个短的寡聚体（oligomer）核心，这个寡聚体可能是不够稳定的。然后再以这个寡聚体核心为基础，经过侧面增加二聚体而扩展为弯曲的片状（sheet）结构。这种片状结构的稳定性大大提高。当片状带加宽至 13 根原纤维时，即合拢形成一段微管。此时，由于是微管聚合的开始，速度缓慢。因此，该期又称为延迟期（lag phase）。聚合期

(polymerization phase):也称作延长期。二聚体以较快的速度从两端加到已经形成的微管上,此时微管不断地延长。稳定期(steady state phase):随着细胞质中的游离微管蛋白的浓度下降,当达到临界浓度时,微管聚合与解聚的速度达到平衡。此时,微管组装与去组装的速度相等,微管的长度相对恒定(图 5 - 3)。

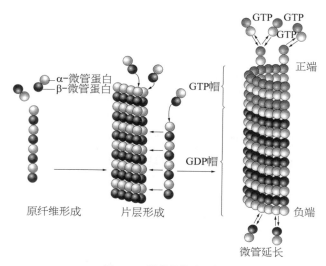

图 5 - 3 微管的体外组装

微管蛋白是以"首尾相接"(即 αβ - αβ - αβ……)的方式形成原纤维的,因而具有极性。

许多因素影响微管的组装。微管蛋白的聚合和解聚与其周围环境条件如温度、Ca^{2+} 浓度、pH、压力等有关;秋水仙碱与异二聚体结合,可抑制微管的聚合,除去秋水仙碱后,聚合又能进行。

(二) 微管的体内组装

微管在体内的组装比在体外复杂得多,除了遵循体外组装的规律外,还受到时间和空间的控制。活细胞内的微管组织中心(microtubule organizing center, MTOC)在微管装配过程中起着重要作用。MTOC 包括中心体、基体和着丝点等。它们提供了微管组装所需要的核心。事实上,微管并不是由中心粒直接发出的,而是由中心外周围物质(pericentriolar material, PCM)发射出来的。因此,中心粒本身并不是 MTOC,它只是起到了稳定 PCM 位置的作用。此外,在活细胞内的微管装配过程中,MAPs 可促进微管装配的启动,调节装配的范围和速率,还可在微管之间及与其他结构连接中起重要作用。

四、微管组成的细胞结构

微管在细胞中可以组成一些特殊的细胞结构,如中心粒(centriole)、纤毛和鞭毛等。它们主要和细胞的运动功能有关。

(一) 中心粒

中心粒是短筒状小体,直径 160~260 nm,长度 160~560 nm。细胞中的中心粒成对存在且相互垂直。它们连同其周围物质即是光镜下所见的中心体(centrosome)。横切面可见，其圆柱状小体的壁由9组三联管斜向排列呈风车状包围而成，为"9＋0"的结构(图5-4)。中心粒在细胞中起MTOC的作用，参与细胞有丝分裂。

(二) 纤毛和鞭毛

纤毛和鞭毛是真核细胞表面伸出的与运动有关的特化结构，通常将少而长的称鞭毛，短而多的称纤毛。两者在结构上同源，都是由细胞膜包绕一根轴丝(axoneme)构成的(图5-5)。轴丝为"9＋2"结构，即9组二联管环绕一对中央单管。中央单管由纤维内鞘(inner sheath)包围，单管之间有横桥相连。相邻的二联管之间也有蛋白质相连，并且A管伸出两条动力蛋白(dynein)臂，指向邻近二联管的B管。动力蛋白臂能引起二联管之间的相互滑动，导致纤毛和鞭毛摆动。中央单管呈放射状发出幅条(radial spokes)伸向周围的A管。

轴丝是以纤毛和鞭毛的基体作为MTOC组装而成的。基体的结构与中心粒一样，呈"9＋0"排列，即含9组三联管，无中央微管。在基体和轴丝之间有一段转换区。

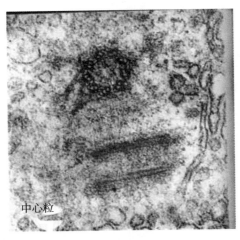

图5-4 中心粒亚微结构电镜图

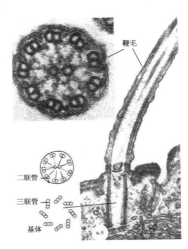

图5-5 纤毛的结构图

第二节 微 丝

微丝是一种由蛋白纤维组成的实心纤维，直径5～7 nm，长度不一。它普遍存在于真核细胞中，在具有运动功能的细胞中(如肌细胞)尤为发达。微丝也是一种可变的结构，可以排列成束、成网，也可以分散存在于细胞质中。微丝主要由肌动蛋白(actin)构成，所以又常被称作肌动蛋白丝(actin filament)，在细胞运动和形态维持中发挥极其重要的作用。

一、 微丝的结构和分子组成

肌动蛋白是微丝结构和功能的基础蛋白质，相对分子质量43 000，含375个氨基酸残基。

它是真核细胞内含量最丰富的蛋白质之一,在非肌细胞中占总蛋白的 1‰～5‰,而在肌细胞中更高达 10％。细胞中肌动蛋白有两种存在形式:一种是球形单体,称为 G-肌动蛋白;另一种是由 G-肌动蛋白聚合成的纤维状多聚体,称为 F-肌动蛋白。电镜分析表明,每个 G-肌动蛋白由两个亚基组成,呈现 6.7 nm×4 nm×4 nm 哑铃形,具有阳离子(Mg^{2+}和K$^+$或Na$^+$)、ATP(或 ADP)和肌球蛋白的结合位点。每个肌动蛋白分子都有固定的极性,在Mg^{2+}等阳离子诱导下,它们能"首尾相接"形成螺旋状的肌动蛋白丝(图 5-6)。因此,肌动蛋白丝也具有极性。

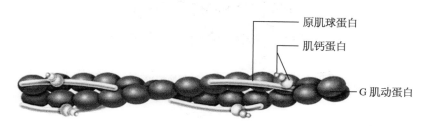

图 5-6　肌动蛋白丝的分子结构

同样的肌动蛋白微丝,可以形成多种不同的亚细胞结构,如张力丝、肌肉细丝和精子顶体的刺突等。这些结构的形成及它们的变化和功能状态,在很大限度上受到不同的肌动蛋白结合蛋白(actin-binding protein)的调节。目前已发现的这类结合蛋白有 40 多种。其中,肌球蛋白(myosin)是一种特殊的 ATP 酶,能水解 ATP 引起构象改变,沿着微丝移动。细胞中绝大多数运动类型都必须依赖肌球蛋白和肌动蛋白之间的相互作用。

二、 微丝的组装

微丝组装的动力学比微管组装简单。在 G-肌动蛋白溶液中加入盐(如 Mg^{2+}、K$^+$或Na$^+$),便能自发聚合生成 F-肌动蛋白丝。细胞中肌动蛋白的浓度(0.5 μmol/L)高于 Cc(0.1 μmol/L)。理论上,几乎所有肌动蛋白都应聚合成微丝,很少为 G-肌动蛋白。但实际上细胞中近 40％的肌动蛋白以单体形式存在,原因是它们结合了"隔离蛋白"(某些肌动蛋白结合蛋白),无法自由聚合。微丝的组装还受到断裂蛋白、封端蛋白和某些真菌毒素的影响。后者如细胞松弛素 B(cytochalasin B, CB)及其衍生物细胞松弛素 D。它们能特异地破坏微丝的组装。

微丝的组装过程分为 3 个阶段:成核期、延长期和平衡期。成核期:G-肌动蛋白先慢慢聚合形成不稳定的三聚体或者四聚体的核心。这个核心一旦形成,G-肌动蛋白就会在核心的两侧迅速聚合,使肌动蛋白纤维迅速延长,就进入第 2 个阶段——延长期。随着 F-肌动蛋白纤维的不断增长,G-肌动蛋白单体的浓度就不断降低,当达到临界浓度时,肌动蛋白的组装速度等于其解离速度。微丝的长度几乎保持不变,此时 F-肌动蛋白进入第 3 个阶段——平衡期。

微丝也是具有极性的结构。G-肌动蛋白单体加到 F-肌动蛋白纤维两端的速度是不同的,速度快的一端为正端,慢的一端为负端,称为踏车现象。

微丝的组装过程是伴随着 ATP 的水解的。在聚合过程中,G -肌动蛋白结合 1 分子的 ATP,然后结合 ATP 的 G -肌动蛋白结合到 F -肌动蛋白纤维两端。当结合到 F -肌动蛋白纤维两端时,ATP 发生水解,形成 ADP＋Pi。ATP -肌动蛋白与纤维末端的亲和力高,而 ADP -肌动蛋白与纤维末端的亲和力低。这样,ADP -肌动蛋白就会不断地从纤维末端解聚脱落下来(图 5 - 7)。

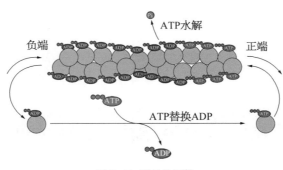

图 5 - 7　微丝的组装

第三节　中　间　丝

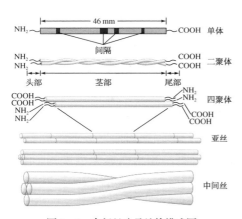

图 5 - 8　中间丝分子结构模式图

中间丝(intermediate filament)简称中丝,是细胞内的第 3 种骨架成分,因其直径(约10 nm)介于微管和微丝之间而得名。中间丝由不同的蛋白质组成,是空心纤维结构。由于它具有组织特异性,因此其种类、成分、结构和功能比较复杂。近年来的研究发现,中间丝的结构极其稳定,这也是它区别于微管和微丝的显著特点(图 5 - 8)。

一、中间丝蛋白分类

中间丝是高度螺旋的蛋白质,根据氨基酸顺序不同可分为 5 大类(表 5 - 1)。每种中间丝蛋白只有在特定的组织和细胞中表达,其氨基酸顺序、相对分子质量差异很大。

表 5 - 1　哺乳动物的中间丝蛋白

	中间丝蛋白	相对分子质量[1]	多肽数量	组织分布
Ⅰ 型	酸性角蛋白[2]	40 000～57 000	＞15	上皮
Ⅱ 型	碱性角蛋白[2]	53 000～67 000	＞15	上皮

	中间丝蛋白	相对分子质量[1]	多肽数量	组织分布
Ⅲ型	结蛋白	53 000	1	肌肉
	波形蛋白	57 000	1	间质
	胶质纤维酸性蛋白	50 000	1	胶质细胞、星形细胞
	边周蛋白	57 000	1	周围和中枢神经细胞
Ⅳ型	NF-L[3]	62 000	1	成熟周围和中枢神经元
	NF-M[3]	102 000	1	
	NF-H[3]	110 000	1	
	介连蛋白(internexin)	66 000	1	发育中的中枢神经系统:神经-上皮干细胞
Ⅴ型[4]	巢蛋白	240 000	1	
	纤层蛋白 A	70 000	1	所有细胞
	纤层蛋白 B	67 000	1	
	纤层蛋白 C	67 000	1	

注:(1) 中间丝的相对分子质量在种属间存在变异;(2)酸性(Ⅰ型)和碱性(Ⅱ型)角蛋白(keratin)不能单独组装成角蛋白丝,只有当两者以 1:1 的比例形成异二聚体后才能形成角蛋白;(3) NF 代表神经丝(neurofilament),L、M 和 H 分别表示相对分子质量低、中、高;(4)Ⅴ型中间丝(纤层蛋白)只存在于细胞核中,支撑核膜的结构

二、 中间丝的分子结构和组装

虽然中间丝呈异质性,但它们的分子结构相同:中央是氨基酸顺序非常保守的 α-螺旋杆状区(约 300 个残基);两端是非螺旋的头部(N-端)和尾部(C-端),呈球形,可有不同的氨基酸组成和化学性质。中间丝蛋白在相对分子质量和性质上的差别,几乎完全在于其头部和尾部的多样性。

中间丝蛋白装配的机制还不十分清楚,一般认为它比微管和微丝的组装更复杂。根据已有资料分析,中间丝蛋白首先形成双股超螺旋的二聚体,然后一对二聚体反向组成四聚体。四聚体是中间丝组装的最小单位。它们首尾相连形成原丝(2 nm),两根原丝并排成亚丝,最后由 4 根亚丝围拢形成一条完整的中间丝。也有一些科学家认为,中间丝组装时不分亚丝和层次,直接由 8 个四聚体环成一条管状的中间丝。总之,中间丝是由 32 条多肽环成的空心管状纤维。

（刘　雯）

第六章　细　胞　核

　　细胞核(nucleus)是真核细胞中由双层单位膜包围核物质而形成的多态性结构。它的出现是生物进化历程中的一次飞跃,是真核细胞结构完善的主要标志,也是真核生物区别于原核生物的重要标志。目前,细胞核也被看做是细胞内最大的一种细胞器。它是细胞遗传物质储存、DNA 复制和 RNA 转录的场所,对细胞代谢、生长、分化及繁殖具有重要的调控作用,是细胞生命活动的调控中心。

　　细胞核的形态、大小、位置和数目因细胞类型不同而异。核的形态一般与细胞的形态相适应,如在球形和柱形细胞中,核多呈球形和椭圆形;细长的平滑肌细胞的核呈杆状;中性粒细胞的核呈分叶状。核的大小在不同生物和不同生理状态下有所不同,幼稚细胞的细胞核较大,成熟细胞的细胞核最小,高等动物的细胞核直径一般为 $5 \sim 10 \ \mu m$。细胞核的位置一般居于中央,但有的细胞,如脂肪细胞,由于内含物较多,可将核挤于一侧。一个细胞通常只有一个细胞核,但肝细胞、肾小管细胞和软骨细胞可有双核,破骨细胞的核可达数百个。

　　一般来说,细胞核占细胞总体的 10%,但与细胞的类型、发育时期、生理状况有关。如淋巴细胞、胚胎细胞和肿瘤细胞的核质比较大,而表皮角质细胞、衰老细胞的核质比较小。在细胞生活周期中,细胞核有 2 个不同时期,即分裂间期和分裂期。分裂期的核不完整,在间期才能看到细胞核的全貌。电镜下的间期细胞核具有精细而复杂的结构,但基本由 4 部分组成:即核膜、染色质、核仁及核基质(图 6-1)。

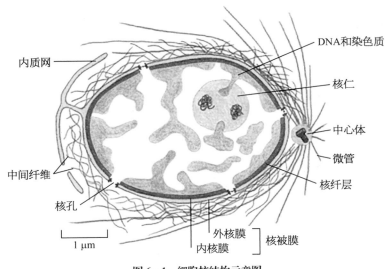

图 6-1　细胞核结构示意图

第一节 核 膜

核膜(nuclear membrane)又称核被膜(nuclear envelope),是整个内膜系统的一部分。核膜的产生是细胞区域化的结果,它将核物质围于一个相对稳定的环境,成为相对独立的系统。在电镜下,核膜包括内、外两层膜,核周间隙,核孔复合体和核纤层。

一、双层膜与核周间隙

核膜由内、外 2 层单位膜构成。每层膜的厚度约为 7.5 nm,将核质与细胞质分开。面向细胞质的一层为外核膜(outer nuclear membrane),常附有大量的核糖体颗粒。面向核基质的一层为内核膜(inner nuclear membrane),与外核膜平行排列。表面无核糖体。两层核膜之间有 20～40 nm 的透明间隙,称之为核周间隙(perinuclear space),又称为核周隙。核周间隙内含有多种蛋白质(如脂蛋白、分泌蛋白和组蛋白)和酶(如过氧化物酶、磷酸酶等)及离子等不定形物质。其宽度随细胞类型、细胞功能状态而改变。

核膜上分布有许多核孔。核孔处的内膜与外膜彼此融合。因此,整个核膜表面在结构上是连续的,但是它们在生化特性和功能上有差异。外膜与内质网相连,其胞质面附着有核糖体,生化性质和形态结构也颇似糙面内质网。核周间隙也与内质网腔相通,所以可以把外膜与核周间隙视为内质网的特化区域。内膜上的特异蛋白质则与其核质一侧的核纤层上的蛋白质发生作用。双层膜结构的优点是两层核膜各自特化,分别与核质或细胞质中的组分发生相互作用,而核周间隙则成为它们中间的缓冲区。

在细胞周期中,核膜随着细胞周期的运转而进行有规律的解体和重建。例如,细胞开始合成大量 DNA 和 RNA 时,核膜面积迅速扩大。而在细胞分裂过程中,核膜迅速解体形成核膜小泡,而后这些小泡融合后构成新的核膜。核膜将 DNA 与细胞质分隔开,形成独立的微环境及保护 DNA 分子免受损伤,又有利于定位于核膜上的染色体解旋、凝缩、平均分配于子细胞核,保证了遗传物质的准确传递。

二、核孔及核孔复合体

核膜上间隔分布着许多由内、外两层膜局部融合形成的开口,是细胞核与细胞质间物质交流的通道,称为核孔(nuclear pore)。核孔的直径 80～120 nm,其数目随细胞种类及生理状态不同而异。通常每 1 μm^2 核膜上有 10～60 个核孔,占核表面积的 5%～38%。核孔并非单纯的孔洞,而是一组蛋白颗粒以特定方式排布而成的环状结构,称为核孔复合体(nuclear pore complex,NPC)。

关于核孔复合体的结构已有多种结构模型。广为接受的模型是捕鱼笼式结构(fish trap)模型。核孔复合体由 4 部分组成(图 6－2):①胞质环(cytoplasmic ring),位于核孔边缘的胞质面一侧,又称外环,与外核膜相连的环状结构,环上有 8 条短纤维对称分布并伸向胞

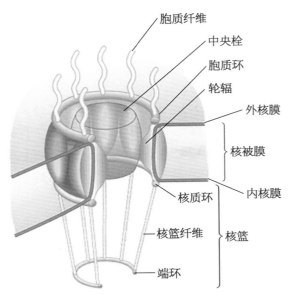

胞质纤维
中央栓
胞质环
轮辐
外核膜
核被膜
内核膜
核质环
核篮纤维
核篮
端环

图6-2 核孔复合体结构示意图

质。②核质环（nuclear ring），位于核孔边缘的核质面一侧，又称内环，与内膜相连。内环比外环结构复杂。环上也对称地连有8条细长的纤维，被一直径约为60 nm的端环（terminal ring）连接在一起，形成了一种捕鱼笼式结构，也有人将其称之为核篮（nuclear basket）结构。③轮辐（spoke），由核孔边缘伸向中心，成辐射状八重对称，将胞质环、核质环和中央栓连接在一起。其结构比较复杂，可进一步分为3个结构域：柱状亚单位（column subunits），主要的区域位于核孔边缘，链接内外环，起支撑作用；腔内亚单位（lumenal subunits），它穿过核膜伸入双层核膜的核周间隙，将核孔复合体锚定于核膜上；环带亚单位（annular subunits），靠近核孔复合体的中心部分，由8个颗粒状结构环绕形成核孔复合体核质交换的通道。④中央栓（central plug），位于核孔中央，呈颗粒状或棒状。推测其在核质交换中可能起重要的作用。不过不是在所有的核孔复合体中都能观察到这种结构。

核孔复合体主要由蛋白质组成，目前已知的约有30种不同的核孔蛋白。已鉴定的脊椎动物核孔复合体蛋白已达到10多种。其中gp210和p62是最具代表性的两种类型。gp210代表一类结构性跨膜蛋白，是第1个被鉴定出来的核孔复合体蛋白。p62代表一类功能性的核孔复合体蛋白，它对核孔复合体行使正常的功能非常重要。核孔复合体在进化上高度保守，在不同物种间的同源性很高。结构的高度保守性说明其功能的重要性。核孔复合体是细胞核与细胞质间物质交换的双向选择性亲水通道，即介导蛋白质的入核转运，又介导RNA、核糖体蛋白颗粒的出核转运。

三、核纤层

内层核膜靠核质的一侧有一层由纤层蛋白（V型中间丝蛋白）组成的纤维状网络结构，称为核纤层（nuclear lamina）。核纤层在高等真核细胞细胞核中普遍存在，而在分裂期核纤层解体以单体形式存在与细胞质中。核纤层蛋白（lamins）是组成核纤层的主要成分。核纤层蛋白有A型、B型和C型3种。A型核纤层蛋白主要与染色体结合；B型核纤层蛋白主要与内层核被膜上的整合蛋白结合；C型核纤层蛋白是A型核纤层蛋白同一转录产物的不同剪切体。核纤层与核膜、染色质及核孔复合体在结构上有密切关系。它向外与内膜上的镶嵌蛋白相连，起到了保持核膜外形及固定核孔位置的作用；向内则与染色质上的特异部位相结合，为染色质提供附着位点。在细胞周期中，核膜的裂解和重建都与核纤层有关。

第二节　染　色　质

染色质(chromatin)是指细胞核内能被碱性染料着色的物质,具有共同的化学组成,是遗传信息的载体,但在细胞周期的不同时相表现不同的状态。在间期细胞核中染色质伸展、弥散呈丝网状分布;当细胞进入有丝分裂时染色质高度折叠、盘曲而凝缩成条状或棒状的特殊形态,称为染色体(chromosome)。所以,染色质与染色体是同一物质周期性相互转化的不同形态表现。

一、染色质的化学组成

染色质是由核酸和蛋白质组成的核蛋白复合体。主要成分是 DNA、RNA、组蛋白和非组蛋白,比例为 1 : 0.05 : 1 : (0.5～1.5)。DNA 和组蛋白是染色体的稳定成分,RNA 和非组蛋白可因细胞生理状态不同而产生变化。

(一) 染色质 DNA

DNA 是指染色质中贮存遗传信息的生物大分子,是染色质中结构性质稳定、数量恒定的基本成分。在同一物种体细胞中的 DNA 分子结构和含量一致,但在不同动植物染色质中 DNA 含量有所不同。DNA 含量并不随着生物体的复杂性而增加,许多植物细胞的 DNA 量超过人类数倍。真核细胞的 DNA 除了单一序列外,还有重复序列。

(二) 组蛋白

组蛋白(histone)是指染色质中富含精氨酸和赖氨酸的小分子碱性蛋白,带正电荷。能够和 DNA 中带负电荷的磷酸集团相互作用并紧密结合,对维持染色质结构和功能的完整性起关键作用。用聚丙烯酰胺凝胶电泳法可区分 5 种不同的组蛋白:H1、H2A、H2B、H3 和 H4。几乎所有的真核生物都含有这 5 种组蛋白,并且含量丰富。

组蛋白在功能上可分为两组:①H2A、H2B、H3 和 H4,相对分子质量较小(102～135个氨基酸残基),帮助 DNA 卷曲形成核小体的稳定结构。这 4 种组蛋白没有种属和组织特异性,在进化上高度保守。特别是 H3 和 H4 是所有已知蛋白中最为保守的。从这种保守性可以看出这两种组蛋白的功能重要性。任何位置上的氨基酸残基突变都会对细胞造成严重的损害。②H1 组蛋白,相对分子质量较大(215 个氨基酸残基)。在构成核小体时起连接作用,赋予染色质以极性,有一定的种属和组织特异性。5 种组蛋白的主要特性如表 6-1 所示。

表 6-1　5 种组蛋白的主要特性

种　类	赖氨酸/精氨酸	氨基酸残基数	相对分子质量	变异性	核小体上位置
H1	22.0	215	21 500	广泛	连接
H2A	1.17	129	14 500	保守	核心
H2B	2.50	125	13 700	保守	核心
H3	0.72	135	15 300	高度保守	核心
H4	0.79	102	11 800	高度保守	核心

（三）非组蛋白

非组蛋白（nonhistone）是指染色质中除组蛋白外的其他所有蛋白质的统称。非组蛋白富含带负电荷的天冬氨酸和谷氨酸，属于酸性蛋白质。非组蛋白在细胞内的含量比组蛋白少，但种类繁多，约有 500 多种不同的组分，不同组织细胞中所含的种类和数量都不相同，如 DNA 和 RNA 聚合酶、基因表达调控蛋白、肌动蛋白和核质蛋白等。非组蛋白在整个细胞周期中都能合成，具有与特异 DNA 序列识别和结合的位点，具有 DNA 识别的特异性。非组蛋白可以帮助 DNA 分子进一步折叠形成不同的结构域，有利于 DNA 的复制和 RNA 的转录。一般认为非组蛋白与组蛋白结合，能特异地解除组蛋白对 DNA 的抑制作用，促进复制和转录调控基因的表达。

（四）RNA

染色质中的 RNA 含量很低，不到 DNA 量的 10%。大部分是新合成的各类 RNA 前体，与 DNA 模板有联系。

二、染色质的结构

人体一个细胞中的 DNA 序列约为 3×10^9 bp，连接起来可长达 1.74 m。这样长的 DNA 分子要在一个直径仅约 5 μm 的细胞核内保存并行使功能，需经过与组蛋白、非组蛋白等相互作用。在经过有序的折叠、螺旋、包装构建成染色体的高级结构来保证遗传物质在细胞分裂过程中平均分配到子细胞中。现在已知道，染色质的基本结构是核小体（nucleosome）。核小体在串联的基础上发生进一步折叠、压缩构成更高级的结构（图 6 - 3）。

每个核小体由 1 个组蛋白八聚体、200 bp 左右的 DNA 分子和 1 分子组蛋白 H1 组成。组蛋白八聚体由 H2A、H2B、H3、H4 各 2 分子组成直径约 10 nm 的核小体圆盘状核心结构。8 个组蛋白组成 4 个异源二聚体：2 个 H2A - H2B 二聚体和 2 个 H3 - H4 二聚体。2 个 H3 - H4 二聚体形成四聚体位于核心颗粒中央，2 个 H2A - H2B 二聚体分别位于两侧。每个二聚体通过离子键和氢键结合约 30 bp 的 DNA。146 bp 的 DNA 缠绕在核心颗粒的外周 1.75 圈。组蛋白核心常以特定位点与 DNA 双螺旋小沟中富含 AT 的区域结合。该位置的结合有利于 DNA 分子在组蛋白八聚体的弯曲盘旋。组蛋白 H1 在核心颗粒外结合 20 bpDNA，锁住核小体 DNA 的进出口，稳定核小体。相邻的两个核小体之间有一长约 60 bp 的 DNA 片段相连，称为连接 DNA（linker DNA）（图 6 - 4）。组蛋白和 DNA 之间的相互作用主要是结构性的，基本不依赖与特殊的核酸序列。有实验证明核小体具有自我装配的性质。

三、染色质的组装

染色质的一级结构是核小体。直径 10 nm 的核小体串珠结构进行螺旋盘绕。每 6 个核小体螺旋 1 周形成外径 30 nm、内径 10 nm 的中空螺线管（solenoid）。组蛋白 H1 位于螺线管内部，是螺线管形成和稳定的关键因素。螺线管也是染色质的二级结构（图 6 - 5）。目前，对染色质的组装，在一级结构和二级结构有一致的认识。但从螺线管到染色体肯定还需要进一步演变。这个演变过程称为染色质的高级结构（又称三、四级结构）。染色质的高级结

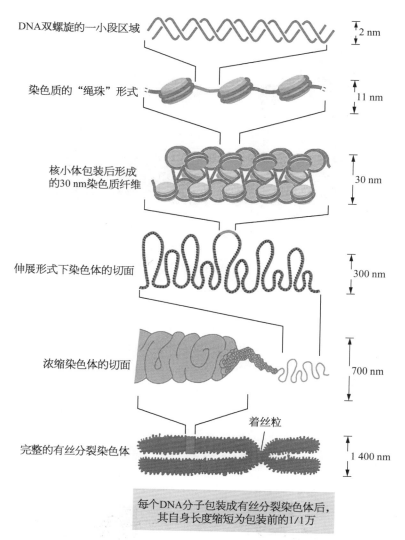

DNA双螺旋的一小段区域   2 nm

染色质的"绳珠"形式   11 nm

核小体包装后形成的30 nm染色质纤维   30 nm

伸展形式下染色体的切面   300 nm

浓缩染色体的切面   700 nm

着丝粒

完整的有丝分裂染色体   1 400 nm

每个DNA分子包装成有丝分裂染色体后，其自身长度缩短为包装前的1/1万

图6-3 染色体构建的不同层次

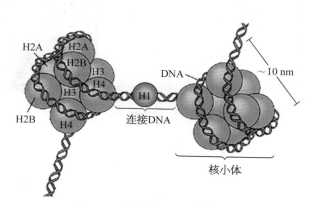

H2A   H2A
H2B
H3
H2B   H4
DNA
H1
H2B
H4
连接DNA
核小体
~10 nm

图6-4 核小体的结构模型示意图

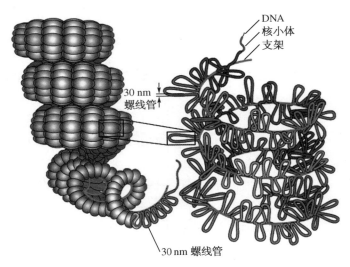

图 6 - 5　螺线管结构图

构十分复杂,组装过程尚存在争议。普遍被大家接受的是染色体多级螺旋模型(multiple coiling model)及支架-放射环结构模型(scaffold-radial loop structure model)。

(一)染色体多级螺旋模型

染色质的二级结构及螺线管的外形如压缩的弹簧。在该模型中,由螺线管进一步螺旋盘绕,形成直径为 400 nm 的圆筒状结构,称为超螺线管(supersolenoid)。这是染色质组装的三级结构。超螺线管再进一步螺旋、折叠形成染质的四级结构即染色体。2 条染色单体借助着丝粒相连,构成 1 条完整的染色体(图 6 - 6)。

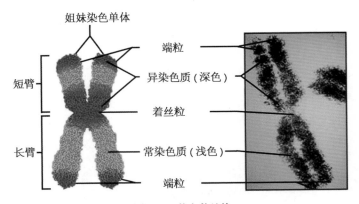

图 6 - 6　染色体结构

人类的每个体细胞有 46 条染色体,每条染色体有 2 条染色单体,每条染色单体是 1 个 DNA 分子。当 DNA 分子缠绕在直径 10 nm 的核小体核心颗粒上时,长度被压缩 7 倍;直径 10 nm 的核小体形成螺线管后,DNA 分子长度又被压缩 6 倍;而当螺线管盘绕形成超螺线管时,DNA 分子长度被压缩约 40 倍;超螺线管再度折叠、缠绕形成染色单体后,DNA 分子长度又将被压缩 5 倍。因此,在染色质的组装过程中,DNA 分子在经过核小体、螺线管、超螺线管到染色单体四级连续螺旋、折叠后,长度可压缩近万倍。

(二) 染色体支架-放射环结构模型

该模型认为螺线管以后的高级结构是由 30 nm 螺线管纤维折叠成的袢环构成的。螺线管一端与由非组蛋白构成的染色体支架某一点结合,另一端向周围呈环状迂回后又返回到与其向邻近的点,形成一个个袢环围绕在支架的周围。每个 DNA 袢环长度约 21 μm,包含 315 个核小体。每 18 个袢环呈放射平面排列,结合在核基质上形成微带(miniband),再由微带沿纵轴向排列构成染色体。

放射环模型最早是由 Laemmli UK 等(1977)根据大量的实验结果提出的。他们用 2 mol/L 的 NaCl 溶液加肝素处理 HeLa 细胞中期染色体,以去除组蛋白和大部分非组蛋白。电镜下观察染色体铺展标本,看到由非组蛋白构成的染色体骨架,两条染色单体的骨架相连于着丝粒区。由骨架的一点伸展出许多直径 30 nm 的染色质纤维构成的侧环。若用依地酸(EDTA)处理染色体标本后,则可见 30 nm 的纤维解螺旋形成 10 nm 的纤维。此外,实验观察发现,两栖类卵母细胞的灯刷染色体和昆虫的多线染色体,后者含有一系列的袢环结构域(loop domain),提示袢环结构可能是染色体高级结构的普遍特征。放射环模型较好地解释了电镜下观察到的 10 nm 及 30 nm 纤维产生的结构基础,同时也说明了染色质中非组蛋白的作用。

四、常染色质与异染色质

间期核内的染色质按其形态特征和染色性能可分为两种类型:常染色质(euchromatin)和异染色质(heterochromatin)。

(一) 常染色质

常染色质是指间期核中处于伸展状态,螺旋化程度低,用碱性染料染色浅而均匀的染色质。常染色质大部分位于间期核的中央,一部分介于异染色质之间。在核仁相随染色质中也有一部分常染色质,往往以袢环的形式伸入核仁内。在细胞分裂期,常染色质位于染色体的臂。构成常染色质的 DNA 主要是单一 DNA 序列和中度重复 DNA 序列(如组蛋白基因和核糖体蛋白基因)。常染色质具有转录活性,正常情况下经常处于功能活性状态,参与 DNA 复制和 RNA 转录过程,在一定程度上调节、控制着细胞的代谢活动。常染色质的复制多发生在细胞周期 S 期的早期和中期。但并非常染色质的所有基因都具有转录活性。处于常染色质状态只是基因转录的必要条件。

(二) 异染色质

异染色质是指间期核中,螺旋化程度高,处于凝缩状态,用碱性染料染色时着色较深的染色质,一般是转录不活跃或者无转录活性,与组蛋白紧密结合的 DNA 分子,主要分布于核的边缘或围绕在核仁的周围。也有一些异染色质与核仁相结合,构成核仁相随染色质的一部分。异染色质可分为结构型异染色质(constitutive heterochromatin)和兼形异染色质(facultative heterochromatin)两类。

结构异染色质是指在所有类型细胞的全部发育阶段都处于凝集状态的染色质,是由高度重复的 DNA 序列构成的。它在分类中期染色体上常位于染色体的着丝粒区、端粒区、次缢痕等部位;具有显著的遗传惰性,不转录也不编码蛋白质;在复制行为上,较常染色质早聚缩晚复制。将培养的细胞进行同步化处理,在 S 期掺入 ^{3}H 胸腺嘧啶的实验证明,组成结构型异染色质多在 S 期的晚期复制,而常染色质多在 S 期的早、中期复制。

兼性异染色质是指在生物体的默写细胞类型或一定发育阶段处于凝浓缩失活状态,而在其他时期通常为常染色质。兼性异染色质的总量随不同细胞类型而变化,一般胚胎细胞含量少,而高度分化的细胞含量较多。这就说明随着细胞分化,较多的基因渐次依居所状态关闭。

常染色质与异染色质的化学成分相同,是染色质存在的两种不同状态。在一定条件下,两者可以相互转变。例如,在一种细胞中为常染色质的,在另一种细胞中则可能成为异染色质。而同一种细胞在不同状态下,两种染色质也可以发生相互转化。兼性异染色质的存在即说明了这点。电镜下观察到常染色质与异染色质在结构上是连续的。常染色质与异染色质形态的差异可能与组蛋白的分布比例有关,当常染色质结合一定量的组蛋白后,即可向异染色质发生转化。

第三节 染 色 体

染色体(chromosome)是细胞分裂时遗传物质的存在形式,由染色质多级包装压缩而成,是染色质的高级结构。染色体的数目、形态和结构在同种生物中相对恒定,在不同种类的生物中存在差异,这对于维持生物物种的进化和稳定有着重要的意义。

一、中期染色体的基本形态

在细胞有丝分裂中期染色质高度凝集。此时的染色体具有明显的形态结构特征,易于进行染色体的观察和分析。中期染色体有 2 条相同的姐妹染色单体(sister chromatid)在着丝粒(centromere)处相连而成。它将染色单体分成两条短臂(p)和两条长臂(q)的 4 臂结构。着丝粒处的染色质内凹,称为主缢痕(primery constriction)。在主缢痕处 2 条染色单体的外侧表层部位具有特殊的结构,称为动粒(kinetochore)。沿染色体纵轴上还有次缢痕、随体和端粒等不同结构域。

染色体上着丝粒的位置是恒定的。根据着丝粒所处位置的不同可将染色体分为 4 种类型:①中央着丝粒染色体(metacentric chromosome),着丝粒位于染色体中部,短臂与长臂的长度基本相等;②亚中央着丝粒染色体(submetacentric chromosome),着丝粒接近染色体中部,短臂与长臂的臂长差异较明显;③近端着丝粒染色体(subtelocentric chromosome),着丝粒接近染色体端部,短臂微小,通常具有随体和次缢痕;④端着丝粒染色体(telocentric chromosome),着丝粒位于染色体末端,染色体只有长臂)。人类染色体只有前 3 种类型(图

6－7），没有端着丝粒染色体，而小鼠染色体都是端着丝粒染色体。

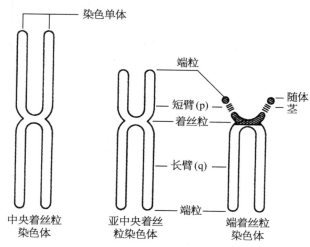

图 6－7 人类染色体的 3 种类型

中期染色体的主要结构主要包括以下结构。

（一）着丝粒和动粒

着丝粒位于主缢痕中央部位，染色质螺旋化程度低，DNA 含量少，由高度重复的异染色质组成，是中期染色单体连接在一起的特殊部位。动粒又称着丝点，是在主缢痕处两条染色单体的外侧表层部位的特殊结构，是由着丝粒蛋白在有丝分裂间期特别装配起来的附着于主缢痕外侧的圆盘状结构。内层与着丝粒结合，外层与动粒微管结合。每个中期染色体着丝粒两侧各有 1 个动粒，是纺锤丝微管的聚合中心之一。

（二）次缢痕

次缢痕（secondary constriction）是指某些染色体除主缢痕外的另一处凹陷，染色较浅。次缢痕对于鉴别特定染色体有很大价值，该处的染色质具有缔合核仁的功能，故又称为核仁组织者区（nucleolar organizing region，NOR）。

（三）随体

某些染色体的短臂末端呈球形或棒状，这一结构称为随体（satellite）。随体通过次缢痕的染色质丝与染色体臂相连，是识别染色体的重要特征。在人类染色体中，随体位于第 13、第 14、第 15、第 21、第 22 近端着丝粒染色体上。

（四）端粒

端粒（telomere）是指染色体末端的特化部位，有极性。其生物学作用在于维持染色体结构稳定性，保证染色体 DNA 的完全复制及参与染色体在核内的空间排布。端粒由 DNA 和端粒结构蛋白构成。端粒 DNA 是 5～8 bp 富含 GC 的短串联重复序列。在 DNA 复制过程中，引物被切除后留下的 5′端空隙由端粒 DNA 填补，可防止染色体末端 DNA 在复制中丢失，从而保证了染色体 DNA 在复制过程中的完整性。端粒结构蛋白属于非组蛋白，可使端粒免受酶或者化学试剂降解。

（五）核仁组织区

核仁组织区（nucleolar organizing region，NOR）位于染色体的次缢痕部位，含有 rRNA 基因（5S rRNA 的基因除外）的一段染色体区域。该部位 rRNA 的基因转录活跃，染色质凝集成度低。NOR 与间期细胞核中核仁的形成有关，对核仁的缔合具有重要的作用。

二、核型

核型（karyotype）是指一个体细胞中全部中期染色体的总和，包括染色体的数目、大小和形态特征。根据染色体的数目、大小、着丝粒的位置、次缢痕及随体的有无乃至带型等特征，对其进行分组、配对、排列的过程，称为核型分析（karyotype analysis）。

人类正常体细胞中有 23 对共 46 条染色体。其中 1～22 对染色体为男女所共有的，称为常染色体（autosomal chromosome），编号 1～22 号，分为 A、B、C、D、E、F、G 7 个组，A 组最大，G 组最小。另一对染色体（X，Y）与性别决定有关，称为性染色体（sex chromosome）。女性为 XX 染色体，男性为 XY 染色体。X 染色体较大，为近中着丝粒染色体，列入 C 组；Y 染色体较小，为近端着丝粒染色体，列入 G 组。正常男性核型为 46，XY；正常女性核型为 46，XX。

第四节 核　仁

核仁（nucleolus）是指细胞核内由特定染色体上的核仁组织者区缔合成的结构，是细胞内合成 rRNA，装配核糖体亚基的部位。光镜下，核仁为一强折光性的球状体。其数目和大小依细胞种类及生理状态不同而有很大变化，一般为 1～2 个，也可为多个。蛋白质合成旺盛的细胞核仁很大，而不具蛋白质合成能力的细胞则核仁很小，甚至没有核仁。核仁一般位于细胞核的一侧，有时会移到核膜的边缘，称为核仁边集（nucleolar margination）。这样有利于把核仁合成的物质输送到细胞质。

一、核仁的化学组成

核仁的化学组成也是核酸和蛋白质，此外还有少量脂类。其中蛋白质的含量很高，约占核仁干重的 80%，主要是核糖体蛋白、组蛋白和非组蛋白及碱性磷酸酶、ATP 酶、RNA 聚合酶等多种酶系。RNA 约占核仁干重的 10%，以 RNP 的形式存在；DNA 约占 8%，主要位于核仁染色质部分。

二、核仁的亚显微结构

电镜下核仁为裸露无膜、由纤维丝构成的海绵状结构。根据结合酶消化实验结果，一般认为核仁由以下 4 个特征性的基本结构部分组成。

（一）核仁相随染色质

核仁相随染色质分为核仁周围染色质（perinucleolar chromatin）和核仁内染色质

(intranucleolar chromatin)。核仁内染色质是核仁相随染色质的主要部分,具有功能活性。电镜下表现为低电子密度的斑状浅染区,位于核仁的中央。它们是伸入核仁内的核仁组织者区(NOR)染色质,具有 rRNA 基因(rDNA)。人类共有 5 对染色体(第 13、第 14、第 15、第 21 和第 22 号)含有 NOR,理论上应该有 10 个小的核仁。但实际上它们相互融合,形成间期细胞中见到的一个较大的核仁(图 6-8)。

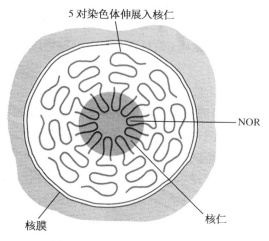

图 6-8　核仁染色质与核仁的形成

（二）纤维结构

电镜下纤维结构表现为电子密度致密的部分,呈圆形或半圆形分布在浅染区周围。纤维丝的直径 5～10 nm,长 20～40 nm,可被 RNA 酶与蛋白酶消化,说明它们是 RNA 和蛋白质的复合物。由 NOR 转录的 rRNA 与核糖体蛋白构成了核仁的海绵状网架。

（三）颗粒成分

电镜下颗粒成分表现为高电子密度的颗粒,直径 15～20 nm,密布于浅染区及纤维结构的周围。它们的主要成分是 RNA 和蛋白质,可能是核糖体亚基的前体物。

（四）核仁基质

核仁基质为无定形的蛋白质性液体物质,电子密度低,是上述 3 种组分的结构环境。核仁基质与核基质相沟通,有人认为两者是同一种物质。

三、核仁周期

在细胞周期中核仁发生周期性的变化。间期细胞的核仁明显,进入有丝分裂后,随着染色体浓缩,rRNA 合成停止,核仁逐渐缩小,最后消失;到了分裂末期开始形成子细胞时,rRNA 合成重新开始,核仁又重新出现。可见核仁的周期性变化是与核仁组织者区的活动密切相关的。

第五节　核　基　质

核基质(nuclear matrix)的基本形态与细胞质内的细胞骨架相似,且在结构上有一定的结构联系,所以也被称为核骨架(nuclear skeleton)。利用多种生化技术结合电镜观察,发现核骨架是由非组蛋白组成的纤维网架结构,充满整个核内空间。目前有关核骨架的概念仅指间期核除核膜、核孔复合体、核纤层、染色质及核仁以外的由纤维蛋白构成的核内网架结构。它对染色体的构建、基因表达调控、DNA 复制、RNA 转录及加工和运输有重要作用。

一、核骨架的组成

电镜下观察,核骨架由一些粗细不均,直径 3～30 nm 不等的蛋白纤维和一些颗粒状结构相互联系构成,充满了整个细胞核空间。核骨架的主要成分为核骨架蛋白和核骨架结合蛋白两类,占 90% 以上。其中包括十多种非组蛋白,相对分子质量为 40 000～60 000,有相当部分是含硫蛋白。核骨架蛋白为各类细胞所共有,呈纤维颗粒状分布于核骨架,多数为纤维蛋白,也含不少硫蛋白。核骨架结合蛋白因细胞类型、细胞生理状态和分化程度不同而有较大差异。它们是一些与 DNA 和 RNA 代谢密切相关的酶类、细胞信号识别和细胞周期的调控因子及病毒特异性的调控蛋白,紧密结合在核骨架上,协助核骨架蛋白共同完成核骨架网络的构建和生物学功能。此外,还含有少量 DNA 和 RNA。但有人认为 DNA 不应是核骨架的成分,而仅仅是一种功能上的结合;RNA 和蛋白质结合成 RNP 复合物,是保持核骨架三维网络的完整性所必需的。

二、核骨架的功能

核骨架为细胞核内各组分提供了一个非常重要的支架结构,在许多重要的生命活动中,包括维持细胞核的形态稳定、DNA 复制、基因转录调控和染色体的构建等,发挥着重要的作用。

(一) 核骨架是 DNA 复制的支架

原核细胞的 DNA 复制是在细胞膜上进行的,而真核细胞的 DNA 复制与细胞膜没有直接的联系。实验证实,核骨架是 DNA 复制的空间支架。复制中的 DNA 结合于核骨架上,而且 DNA 聚合酶和 DNA 拓扑异构酶在核骨架上均有结合位点,与核骨架结合后可被激活。DNA 与参与 DNA 复制的酶结合在核骨架上进行 DNA 复制。DNA 结合于核骨架后,其复制的准确率及效率均可显著提高。

(二) 核骨架与基因转录

真核细胞中 RNA 的转录和加工均与核骨架有关。研究结果表明,核骨架上富含有转录活性的基因,同时也分布有 RNA 聚合酶的结合位点,还存在 ADP 核苷酸转移酶、核苷三磷酸化酶等与 RNA 合成相关的酶类。RNA 的合成是结合在核骨架上进行的。基因只有与核骨架结合后才可进行转录。细胞的遗传信息非常复杂庞大,必须在空间上进行有序地调节才能保证基因进行有序的表达和调控。在一定时间内,细胞内只有极少数的基因活跃表达,其他处于关闭状态。基因组在与核骨架结合后可以为 DNA 解螺旋提供良好的支持,使基因与酶类更充分地结合,为基因的转录提供适宜的空间和条件。

(王　浩)

第七章　细胞外基质

细胞外基质(extracellular matrixc，ECM)是指由细胞合成并分泌到胞外，分布在细胞表面或细胞之间的大分子，主要是一些多糖和蛋白或蛋白聚糖及各种纤维。这些物质构成复杂的网架结构，支持并连接组织结构，调节组织的发生和细胞的生理活动。细胞外基质是(人体、动物)组织的重要组成成分，虽然不属于任何细胞，但它是细胞生命代谢活动的分泌产物，也构成了组织细胞整体生存和功能活动的直接微环境，还决定了结缔组织的特性，是细胞功能活动的参与者。

绝大多数哺乳类动物细胞之间存在成分复杂的细胞外基质。ECM 由 3 类成分组成：①蛋白聚糖；②结构(纤维)蛋白，如胶原蛋白、弹性蛋白等；③特殊蛋白，如纤粘连蛋白和层粘连蛋白等。细胞外基质不同于以共价键形式结合于膜脂和膜蛋白上的多糖链细胞被(cell coat)。它主要是通过与细胞膜中的细胞外基质受体——整联蛋白(integrin)的结合而与细胞之间构成相互结构联系。图 7-1 显示组织中细胞外基质与细胞整体结构的关系。

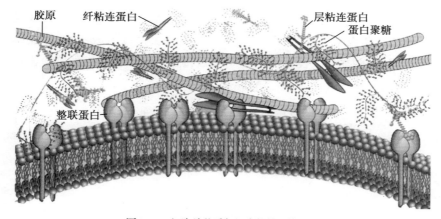

图 7-1　细胞外基质与细胞整体结构关系

虽然生物体内不同组织中细胞外基质具有组分、含量、结构、存在形式及发育阶段差异的多样性，但是它们的生物学作用却是基本相同的。在单细胞生物中，各个生物体借助于细胞外基质形成相互联系的细胞群落，而在多细胞生物，细胞外基质则对细胞的增殖分化、转移迁徙、通讯联络、识别黏着及组织器官的形态发生等多种基本生命活动具有重要的影响和作用。

细胞外基质还与细胞及机体组织的许多生理和病理过程密切相关。有些组织细胞的间隙极有限，如皮肤表皮、肌细胞等。通常表皮细胞黏着于一层很薄的称为基膜的细胞外基质上。肾小球基膜宛如一张多孔的滤膜,使血液中的水分子及小分子化合物进入肾小管。而结缔组织中细胞间隙较大,并填充着许多细胞外基质以完成特定的功能。上皮组织、肌组织及脑与脊髓中的 ECM 含量较少,而结缔组织中 ECM 含量较高。细胞外基质的组分及组装形式由所产生的细胞决定,并与组织的特殊功能需要相适应。例如,角膜的细胞外基质为透明柔软的片层,肌腱的则坚韧如绳索。细胞外基质不仅静态地发挥支持、连接、保水、保护等物理作用,而且动态地对细胞产生全方位影响。

第一节　细胞外基质的主要组分

细胞外基质是一种异常复杂的功能物质体系。其主要组成成分可大致归纳为蛋白聚糖、结构蛋白和特殊蛋白等 3 大基本类型。

一、蛋白聚糖

蛋白聚糖(proteoglycan,PG)是由核心蛋白质(core protein)的丝氨酸残基与氨基聚糖(除透明质酸外)共价结合的产物。

(一)氨基聚糖

氨基聚糖(glycosaminoglycan,GAG)是由重复二糖单位构成的无分枝长链多糖。其二糖单位通常由氨基己糖(N-氨基葡萄糖或 N-氨基半乳糖)和糖醛酸(葡萄糖醛酸或艾杜糖醛酸)组成,但硫酸角质素中糖醛酸由半乳糖代替。氨基聚糖依组成糖基、连接方式、硫酸化程度及位置的不同可分为 7 种(表 7-1):透明质酸、硫酸软骨素(4-硫酸软骨素和 6-硫酸软骨素)、硫酸角质素、硫酸皮肤素、硫酸乙酰肝素和肝素。

表 7-1　7 种氨基聚糖的糖基组成及主要组织分布

氨基聚糖	相对分子质量	二糖结构单位的糖基组成	硫酸基	主要组织分布
透明质酸	$(4\sim8)\times10^6$	D-葡萄糖醛酸,N-乙酰氨基葡萄糖	—	皮肤、结缔组织、软骨、滑液、玻璃体
4-硫酸软骨素	$(5\sim50)\times10^3$	D-葡萄糖醛酸,N-乙酰氨基半乳糖	+	皮肤、骨、软骨、动脉、角膜
6-硫酸软骨素	$(5\sim50)\times10^3$	D-葡萄糖醛酸,N-乙酰氨基半乳糖	+	皮肤、骨、动脉、角膜
硫酸角质素	$(4\sim19)\times10^3$	D-半乳糖,N-乙酰氨基葡萄糖	+	软骨、椎间盘、角膜
硫酸皮肤素	$15\sim40\times10^3$	$*D$-葡萄糖醛酸,N-乙酰氨基半乳糖	+	皮肤、血管、心脏、心瓣膜
硫酸乙酰肝素	$5\sim12\times10^3$	$*D$-葡萄糖醛酸,N-乙酰氨基葡萄糖	+	肺、动脉、细胞表面
肝素	$6\sim25\times10^3$	$*D$-葡萄糖醛酸,N-乙酰氨基葡萄糖	+	肝、肺、皮肤、肥大细胞

注:*亦可为其差向异构体 L-艾杜糖醛酸

氨基聚糖的组成一般不会超过 300 个单糖基,最大相对分子质量在 50 000 以下。由于氨基聚糖链刚性较强,因而不会像多肽链那样折叠成致密的球状结构。此外,氨基聚糖具有强烈的亲水性,因此硫酸氨基聚糖(GAG)趋向于形成扩展性构象。与分子自身质量相比,这一构象占据了很大的空间体积,并且在很低的温度下能够形成凝胶。从表 7-1 可以看出,透明质酸(hyaluronic acid，HA)是所有7种不同氨基聚糖中相对分子质量最大，且唯一不含硫酸基的氨基聚糖。组成透明质酸的单糖基最多可达10万个以上，溶液中呈非规则卷曲状态存在。若其糖链结构分子被强行伸直，长度可达20余微米。由于透明质酸全部是由单纯的葡萄糖醛酸和乙酰氨基葡萄糖二糖结构单位(GlcUAβ1，3GlcNAcβ1，4)重复排列聚合而成，结构相对简单。因此，透明质酸被认为是细胞外基质中氨基聚糖的原始形式。

透明质酸较广泛地分布于动物多种组织的细胞外基质和体液中。在它们的分子表面含有众多的—COO—基团和亲水基团。前者与阳离子结合，增加了离子浓度和渗透压，使大量的水分子被摄入基质，后者则能够结合大量的水分子，形成黏性的水化凝胶而占据较大的空间。透明质酸的这种理化性质赋予了组织较强的抗压性，并具有润滑剂的作用。在早期胚胎或创伤组织中，合成旺盛、含量丰富的透明质酸可促进细胞的增殖，有利于细胞的迁移；而一旦细胞的增殖、迁移活动结束，开始发生相互黏合时，透明质酸则立即会被活性增强的细胞外基质透明质酸酶(hyaluronidase)所降解。与此同时，细胞表面的透明质酸受体减少，并进入分化状态。据此可推断，透明质酸似应具有防止细胞在增殖到足够数量及迁移到既定位置之前过早地发生分化的重要作用。细胞表面的透明质酸受体为CD44及其同源分子，属于透明质酸黏附素(hyaladherin)族。所有能结合HA的分子都具相似的结构域。

透明质酸还与其他6种氨基聚糖一起参与了细胞外基质中蛋白聚糖的构成。除透明质酸及肝素外，其他几种氨基聚糖均不游离存在，而与核心蛋白质共价结合构成蛋白聚糖。但必须指出的是：在细胞外基质蛋白聚糖组分的所有7种氨基聚糖中，只有透明质酸是以非共价键形式和蛋白质进行结合。

（二）蛋白聚糖的装配

蛋白聚糖的装配一般是在高尔基复合体中进行的，大致过程为：先在核心蛋白质Ser - Gly - X - Gly序列的丝氨酸残基上结合1个由三糖组成的连桥(Xyl - Gal - Gal -)，然后再逐个添加糖基使糖链得以增长，并同时对所合成的重复二糖结构单位进行硫酸化和差向异构化修饰。硫酸化极大地增加了蛋白聚糖的负电荷，差向异构化则改变了糖分子中绕单个碳原子的取代基的构型。

在一个核心蛋白上可同时结合一个到上百个同一种类或不同种类的氨基聚糖链，形成大小不等的蛋白聚糖单体(图7 - 2A)。若干蛋白聚糖单体又能够通过连接蛋白(linker protein)与透明质酸以非共价键结合形成蛋白聚糖多聚体(图7 - 2B)，这就使得蛋白聚糖具有高含糖量(90%～95%)和多态性的特点。蛋白聚糖通常是依据其所含的主要二糖单位来命名。

绝大多数蛋白聚糖分子巨大，其单体的相对分子质量平均为2 000 000，一般多聚体的相对分子质量更高达200 000 000。目前已知，存在于软骨中的蛋白聚糖，其单个分子平均最大长度可达到4 μm，其体积可超过细菌。许多蛋白聚糖单体常以非共价键与透明质酸形成多聚体。核心蛋白质的N端序列与CD44分子结合透明质酸的结构域具有同源性，故亦属hyaladherin族。

氨基聚糖和蛋白聚糖能够形成水性的胶状物。在这种胶状物中包埋有许多其他的基质

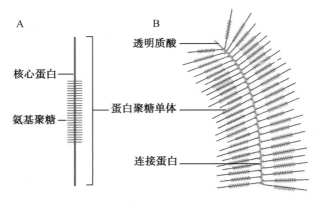

图 7-2 细胞外基质中蛋白聚糖分子结构示意图

A. 蛋白聚糖单体；B. 蛋白聚糖多聚体

成分,广泛地存在和分布于所有结缔组织中。细胞外基质中的各种蛋白聚糖具有许多重要的生物学功能。例如,软骨中的巨大蛋白聚糖分子赋予软骨以强大的抗变形能力;基膜中结合于Ⅳ型胶原的蛋白聚糖是构成基膜的重要组分;某些细胞外基质蛋白聚糖和细胞表面的膜蛋白聚糖,常可与成纤维细胞生长因子(fibroblast growth factor,FGF)、转化生长因子β(transformed growth factor,TGFβ)等生物活性分子结合,增强或抑制其作用活性,进而通过复杂的信号转导系统影响细胞的行为。如构成软骨的聚集蛋白聚糖(aggrecan),其氨基聚糖(GAG)主要是硫酸软骨素(chondroitin sulfate,CS),但还有硫酸角质素(keratan sulfate,KS)。其含量不足或代谢障碍可引起长骨发育不良,四肢短小。

二、结构（纤维）蛋白

胶原与弹性蛋白是细胞外基质中两类主要的结构(纤维)蛋白(structural protein)组分。

（一）胶原

1. 胶原的种类及分布　胶原(collagen)是动物体内分布最广、含量最丰富、种类较多的纤维蛋白质家族。存在于各种器官组织之中的胶原约占人体蛋白质总量的30%以上。胶原和弹性蛋白赋予细胞外基质一定的强度和韧性。它遍布于体内各种器官和组织,是细胞外基质中的框架结构,可由成纤维细胞、软骨细胞、成骨细胞及某些上皮细胞合成,并分泌到细胞外。

胶原是细胞外基质的最重要成分,不同组织含量和种类不同。肝脏中含量较高的包括Ⅰ、Ⅲ、Ⅳ、Ⅴ、Ⅵ、Ⅷ和Ⅹ型。正常人肝脏的胶原含量约为 5 mg/g(肝湿重),Ⅰ与Ⅲ型胶的比为 1∶1,各占 33% 左右;肝纤维化和肝硬化时肝脏胶原含量可增加数倍,且Ⅰ与Ⅲ型的比值可增加到 3∶1 左右。根据胶原的结构和功能可将其分为 7 类。

(1) 纤维性胶原(fibril forming collagen):是最经典的胶原,如Ⅰ、Ⅲ、Ⅴ和Ⅺ型胶原。其肽链长达 1 000 个氨基酸,是结缔组织中含量最丰富的胶原。

(2) 网状胶原(network forming collagen):如Ⅳ、Ⅷ和Ⅹ型胶原,主要分布于基膜中。与

纤维性胶原不同,其端肽不被去除。2 条Ⅳ型前胶原肽链的羧基端肽(NC1)端-端相连形成二聚体,4 条前胶原肽链的氨基端肽(7S)端-端相连形成四聚体,从而相互交联成三维网状结构。在肝脏中,Ⅳ型胶原主要分布于血管和胆管的基底层,而且还分布于汇管区的成纤维细胞周围及正常肝血窦的 Disse 腔中。Ⅷ型胶原常与弹性纤维一起分布于肝脏的汇管区和包膜中,其功能尚不清楚。

(3)微丝状胶原(microfilament forming collagen):目前此组只包括ⅥM 型胶原。其肽链较短,仅为纤维性胶原的 1/3 左右。2 条肽链反向平行排列,借端肽相互交联成二聚体,二聚体再端-端相连聚集成四聚体。Ⅵ型胶原通常分布在Ⅰ型和Ⅲ型胶原纤维之间,推测其功能是将血管结构锚定到间质中。

(4)锚丝状胶原(collagen of anchoring filament):Ⅶ型胶原属此组,其肽链三螺旋长达 1 530 个氨基酸,中间穿插许多非胶原序列。2 条前胶原肽链的羧基端肽端-端重叠交联形成二聚体,多个二聚体以羧基端交联区为中心侧-侧聚集成锚丝状纤维。这一纤维的 2 个氨基端肽连接到基膜的某种分子上起锚定作用,故名锚丝状胶原。

(5)三螺旋区不连续的纤维相关性胶原(fibril associated collagens with interrupted triplehelices,FACIT):这一组包括Ⅸ、Ⅻ、ⅩⅣ、ⅩⅥ及ⅩⅩ型胶原。其本身不形成纤维,但与纤维性胶原纤维的表面相连。目前对这一组胶原的确切功能及组织、细胞分布尚不了解。

(6)跨膜性胶原(transmembrane collagen):如ⅩⅦ型胶原,它有一个细胞内非胶原区、一个跨膜区和细胞外胶原尾巴。这种胶原主要由皮肤基底角化细胞产生,在肝脏中未发现。

(7)其他:包括ⅩⅢ、ⅩⅤ和ⅩⅧ型胶原。ⅩⅢ型胶原主要分布于皮肤附属器、骨、软骨、横纹肌及肠道黏膜,但不见于肝脏。ⅩⅤ型胶原 mRNA 表达于许多组织和器官的成纤维细胞和上皮细胞。ⅩⅧ型胶原主要分布于肝脏、肺脏和肾脏。

2. 胶原的结构和功能 各型胶原的基本结构单位原胶原分子都是由 3 条相同或不同的肽链形成 3 股螺旋,含有 3 种结构:螺旋区、非螺旋区及球形结构域。其中Ⅰ型胶原的结构最为典型。人胶原相关的基因经转录翻译后形成的肽链称为前 α 链,其两端各具有一段不含 Gly - X - Y 序列的前肽。3 条前 α 链的 C 端前肽借二硫键形成链间交联,使 3 条前 α 链"对齐"排列,然后从 C 端向 N 端形成 3 股螺旋结构。带有前肽的 3 股螺旋分子称为前胶原 (procollagen);前肽序列的存在,具有阻抑前胶原在细胞内的组装。前胶原经过在内质网和高尔基复合体中的修饰加工,以分泌小泡的形式转运到细胞外,然后由细胞外的两种特异性前胶原肽酶分别水解除去 C、N 两端的前肽结构序列,最终形成原胶原。在被切除掉前肽序列的原胶原两端,依然分别保留着一段被称之为端肽区(telopeptide region)的非螺旋结构区域。在此基础上,不同的原胶原分子相互间呈阶梯式有序排列,并通过侧向的共价结合,彼此交联聚合形成直径不同(10 nm～300 nm)和长度不等(150 μm 至数百 μm)的细纤维束胶原原纤维(collagen fibril),进一步成束后形成胶原(collagen)或胶原纤维(collagen fiber)。

前胶原在内质网和高尔基复合体中的加工修饰,主要是对前 α 链的羟基化和糖基化作用。肽链中氨基酸残基的羟基化,有利于链间氢键的形成。这对于维系和稳定其所特有的三股螺旋二级结构十分重要。前 α 链在糙面内质网上合成,并在形成三股螺旋之前于脯氨酸及赖氨酸残基上进行羟基化修饰。脯氨酸残基的羟化反应是在与膜结合的脯氨酰-4羟化酶及脯氨酰-3羟化酶的催化下进行的。维生素C是这两种酶所必需的辅助因子。当人体内维生素C缺乏时,一方面由于前胶原α肽链中氨基酸残基羟化不足,不能形成稳定的三股螺旋结构,而随即在细胞内降解。另一方面,由于原先存在于基质及血管中的正常胶原逐渐丧失。结果导致组织中胶原缺乏,皮肤、肌腱和血管等脆性增加。通常表现为皮下、牙龈易出血及牙齿松动等维生素C缺乏病症状。因而,膳食中缺乏维生素C可导致血管、肌腱、皮肤变脆,易出血,称为坏血病(scurvy)。

(二) 弹性蛋白

弹性蛋白(elastin)纤维网络赋予组织以弹性。弹性纤维的伸展性比同样横截面积的橡皮条至少大5倍。弹性蛋白是构成细胞外基质中弹性网络结构的主要组成成分。弹性蛋白由2种类型短肽段交替排列构成。一种是疏水短肽赋予分子以弹性,其肽链由750~830个氨基酸残基所组成。肽链中富含甘氨酸和脯氨酸,不发生糖基化修饰,具有高度的疏水性。另一种短肽为富丙氨酸及赖氨酸残基的α螺旋,负责在相邻分子间形成交联。此种组成结构特点使得弹性蛋白在整体上呈现出2个明显的特征:①构象为无规则卷曲状态;②通过赖氨酸(Lys)残基相互交联成富有弹性的疏松网状结构(图7-3)。共存于组织细胞外基质中的弹性蛋白纤维与胶原蛋白纤维相互交织,在赋予组织一定弹性的同时,又具有高度的韧性,使之既不会因为正常的牵拉而导致撕裂,也不至于因为过度地伸张而变形。弹性蛋白的氨基酸组成似胶原,也富于甘氨酸及脯氨酸,但很少含羟脯氨酸,不含羟赖氨酸,没有胶原特有的Gly-X-Y序列,故不形成规则的3股螺旋结构。弹性蛋白分子间的交联比胶原更复杂。通过赖氨酸残基参与的交联形成富于弹性的网状结构。

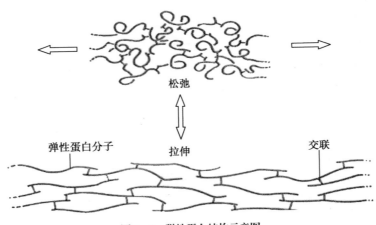

松弛

弹性蛋白分子　　　拉伸　　　交联

图7-3　弹性蛋白结构示意图

在弹性蛋白的外围包绕着1层由微原纤维构成的壳。微原纤维是由一些糖蛋白构成的。其中一种较大的糖蛋白是原纤蛋白(fibrillin),为保持弹性纤维的完整性所必需的。在发育中的弹性组织内,糖蛋白微原纤维常先于弹性蛋白出现,似乎是弹性蛋白附着的框架,对于弹性蛋白分子组装成弹性纤维具有组织作用。老年组织中弹性蛋白的生成减少,降解增强,以致组织失去弹性。

　　构成弹性蛋白的 2 种短肽各由 1 个外显子编码。弹性蛋白在细胞中合成后,随即以其可溶性前体——原弹性蛋白(tropoelastin)的形式分泌到胞外,再经赖氨酰氧化酶的催化,使原弹性蛋白肽链中的赖氨酸转化成醛,形成原弹性蛋白中所特有的氨基酸锁链素(desmosine)和异锁链素(isodesmosine),并借此而彼此聚集交联,在细胞膜附近装配成具有多向伸缩性能的弹性纤维立体网络结构。

　　如图 7 - 4 所示,所谓锁链素,实际上是通过 4 个赖氨酸残基的 R 侧链基团环状交联而成的复合分子结构。

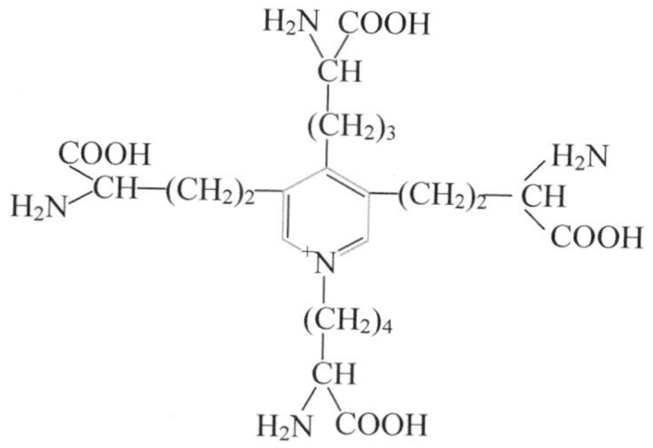

　　最新研究表明,在弹性蛋白外周还包绕有 1 层由某些糖蛋白构成的微原纤维(microfibrils)外壳,可能为保持弹性纤维的完整性所必需。在发育中的弹性组织内,外壳糖蛋白微原纤维往往先于弹性蛋白出现,作为弹性蛋白附着的支架和弹性蛋白组装成弹性纤维的组织者。当弹性蛋白发生沉淀时,这些糖蛋白微原纤维外壳即消退于弹性纤维附近。

图 7 - 4　原弹性蛋白锁链素分子结构

弹性蛋白外壳糖蛋白微原纤维的基因一旦发生突变,就可能引发一种被称之为马方综合征(Marfan syndrome)的人类遗传性疾病。

三、特殊蛋白

　　特殊蛋白(specialized protein)也称为非胶原糖蛋白或黏着糖蛋白,有数十种。研究最多的是纤粘连蛋白和层粘连蛋白。

(一)纤粘连蛋白

　　纤粘连蛋白(fibronectin,FN)是一种大型的糖蛋白,存在于所有脊椎动物,分子含糖4.5%～9.5%,糖链结构依组织细胞来源及分化状态而异。FN 可将细胞连接到细胞外基质上。FN 以可溶形式存在于血浆(0.3 mg/ml)及各种体液中;以不溶形式存在于细胞外基质及细胞表面。前者总称血浆 FN,后者总称细胞 FN。

　　各种 FN 均由相似的亚单位(相对分子质量为 220 000 左右)组成。血浆 FN(相对分子质量为 450 000)是由 2 条相似的肽链在 C 端借二硫键联成的"V"字形二聚体。细胞 FN 为多聚体。在人体中目前已鉴定的 FN 亚单位就有 20 种以上。它们都是由同一基因编码的产物。转录后由于拼接上的不同而形成多种异型分子。每条 FN 肽链约含 2 450 个氨基酸残基,整个肽链由 3 种类型(Ⅰ、Ⅱ、Ⅲ)的模块(module)重复排列构成,具有 5～7 个有特定功能的结构域,由对蛋白酶敏感的肽段连接。这些结构域中有些能与其他 ECM(如胶原、蛋白聚糖)结合,使细胞外基质形成网络;有些能与细胞表面的受体结合,使细胞附着于 ECM 上。

　　FN 肽链中的一些短肽序列为细胞表面的各种 FN 受体识别与结合的最小结构单位。例如,在肽链中央的与细胞相结合的模块中存在 RGD(Arg - Gly - Asp)序列。此为与细胞表面某些整合素受体识别与结合的部位。化学合成的 RGD 三肽可抑制细胞在 FN 基质上黏附。

细胞表面及细胞外基质中的 FN 分子间通过二硫键相互交联组装成纤维。与胶原不同，FN 不能自发组装成纤维,而是通过细胞表面受体指导下进行的,只存在于某些细胞(如成纤维细胞)表面。转化细胞及肿瘤细胞表面的 FN 纤维减少或缺失系因细胞表面的 FN 受体异常所致。

(二) 层粘连蛋白

层粘连蛋白(laminin, LN)也是一种大型的糖蛋白,与Ⅳ型胶原一起构成基膜,是胚胎发育中出现最早的细胞外基质成分。LN 分子由 1 条重链(α)和 2 条轻链(β、γ)借二硫键交联而成,外形呈"十"字形,3 条短臂各由 3 条肽链的 N 端序列构成。每一短臂包括 2 个球区及 2 个短杆区,长臂也由杆区及球区构成。

LN 分子中至少存在 8 个与细胞结合的位点,如在长臂靠近球区的位点。链上有 IKVAV 5 肽序列可与神经细胞结合,并促进神经生长。鼠 LNα1 链上的 RGD 序列可与 αvβ3 整合素结合。现已发现 7 种 LN 分子,8 种亚单位(α1, α2, α3, β1, β2, β3, γ1, γ2)。与 FN 不同的是,这 8 种亚单位分别由 8 个结构基因编码。

LN 是含糖量很高(占 15%～28%)的糖蛋白,具有 50 条左右 N 连接的糖链,是迄今所知糖链结构最复杂的糖蛋白。而且 LN 的多种受体是识别与结合其糖链结构的。

第二节 基 膜

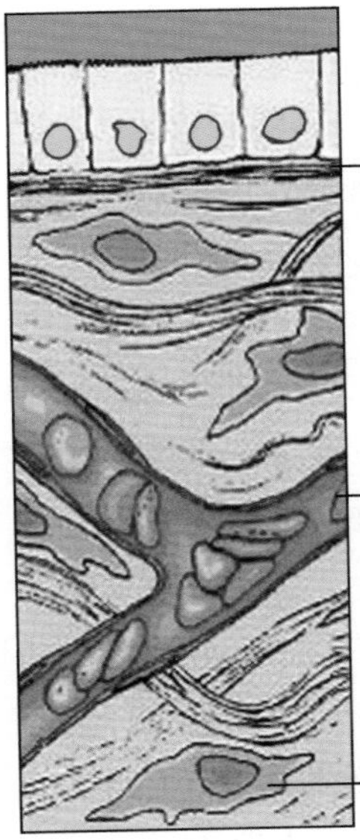

图 7-5 基膜组织分布及其结构关系

基膜是细胞外基质的特化结构形式,存在于多种组织之中。整联蛋白普遍地存在于各种组织类型细胞表面,是动物细胞与细胞外基质蛋白的主要受体。

基膜(basement membrane)又称"基板",是细胞外基质特化而成的一种柔软、坚韧的网膜结构。其厚度为 40～120 nm,以不同的形式存在于不同的组织结构之中。在肌肉、脂肪等组织,基膜包绕在细胞的周围;在肺泡、肾小球等部位,基膜介于两层细胞之间,而在各种上皮及内皮组织,基膜则是细胞基部的支撑垫,将细胞与结缔组织相隔离。图 7-5 是基膜在上皮组织细胞和疏松结缔组织间的分布及其结构关系示意图。

构成基膜的绝大多数细胞外基质组分都是由位于基膜上的细胞所分泌产生的。在基膜中主要有 5 种普遍存在的蛋白成分。

1. Ⅳ型胶原 Ⅳ型胶原(type Ⅳ collagen)是构成基

膜的主要结构成分之一。非连续三股螺旋结构的Ⅳ型胶原,以其 C 端球状头部之间的非共价键结合及 N 端非球状尾部之间的共价交联,形成了构成基膜基本框架的二维网络结构。

2. 层粘连蛋白　层粘连蛋白是在胚胎发育过程中最早合成的基膜成分。层粘连蛋白以其特有的非对称型"十"字结构,相互之间通过长、短臂臂端的相连,装配成二维纤维网络结构,并进而通过内联蛋白(endonexin)与Ⅳ型胶原二维网络相连接。层粘连蛋白也可结合于作为细胞外基质受体的细胞膜整合蛋白(图 7-6)。

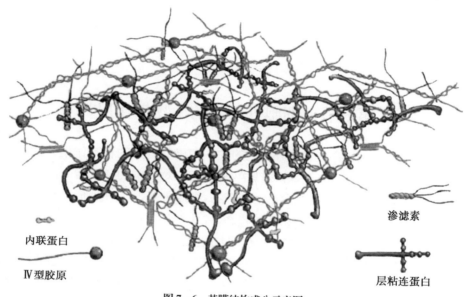

内联蛋白

Ⅳ型胶原

渗滤素

层粘连蛋白

图 7-6　基膜结构成分示意图

3. 内联蛋白　内联蛋白(endonexin)分子呈哑铃状,在基膜的组装中具有非常重要的作用。它不仅形成Ⅳ型胶原纤维网络与层粘连蛋白纤维网络之间的连桥,而且还可协助细胞外基质中其他成分的结合。

4. 渗滤素　渗滤素(perlecan)是一种大的硫酸类肝素蛋白聚糖分子,它可与许多细胞外基质成分和细胞表面分子交联结合。

5. 核心蛋白多糖　基膜中除以上成分外,还具有核心蛋白多糖(decorin)等多种蛋白。核心蛋白多糖是一种主要存在于结缔组织中与胶原纤维相关的蛋白多糖,有多种生物学活性,调节和控制组织形态发生、细胞分化、运动、增殖及胶原纤维形成等过程,对防止组织和器官纤维化的发生有重要意义。核心蛋白多糖广泛分布在所有哺乳动物组织细胞外基质中,更多地分布在以Ⅰ型胶原为主的组织 ECM 中。目前已对人体多种组织器官核心蛋白多糖进行了研究分析,如皮肤、肺、肾、肝、主动脉、平滑肌、骨骼肌、脾、肾上腺、胎盘(妊娠 4~6个月)、脑、关节软骨等。核心蛋白多糖由核心蛋白和一条硫酸软骨素、硫酸皮肤素链组成,其相对分子质量为 92 500,核心蛋白相对分子质量为 40 000,属于小分子间质性 PG 家族成员。越来越多的资料表明,核心蛋白多糖能抑制多种细胞增殖。多数结果支持核心蛋白多糖抗纤维化这一观点。这不仅为纤维性疾病也为肿瘤治疗提供了新的药理学线索。还有研究报道许多疾病可能与核心蛋白多糖有关。在慢性退行性及炎症性关节疾病(如类风湿关节炎)、Marfan综合征等患者,核心蛋白多糖表达减少或缺失。

作为细胞外基质的一种特化和特殊的结构存在形式,基膜具有多方面的重要功能。它不仅是上皮细胞的支撑垫,在上皮组织与结缔组织之间起结构连接作用;同时,在机体组织的物质交换运输和细胞的运动过程中,还具有分子筛滤和细胞筛选的作用。例如,在肾小球中,基膜和上皮细胞凸起间裂隙共同控制着原尿的分子过滤;在上皮组织中,基膜允许淋巴细胞、巨噬细胞和神经元突触穿越通过,但却可以阻止其下方结缔组织中的成纤维细胞与上皮细胞靠近接触。此外,组织的再生、细胞的迁徙等许多生命活动现象,均与基膜的生物学功能有着非常密切的关系。

第三节　细胞外基质的生物学作用

细胞外基质与细胞之间存在着十分密切的关系和极其复杂的相互作用。细胞外基质不只具有连接、支持、保水、抗压及保护等物理学作用,而且对细胞的基本生命活动发挥全方位的生物学作用。一方面,作为细胞生命活动的产物,细胞外基质的产生形成是由细胞所决定的,直接或间接地反映了细胞的生存和功能状态,并执行和行使着细胞的诸多功能。另一方面,作为机体组织的重要结构成分,它又提供了细胞生存的直接微环境,对细胞的基本生命活动具有重要的影响,发挥着不可或缺的生物学作用。细胞与细胞外基质之间的彼此依存、相互作用及其动态平衡,保证了生命有机体结构的完整性及其功能的多样性和协调性。

一、 细胞外基质对细胞的生物学行为具有重要影响

细胞外基质与细胞的相互作用,直接或间接地体现为细胞外基质在细胞生命活动中的各种极其重要的生物学功能。它不仅构成和提供了各类细胞实现与完成其最基本的生命活动过程所必需的环境条件,而且影响着不同组织细胞各自特殊的生存、生理状态及功能作用,甚至在一定程度上决定着细胞的命运存亡。上皮组织、肌组织及脑与脊髓中的ECM含量较少,而结缔组织中ECM含量较高。细胞外基质的组分及组装形式由所产生的细胞决定,并与组织的特殊功能需要相适应。例如,角膜的细胞外基质为透明柔软的片层,肌腱的则坚韧如绳索。细胞外基质不仅静态地发挥支持、连接、保水、保护等物理作用,而且动态地对细胞产生全方位影响。

二、 细胞对细胞外基质具有决定性作用

(一) 细胞是所有细胞外基质产生的最终来源

细胞外基质与细胞的相互作用,还体现为细胞对细胞外基质产生形成的决定性作用。一方面,细胞外基质的确对细胞的生命活动有着各种各样的重要影响和作用;但是,另一方面,细胞外基质毕竟是细胞生命活动的产物,是若干组织细胞按照既定的程序,以一定的方

式合成并经由一定的转运途径分泌。

细胞不仅产生分泌细胞外基质成分，而且还调节和控制着其组织所在区域细胞外基质组分在胞外的加工修饰过程、整体组装形式和空间分布状态。所以说，细胞决定着细胞外基质的产生与形成，是所有细胞外基质成分的最终来源。

（二）　不同细胞外基质的差异性产生取决于其来源细胞的性质及功能状态

不同的细胞外基质成分，是由不同局部的细胞产生、合成和分泌的。同一个体的不同组织，同一组织的不同发育阶段，甚或同一发育阶段、同一组织中细胞的不同功能状态，所产生的细胞外基质也会有所不同。换句话说，细胞外基质的产生，完全取决于相应细胞的性质、功能及其生理状态。例如，胚胎结缔组织中成纤维细胞产生的细胞外基质以纤连蛋白、透明质酸、Ⅲ型胶原及弹性蛋白为主要组分，成年结缔组织成纤维细胞产生的细胞外基质以纤连蛋白、Ⅰ型胶原等为主要成分，而软骨中的成软骨细胞则产生以软骨粘连蛋白、Ⅱ型胶原等为主要成分的细胞外基质。

（三）　细胞外基质成分的降解是在细胞的控制下进行的

细胞对细胞外基质的作用，不仅在于能够决定细胞外基质各种成分的有序合成，而且还表现在能够严密地控制细胞外基质成分的降解。细胞外基质中的蛋白质组分，可在基质金属蛋白酶（matrix metalloproteinases，MMPs）家族与丝氨酸蛋白酶家族的联合作用下被降解，其糖链部分的降解则是在各种相应的糖苷酶的催化下完成的。这些酶又无一不是由细胞所产生的。

MMPs 是一种水解酶。它对细胞外基质和基膜中的组成成分，如蛋白多糖、胶原、弹性蛋白、纤连蛋白、明胶和层粘连蛋白具有降解作用。MMPs 在动物体内的活性是通过蝌蚪组织可以溶解胶原这一实验被发现的：研究者将活体尾鳍组织放在胶原凝胶上，发现在中性 pH 和生理温度条件下，胶原发生了降解。进一步的实验证明 MMP-1 参与了胶原的降解。

研究指出，MMPs 调节过程一旦受到破坏就会引发多种疾病，包括关节炎、心血管疾病、脑卒中、动脉粥样硬化和肿瘤转移。例如，骨性关节炎与类风湿关节炎患者关节液中胶原酶（MMP-1、MMP-8 和 MMP-13）的表达和对胶原的溶解能力都有所增加；MMP-1 过度表达可致使小鼠心脏间质中的胶原含量大大降低，从而导致心脏收缩功能的下降。细胞外基质是相对稳定的，无论是可溶性或不溶解的大分子物质，在正常生理条件下都有着相对固定的分布和存在形式。但是，其代谢却十分活跃，不断生成，又不断降解，时时刻刻都在"吐故纳新"和"新陈代谢"。其中，基质金属蛋白酶（MMPs）和金属蛋白酶抑制物（TIMPs）起着十分重要的作用。现已了解体内约有 30 多种 MMP 和 20 多种 TIMP。MMPs 可以降解多种胶原和细胞外基质分子；而 TIMPs 可以与各种 MMP 结合，抑制 MMP 的作用，以维持细胞外基质的动态平衡。

三、　细胞外基质与疾病的关系

随着细胞外基质在生理和病理过程中的重要作用被发现，细胞外基质功能的研究已备受关注。绝不可认为细胞外基质仅包裹细胞而已，它是细胞完成若干生理功能必需依赖的物质。已知细胞的形态、运动及分化均与细胞外基质有关。细胞外基质能结合许多生长因子和激素，给细胞提供众多信号，调节细胞功能。在急、慢性感染性炎症时，细胞外基质的生化成分发生改变。临床上，很多疾病与细胞外基质相关。细胞外基质作为细胞和组织内稳态的调节者，它不仅可作为干细胞、前体细胞、体细胞的 niches（小生态环境）参与各种组织、胚胎、器官的形成、发育、修复和再生，而且它又可作为多种细胞因子、生长因子和生物活性调节因子的整合和信息传递者。细胞外基质在细胞分裂、生长、存活、极性、形态、增殖、分化、迁移、自噬、运动和可塑性中发挥重要作用，从而参与肿瘤、炎症、免疫、神经、老化、遗传、呼吸、泌尿、消化等各种疾病的发生和发展过程，尤其是在肿瘤的浸润、转移中发挥重要作用。

（一）细胞外基质与肾脏纤维化

各种原发性和（或）继发性致病因素所导致 ECM 合成与降解的动态失衡促使大量 ECM 积聚而沉积于肾小球、肾间质内，导致肾脏各级血管堵塞，混乱分隔形成肾脏组织形态学改变，最终导致肾单位丧失，肾衰竭，进一步发展成为不可逆转的肾小球硬化。硬化病变过程如下：①肾小球硬化后，分泌合成大量的不易被降解的胶原，更促使了肾脏细胞外基质过度积聚；②系膜细胞病变抑制了肾脏纤溶酶的降解活性；③肾脏基质金属蛋白酶组织抑制因子与纤溶酶原激活抑制因子合成后，肾脏降解活性降低；④肾脏纤溶酶对肾脏细胞外基质的降解能力降低后，导致肾小球内肾脏细胞外基质合成异常增加，大量合成的肾脏细胞外基质取代了肾小球各功能细胞的空间，破坏了肾小球的组织结构，损伤了肾小球的功能，最终导致肾小球硬化的形成。肝脏纤维化和肝硬化也有类似的病理变化。

（二）细胞外基质与恶性肿瘤

恶性肿瘤的侵蚀、转移是一个动态的、连续的过程。肿瘤细胞首先从原发部位脱落，侵入 ECM，与基膜和细胞间质中一些分子黏附，并激活细胞合成、分泌各种降解酶类，协助肿瘤细胞穿过细胞外基质进入血管，然后在某些因子等的作用下运行并穿过血管壁外渗到继发部位，继续增殖、形成转移灶。总之，脱落、黏附、降解、移动和增生贯穿于恶性肿瘤侵蚀、转移的全过程。

细胞外基质由基膜和细胞间质组成，为肿瘤转移的重要组织屏障。肿瘤细胞通过其表面受体与细胞外基质中的各种成分黏附后激活或分泌蛋白降解酶类来降解基质，从而形成局部溶解区，构成了肿瘤细胞转移运行通道。一般恶性程度高的肿瘤细胞具有较强的蛋白水解作用，可侵蚀破坏包膜，促进转移。目前，较为关注的酶主要是丝氨酸蛋白酶类［如纤溶酶原激活物（plasminogen activator，PA）］和金属蛋白酶类（如胶原酶Ⅳ、基质降解酶和透明质酸酶）。恶性肿瘤的发生、发展、侵袭和转移常常伴有细胞外基质及其细胞表面受体表达的变化。正常肝细胞没有基膜，也不表达层粘连蛋白的特异性整合素族受体 $\alpha_6\beta_1$；而在肝细胞癌组织中，LN 和 $\alpha_6\beta_1$ 不仅表达水平升高，呈明显的共分布，而且其高水平表达与肝癌患者的预后呈负相关，提示肝细胞癌（HCC）细胞可能通过 $\alpha_6\beta_1$ 受体接受来自 LN 的信号，从而对肝癌细胞的侵袭行为起着不可忽视的作用。肝癌的发病过程中往往早期就出现门静脉侵袭、肝内转移及肝外肺脏和骨组织的转移。肝癌的侵袭、转移和术后复发是影响患者预后的主要因素。MMPs 对细胞外基质的降解是肿瘤细胞侵袭和转移的关键环节之一。多种恶性肿瘤都伴有 MMPs 分泌水平和活性的增高。

（三） 细胞外基质与心血管疾病

细胞外基质虽然来源、成分、功能不同，但它们排列有序、疏密相间、相互连接、彼此协同，在细胞间质、组织间隙和器官内形成各种复杂的相对固定的形式和分层网状结构，形成许多不同的功能结构区域，如在血管，可以形成内膜表面的黏附保护层、内膜下层、基膜层、内弹力层、外弹力层、血管中层和外层系膜结缔组织等。每一个结构区域都具有其复杂的成分、结构和各自的功能，形成多重通道、支架、隔栅、巢穴或屏障，保护和调节血管的完整的功能。

细胞外基质来源于器官和组织内的不同细胞。细胞不同，产生和分泌的基质成分亦不同。如在心脏，肌肉细胞可以产生胶原Ⅳ、Ⅵ、层粘连蛋白和蛋白聚糖等；内皮细胞可以产生胶原Ⅰ、Ⅲ、Ⅳ、LN 和 FN；成纤维细胞可以产生胶原Ⅰ、Ⅲ、FN、骨膜蛋白（periostin）等。组织和器官内的其他细胞，如炎症免疫细胞亦可产生和分泌多种细胞外基质、细胞因子和生长因子及其相关的蛋白酶等。这样，在细胞外和组织间隙形成了一个以细胞外基质为中心的 ECM[－MMP] 和 TIMP 的复杂的、动态的、可调的合成、代谢和功能的支架和网络。这个网络体系还可以与多种细胞因子、生长因子和心血管活性物质相结合、聚集和整合多种细胞信息传递的途径。它不仅可以调节细胞和器官的功能活动，也可以调节各种细胞外基质的生成和分泌，调节 MMP 和 TIMP 的表达和作用，共同组成了一个复杂的 ECM 网络调节体系和细胞、组织和器官活动和赖以生存的"微环境"，以保证细胞、组织和器官的正常功能，应对各种生理和病理刺激的反应。

在心血管系统，它与心血管的发育、血管形成、血管再塑、细胞黏附和血栓形成、内膜下迁移和平滑肌细胞的增殖、肌细胞的收缩舒张、缺氧/再灌损伤、炎症免疫、脂质沉着与斑块形成、血管硬化与心肌纤维化等心血管生理和病理过程都有着密切的联系，从而在高血压、动脉粥样硬化、再狭窄、心肌肥厚、心律失常、心肌梗死、心功能不全、瓣膜病、先心病、糖尿病等各种心血管病的发病中具有重要意义。在心血管病时，依心血管病发病的过程，细胞外基质呈现时程性的变化：在发病初期，多表现为 ECM 网络调节的异常，如生长因子、活性物质、MMP/TIMP 的表达变化；进而产生细胞外基质蛋白表达改变、合成和降解平衡失调，ECM 组分比例的变化；继而产生 ECM 组成、构型、构象的变化，从而影响 ECM 的支撑、屏障、信息汇聚和传递功能，再引起细胞表型和组织结构的变化，最后产生病理形态和组织器官的损伤，从而引起各种严重心血管疾病。这种时空性的改变是相互交叉、互为因果和循环往复的。不同心血管疾病，即使同一种心血管疾病，不同原因、不同类型、不同病程，细胞外基质的改变亦是不同的，但都有细胞外基质网络调节的变化，都有细胞外基质组成、结构和功能的变化。它们是心血管病发生和发展的一个重要的病理生理学基础，亦是诊断和防治心血管病的重要的生物学标记物，是研发心血管新药物的重要靶点。

（四） 细胞外基质与认知能力有关

随着年龄的增长，人脑学习能力和记忆力会慢慢衰退。卢森堡大学的研究人员日前发表报告说，他们使用最先进的高通量蛋白质组学和统计学方法，发现了导致认知能力衰退的分子机制。当人们在记忆或回忆信息时,脑细胞会出现化学物质和结构的改变,尤其是大脑神经细胞之间的连接部位(即神经突触)的数量和连接力度会发生变化。为了弄清认知能力衰退的原因,研究人员对健康实验鼠的脑神经突触构成进行了分析。这些年龄在 20～100 周的实验鼠,相当于处于青春期至退休期的人类。他们发现,细胞外基质蛋白浓度的变化对认知能力衰退有重要影响。细胞外基质蛋白是位于大脑神经突触之间的一种网状物。正常浓度的细胞外基质蛋白,可以确保脑神经突触的稳定性与灵活性之间的平衡,而这种平衡对学习和记忆能力至关重要。在 4 种类型的细胞外基质蛋白中,有一种细胞外基质蛋白浓度会随着实验鼠年龄的增长而大幅上升,而其他 3 种基本保持稳定。研究人员表示,由于年龄增长导致这一细胞外基质蛋白的浓度上升,会使脑神经突触变得僵硬,从而降低大脑接受新事物的能力,学习会变得更加困难,记忆力开始减退。研究人员还分析了细胞外基质蛋白之间的相互作用。他们发现,一个健康的脑神经网络可以使所有的细胞外基质蛋白分子保持适当浓度,从而发挥正常功能,但在老龄化的实验鼠脑神经网络中,细胞外基质蛋白的分子构成比年轻实验鼠更为复杂多变。这说明脑神经网络正在失去自我控制,更容易受到干扰。

细胞不同产生和分泌的细胞外基质成分亦不同;组织不同所含的细胞外基质的成分和比例亦不同;即使是同一种细胞,同一种组织,在不同的生理、病理和反应条件下,细胞外基质的成分、结构和构型亦不同;结构和构型不同,细胞外基质的功能和作用亦不同。随着基因和蛋白质组生物学的研究进展,新的细胞外基质分子还在不断诞生,其类型、构型、构象还有更多发现,其功能亦在不断地扩展,构成了一个十分复杂的细胞外基质的网络家族和体系。近 20 年来,细胞外基质的研究取得了飞速发展和惊人的成就,但是鉴于细胞外基质众多的成员,多重的生理功能,复杂的网络调节体系和广泛而重要的病理和生理意义,细胞外基质的研究还需要不断深入,不断丰富。无论是分子结构,合成与分解,代谢与分子机制,信息的整合与传递,功能和调节,检测技术,防治方法和新药开发等都需要进一步研究。新的成分、新的结构、新的功能将不断涌现,细胞外基质的网络调节体系将不断发展和完善。

(杨　玲)

第二篇 ‖ 细胞的生命活动

第八章 细胞的物质运输

细胞与外环境进行着活跃的物质交换。一方面,把细胞所需要的物质(如营养物质)不断摄入细胞内;另一方面,把细胞新陈代谢的产物及时地分泌或排出细胞外。这些物质交换过程是通过细胞膜有选择性地进行的。真核细胞的内膜系统通过区域化作用把细胞分隔成具有不同功能的区室,每一种细胞器都有其独特的酶系和大分子物质,行使不同的代谢和生理功能。因此,各种物质在细胞内部也要进行运输和分配,到达各自的位置。这种运输可以发生在细胞质和细胞器之间,细胞器和细胞器之间及细胞质和细胞核之间。

第一节 离子和小分子的跨膜运输

细胞膜是细胞与外环境之间的一道半透膜。所谓半透膜是指对进出细胞的物质具有选择性调节作用,即允许或阻止某些物质通过。这种选择性通透保持了细胞相对恒定的内环境。同样,细胞器和细胞质之间内环境的差异,也是通过细胞的内膜系统来维持的。

由于构成细胞膜的脂双层的中间部分是疏水的,所以绝大多数极性小分子和离子是不能自由透过细胞膜。细胞为了要进行复杂的生命活动,必须以特殊的方式使一些极性分子和离子快速通过细胞膜。离子和小分子的跨膜运输可分为被动运输和主动运输两大类(图8-1)。

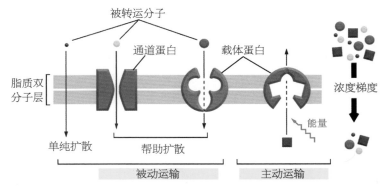

图8-1 物质的跨膜运输

一、 被动运输

被动运输(passive transport)是指物质顺浓度梯度,从浓度高的一侧经细胞膜转向浓度低的一侧的运输方式,它不需消耗细胞代谢的能量。被动运输又可分为简单扩散、通道扩散和帮助扩散 3 种方式。

（一）单纯扩散

单纯扩散(simple diffusion)也叫简单扩散,是最简单的一种运输方式。它不消耗细胞代谢的能量,也不依靠专一性膜蛋白分子,只要物质在膜的两侧保持一定的浓度差即可发生这种运输。它所需要的能量来自于高浓度本身相对于低浓度所含的势能(potential energy)。这种扩散方式符合物理学的简单扩散规律。但不同分子通过脂质双层的扩散速率不同,主要取决于分子大小和在油脂中的相对溶解程度(图 8-2)。实际上,可以单纯扩散通过细胞膜的物质只有两类:①疏水的(脂溶性的)小分子,如氧、氮、苯等,其中脂溶性越大的扩散越快;②不带电的极性小分子,如水、二氧化碳、己醇、尿素、甘油等,其中相对分子质量越大的扩散速度越慢。所以,像葡萄糖这类不带电的极性分子因相对分子质量太大,几乎不能自由扩散过膜。水能很快通过脂双分子层,这是由于水分子很小,不带电荷,且有双极结构,因而能迅速地通过脂质双分子层。

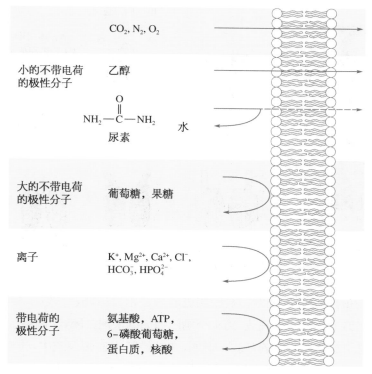

图 8-2　人工双分子脂膜对不同分子的通透性

（二）通道扩散

细胞膜与人工脂质双层的不同在于其上镶嵌有各种结构和功能性蛋白质。因此,借助膜运输蛋白,各种极性、带电的分子如离子、单糖、氨基酸、核苷酸及许多代谢物均可快速通过细胞膜。在细胞膜中有一种贯穿膜全层的运输蛋白,称为通道蛋白(channel protein)。它们在膜上形成许多直径为 0.35～0.8 nm 的小孔。通道蛋白的亲水基团镶嵌在小孔的表面。

小孔能持续开放。因此，水和一些大小适宜的分子及带电荷的溶质，可经此小孔以单纯扩散方式顺浓度进出细胞。通道蛋白只是形成 1 条水通道(water channel)，并不直接与带电荷的溶质小分子相互作用。

　　除了上述持续开放的通道蛋白外，绝大多数跨膜通道蛋白具有"闸门"的作用，因而被称为闸门通道(gated channel)(图 8 - 3)。闸门不是连续开放的，仅在对特定的刺激发生反应的瞬间打开，其他时间是关闭的。例如，有的闸门通道仅在细胞外的配体(如乙酰胆碱等化学信号)与细胞表面的受体结合时发生反应，引起通道蛋白构象发生改变，使闸门开放，这类闸门通道称为配体闸门通道(ligand-gated channel)；另一些仅当膜电位发生变化时才开放，称为电压闸门通道(voltage-gated channel)；还有的离子通道是在细胞内特定离子浓度发生变化时才开放。例如，当细胞内游离 Ca^{2+} 浓度增加时，可启动 K^+ 的闸门通道开放。闸门开放时间极短暂，只有几毫秒，随即关闭。在这短暂的时间里，一些离子、代谢产物或其他溶质，顺浓度梯度经闸门通道扩散到细胞膜的另一侧。

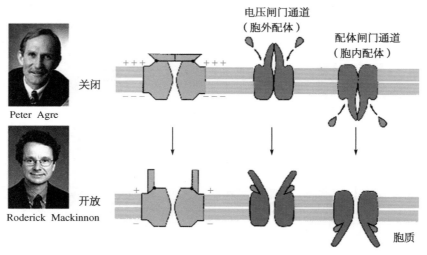

图 8 - 3　配体闸门通道和电压闸门通道

　　各种闸门通道的开放与关闭常常是相继进行的过程，具有放大效应，当物质通过一个闸门通道后，可引起另一个通道的开放；第 1 个闸门通道的快速关闭，又调整了第 2 个闸门通道的活动，同时还可引起其他通道的开放。例如，在神经肌肉连接系统中，传递一个神经冲动，引起肌肉收缩的整个反应在不到 1 s 的时间内完成，但却至少有 4 个不同部位的离子通道闸门按一定的顺序开放和关闭。

　　存在于神经、肌肉细胞膜上的 Na^+ 通道是一种电压启闭通道，它们在动作电位的形成过程中起决定性作用。动作电位是由膜部分去极化启动的。起初，引起部分去极化的刺激使静息状态的膜上电场发生轻微改变。电压启闭的 Na^+ 通道对电场变化高度敏感，随即发生构象变化，从稳定的关闭状态变成开放状态，使少量 Na^+ 进入细胞。正电荷的流入造成进一步去极化，直至 -70 mV 的静息膜电位转变成 $+50$ mV 的 Na^+ 平衡电位。在此去极化过程中,每个 Na^+ 通道开放后就有同样强大的传送能力。每毫秒可让 8 000 个 Na^+ 通过,随后很快自动转变为失活状态。这时膜开始回复到原来负值电位,等到 Na^+ 通道转变成活化但未开放构象时,膜才能重新对刺激有反应而形成下一次动作电位。这就是 Na^+ 通道的"全或无"作用方式,也说明了动作电位"全或无"性质的本质。

（三）帮助扩散

借助于细胞膜上载体蛋白(carrier protein)的构象变化而顺浓度梯度的物质运输方式称为帮助扩散(facilitated diffusion)。一些亲水性(非脂溶性)的物质,如葡萄糖、氨基酸、核苷酸和许多无机离子等,不能以简单的扩散方式通过细胞膜,但可以借助于膜上专一性很强的载体的帮助,以帮助扩散的方式通过。

载体蛋白是镶嵌于膜上运输蛋白,具有高度的特异性。其上有结合点,能特异地与某一种物质进行暂时性的可逆结合。一个特定的载体蛋白只能运输一类溶质,有时甚至仅运输一种分子或离子。一般认为,帮助扩散的转运机制是通过载体蛋白的构象发生可逆性变化而实现的。随着构象的变化,载体蛋白对溶质的亲和力发生改变(图 8 - 4)。

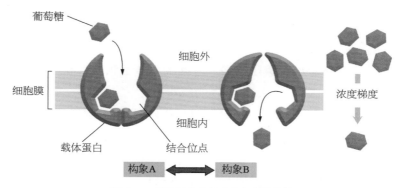

图 8 - 4　载体蛋白构象变化与帮助扩散

因为载体蛋白是一种多次跨膜蛋白,它不可能通过在脂质双分子层中来回移动或翻转以转运溶质分子。由于细胞膜上运输某一种物质的载体数量是相对恒定的,所以当所有载体蛋白的结合部位全被占据时,运输速率达最大值不再上升。即帮助扩散的速率在开始时同物质的浓度差成正比,当扩散率达到一定水平时就不再受溶质浓度的影响了。

一些载体蛋白将一种溶质分子从膜的一侧转运到另一侧,称为单运输(uniport);另一些载体蛋白在转运一种溶质分子的同时或随后转运另一溶质分子,称为协同运输(coupled transport)。若两种相伴随转运的溶质分子转运方向相同,称为共运输(symport);若两种溶质分子转运方向相反,称为对向运输(antiport)(图 8 -5)。

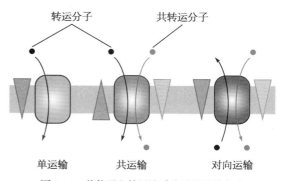

图 8 - 5　载体蛋白转运溶质分子的几种方式

二、主动运输

主动运输(active transport)是指物质从低浓度的一侧通过细胞膜向高浓度一侧的转运。由于运输是逆着浓度梯度进行的,需要载体的参与和消耗代谢能,这类运输方式称为主动运输。

人们早已发现,在生理条件下,人红细胞内的 K^+ 浓度为血浆中的 30 倍,而细胞内的 Na^+ 浓度比细胞外低 13 倍;但 K^+ 仍可由血浆进入细胞内,Na^+ 仍可由细胞内转到血浆中。这种运输方式及浓度差的形成和维持,显然无法用被动运输的机制来解释。研究表明,细胞具有逆浓度梯度主动运输物质的能力,方可形成和维持这种物质的浓度梯度。

(一) 离子泵

关于主动运输的机制,Hodkin 和 Keynes 最先提出离子泵假说。不久 Jens C. Skou (1957)发现有一种 ATP 酶,它在 Na^+、k^+、Mg^+ 存在时,能把 ATP 水解成 ADP 和磷酸。与此同时,Na^+ 和 K^+ 以逆浓度梯度方向进行穿膜转运。于是,Skou 把离子泵与 ATP 酶联系起来。后来又发现,这种酶广泛存在于动物细胞中,只要有 $Na^+ - K^+$ 主动运输的地方就可检测到这种酶的活力,且酶的活力和泵的活动呈正比。可见,离子泵实际上就是膜上一种 ATP 酶。细胞膜上作为离子泵的 ATP 酶有很多种,具有高度的专一性,如同时运输 Na^+、K^+ 的钠-钾泵($Na^+ - K^+$ pump)、运输 Ca^{2+} 的钙泵(Ca^{2+} pump)等。Jens C. Skou 与 Paul D. Boyer 及 John E. Walker 等科学家由于在这方面的卓越贡献分享获得了 1997 年诺贝尔化学奖。

$Na^+ - K^+$ 泵本身就是 $Na^+ - K^+ - ATP$ 酶,具有载体和酶的双重活性。一般认为它由大小两个亚基组成。大亚基为贯穿膜全层的脂蛋白,为催化部分;小亚基为细胞膜外侧半嵌的糖蛋白。其作用机制尚不清楚,但如将大小亚基分开,酶活性即丧失。在大亚基的细胞质端有与 Na^+ 和 ATP 结合的位点,外端有与 K^+ 和乌本苷(ouabain)的结合点,可以反复发生磷酸化和去磷酸化。乌本苷为 Na^+、K^+ 泵的抑制剂。

在 Na^+、K^+ 存在时,$Na^+ - K^+ - ATP$ 酶分解 1 个分子 ATP,产生的能量通过 $Na^+ - K^+$ 泵的构象变化,运送 3 个 Na^+ 从细胞内低浓度侧运到细胞外高浓度侧,同时把 2 个 K^+ 从细胞外低浓度侧运到细胞内高浓度侧。其基本过程(图 8 - 6)为:①在膜内侧,Na^+、Mg^{2+} 离子与酶结合;②酶的活性激活后,使 ATP 分解,产生的高能磷酸根使酶发生磷酸化;③酶构象改变,Na^+ 结合部位暴露到膜外侧,此时酶对 Na^+ 的亲和力变低;④Na^+ 被释放到细胞外;同时,酶对 K^+ 的亲和力增高,K^+ 结合到酶上;⑤K^+ 的结合促使酶发生去磷酸化;⑥酶去磷酸化后构象复原,K^+ 结合部位转向膜的内侧,这时的酶与 Na^+ 的亲和力高,与 K^+ 的亲和力变低,因而在膜内侧释放 K^+;⑦恢复至初始状态。如此反复进行的构象变化每秒钟可完成 1 000 多次。

据估计,细胞内约有 1/3 以上的能量(ATP)是被 $Na^+ - K^+$ 泵活动消耗的。各种影响细胞代谢的因素,如低温、抑制能量合成的毒素,都会影响 $Na^+ - K^+$ 泵的正常活动。现已知道,几乎所有的动物细胞膜都有 $Na^+ - K^+$ 泵,由它维持的 $Na^+ - K^+$ 浓度梯度在维持膜电位、调节渗透压、控制细胞容积和驱动糖与氨基酸的主动运输等方面都起着重要的作用。

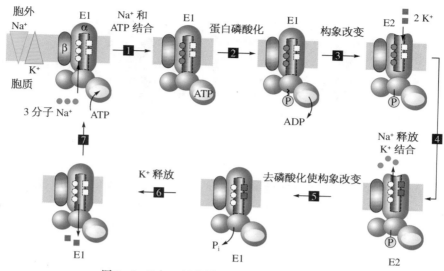

图 8-6 Na^+-K^+ 泵运输 Na^+、K^+ 进出细胞示意图

真核细胞的细胞质内 Ca^{2+} 浓度很低（10^{-7} mol/L），细胞外的 Ca^{2+} 浓度则很高（10^{-3} mol/L）。肌肉细胞的肌浆网（肌肉细胞的光面内质网）是 Ca^{2+} 的贮存池，其 Ca^{2+} 浓度也大大高于细胞质。细胞内外及胞质与肌浆网 Ca^{2+} 浓度梯度是由膜上的钙泵来维持的。

钙泵实际上也是一种酶，叫做 $Ca^{2+}-ATP$ 酶。同 Na^+-K^+-ATP 酶一样，在主动泵运 Ca^{2+} 过程中反复磷酸化与去磷酸化，通过该酶的变构完成运输。

当神经冲动传递到肌肉细胞时，肌肉细胞膜去极化，Ca^{2+} 从肌浆网释放入细胞质内，引起肌肉收缩。释放入细胞质中的 Ca^{2+}，由肌浆网膜上的 Ca^{2+} 泵，泵入肌浆网，维持膜内外钙离子的浓度差。

（二）伴随运输

有些物质逆浓度主动运输的动力不是直接来自 ATP 的水解，而是由离子梯度中贮存的能量来驱动的。所有这些功能都属于协同运输，有的是共运输，有的是对向运输。在动物细胞中，驱动这种协同运输的离子通常是 Na^+，但在大多数细菌是 H^+。Na^+-K^+ 泵分解 ATP，把 Na^+ 泵出细胞外，保持细胞内外的 Na^+ 浓度梯度，由 Na^+ 的电化学梯度提供用来驱动主动运输另一种分子的能量。例如，小肠上皮细胞和肾细胞能利用 Na^+ 跨膜梯度驱动转运，特异性地吸收氨基酸和葡萄糖，这种运输过程中伴有 Na^+ 进入细胞（图 8-7）。人们把这种由 Na^+ 等离子梯度驱动的主动运输过程称为伴随运输（co-transport）。具体地讲，这种过程是由膜上的 Na^+-K^+ 泵和特异性的载体蛋白共同协作完成的。载体蛋白上具有两个结合位点，可分别与 Na^+ 和葡萄糖（或氨基酸）结合。当 Na^+ 顺浓度梯度入细胞时，葡萄糖或氨基酸就利用 Na^+ 的势能驱动，随着载体蛋白构象变化，与 Na^+ 相伴逆浓度梯度进入细胞，这是一种共运输。Na^+ 浓度梯度差越大，葡萄糖或氨基酸等物质进入细胞的速度就越快，Na^+-K^+ 泵则靠分解 ATP 提供能量，再把 Na^+ 泵出细胞外，维持 Na^+ 的浓度梯度。离子不

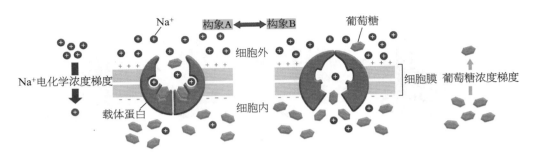

图 8 - 7　伴随运输示意图

仅能驱动上述共运输,还能驱动对向运输,如 $Na^+ - H^+$ 交换载体耦联 H^+ 流出与 Na^+ 的流入,从而清除细胞代谢产生的过量 H^+。

　　在许多上皮细胞中载体蛋白在细胞膜上的分布是不对称的,从而形成吸收溶质的跨膜转运体系。与 Na^+ 耦联的共运输(伴随运输)系统位于细胞膜的顶面吸收区域,主动转运营养物质进入细胞;与 Na^+ 无关的载体蛋白在基底面或侧面,允许营养物质以帮助扩散的方式离开细胞。一般认为,由小肠上皮细胞吸收葡萄糖、果糖、甘露糖、半乳糖及各种氨基酸等都是通过伴随运输进行的(图 8 - 8)。

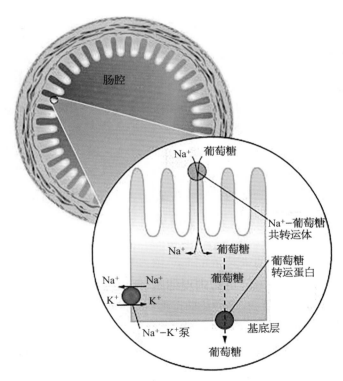

图 8 - 8　小肠上皮细胞转运葡萄糖

第二节　生物大分子和颗粒的跨膜转运

转运蛋白可以介导许多极性小分子的跨膜运输,但不能转运蛋白质、核酸、多糖等大分子及其他颗粒物质。生物大分子和颗粒物质通过细胞膜及在细胞内的转运过程,是由膜包围形成小泡来进行的包括胞吞作用(endocytosis)和胞吐作用(exocytosis)2种基本形式。

一、胞吞作用

被摄入的物质先被细胞膜逐渐包裹,然后内陷形成小泡,再与细胞膜分离脱落进入细胞质,这个过程称为胞吞作用。根据吞入物质的状态、大小及特异程度不同,胞吞作用分为3种类型(图8-9):胞饮作用(pinocytosis)、吞噬作用(phagocytosis)和受体介导的胞吞作用(receptor-mediated endocytosis)。吞入的物质最终进入溶酶体,被溶酶体酶消化分解。

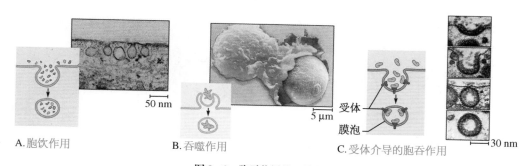

A.胞饮作用　　　　B.吞噬作用　　　　C.受体介导的胞吞作用

图8-9　胞吞作用的3种方式

(一)胞饮作用

胞饮作用即细胞的"喝、饮",也就是吞入液体和小溶质分子的过程,形成的囊泡较小。细胞周围环境中的液体和小溶质分子先吸附在细胞表面,然后通过该部位细胞膜下微丝的收缩作用,使膜凹陷,包围了液体物质,接着与膜分离、脱落形成直径<150 nm的胞饮体(pinosome)或胞饮小泡(pinocytic vesicle)进入细胞质内。这种现象主要发生于人体的上皮细胞、黏液细胞、成纤维细胞、毛细血管内皮细胞、肾小管细胞和巨噬细胞等。有报道称,一个巨噬细胞1 h饮入的液体,可达细胞体积的20%~30%。

(二)吞噬作用

吞噬作用即细胞的"吃",也就是吞入较大的固体颗粒和大分子复合物的过程,如吞噬细菌和细胞的碎片。吞噬作用形成的囊泡称为吞噬体(phagosome)或吞噬泡(phagocytic vesicle),直径一般>250 nm。哺乳动物的大多数细胞没有吞噬作用,只有少数特化细胞才具有这一功能,如网状内皮系统的巨噬细胞、单核细胞和多形核白细胞等。它们广泛地分布在组织和血流中,共同消灭异物,防御微生物的侵入,清除衰老和死亡的细胞等。

（三）受体介导的胞吞作用

除了一般进行的非选择性的胞吞和胞饮作用外,大分子物质内吞往往首先同细胞膜上的特异性受体结合,然后内陷形成有衣小窝(在电镜图像上可见其外表面覆盖有毛刺状结构),继而形成有衣小泡进入细胞。这种受体介导的胞吞作用是高度特异性的,能使细胞摄入大量特定的配体,而无须摄入很多细胞外液,大大提高了内吞效率(可达非特异性的胞吞作用效率的1 000倍)。激素、转换蛋白和低密度脂蛋白(LDL)等大分子都是通过这种途径进入细胞的。

用负染方法在电镜下观察,有衣小泡的衣被呈五边形或六边形排列闭合的足球状晶体结构(图8-10)。其最主要的组成成分是网格蛋白(clathrin)。这是一种高度稳定的纤维状蛋白,相对分子质量为1.8×10^5。网格蛋白是由1条重链和1条轻链组成的二聚体,3个二聚体形成三脚蛋白复合体(triskelion),呈三分枝状排列。它们在有衣小泡表面组装成五角形或六角形的网状结构。人类的网格蛋白重链基因有两个拷贝,在大脑组织中大量表达,编码1 675个氨基酸的蛋白质,具有高度的进化保守性。轻链能与钙和钙调蛋白结合,易发生磷酸化,可能调控影响网格蛋白的组装和拆卸。网格蛋白的作用与有衣小窝最初的形成有关。一旦小泡形成,网格蛋白即解体脱下,可再去参加形成新的有衣小泡。网格蛋白与膜的结合依赖衣被中的其他蛋白;膜受体在有衣小窝内的固定也依赖衣被中的其他蛋白。

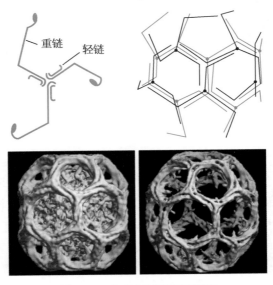

重链　轻链

图8-10　有衣小泡的结构和装配

受体介导的胞吞作用的典型例子是细胞对胆固醇的摄取(图8-11)。胆固醇是动物细胞生物膜形成的必需原料。如果胆固醇不能被利用而积累在血液中,将造成动脉粥样硬化。通常血中胆固醇与蛋白质结合,以低密度脂蛋白(LDL)的形式存在和运输。当细胞需要胆固醇时,LDL颗粒可与细胞膜上LDL受体特异结合。这种结合可诱使尚未结合的LDL受体向有衣小窝处移动来与LDL结合,并引起有衣小窝继续内陷,形成有衣小泡。这样与受体结

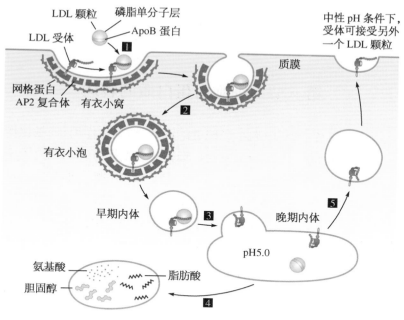

LDL 颗粒 磷脂单分子层
LDL 受体 ApoB 蛋白
网格蛋白
AP2 复合体 有衣小窝
有衣小泡
早期内体
氨基酸 脂肪酸
胆固醇
质膜
中性 pH 条件下，受体可接受另外一个 LDL 颗粒
晚期内体
pH5.0

图 8-11 LDL 的受体介导的胞吞作用

合的 LDL 颗粒很快被摄入细胞,接着有衣小泡迅速地脱去网格蛋白衣被,并与细胞内其他囊泡融合,形成内体(endosome)。在内体内的 LDL 颗粒与受体分开,受体随转移囊泡返回到细胞膜,完成受体的再循环;LDL 颗粒则被溶酶体酶水解为游离的胆固醇进入细胞质,用于合成新的生物膜。每个 LDL 受体往返 1 次约需 10 min,24 h 内可往返数百次。

二、 胞吐作用

胞吐作用与胞吞作用过程相反:细胞内某些物质由膜包围形成小泡,从细胞内部逐步移到细胞膜下方,小泡膜与质膜融合,最后把物质排出细胞外。真核细胞的分泌活动几乎都是以胞吐的形式进行的。

在真核细胞中不断产生分泌蛋白。它们合成之后立即包装入高尔基复合体的分泌囊泡中,然后被迅速带到细胞膜处排出,这种分泌过程为结构性分泌途径(constitutive pathway of secretion)。另一些细胞所要分泌的蛋白或小分子,贮存于特定的分泌囊泡中,只有当接受细胞外信号(如激素)的刺激时,分泌囊泡才移到细胞膜处,与其融合将囊泡中分泌物排出,这种分泌过程称为调节性分泌途径(regulated pathway of secretion)。结构性分泌途径几乎存在于所有细胞中,但调节性分泌途径主要存在于特化的分泌细胞(如内分泌腺体细胞、神经细胞、消化腺细胞等),通过引起细胞质 Ca^{2+} 浓度瞬时增高来启动胞吐作用。

通过胞吐作用,细胞能将细胞内产生的各种物质排到细胞外,有的黏附在细胞表面,变成细胞被的一部分;有的则渗入到细胞外基质中;有些扩散到细胞间质或血液中作为其他细胞的营养物质或信号。与此同时,囊泡膜可掺入到细胞膜中,但也可以通过胞吞作用再回到细胞质内,还可以再被整合到新的分泌囊泡中。如此,通过胞吐作用与胞吞作用使胞内膜和细胞膜不断地得到交换和更新,形成细胞内膜的循环交流。

第三节　细胞内蛋白质的转运

新生肽链必须经过一系列加工(包括二硫键的形成、糖基化作用、羟基化作用、磷酸化作用等 100 多种化学修饰)、肽链的折叠和去折叠、运输到它发挥生物功能的场所(可能涉及多次越膜过程)、亚基的组装、水解除去前体分子中的 Pro 和 Pre 顺序而活化等,最终才形成确定的由一级结构决定的三维结构,并获得特有的生物学活性,成熟成为功能蛋白分子。

1 个哺乳动物细胞含有近 1 万种,约 10^{10} 个蛋白质分子。蛋白质物质在细胞内的加工、运输和分泌主要是由真核细胞所特有的内膜系统来完成的。它们一般在细胞质中开始合成,然后根据其氨基酸顺序中有无分选信号(sorting signals)及分选信号的性质被选择性地运送到细胞的不同部位。

一、蛋白质转运的基本特征

(一) 细胞内蛋白质运输的途径

蛋白质在细胞质的核糖体上合成后,在细胞内主要通过以下 2 条途径运输(图 8 - 12):①蛋白质在核糖体上合成后释放到细胞质中。其中有些蛋白质带有分选信号,被分别运送到细胞核、线粒体和过氧化物酶体中;而大多数蛋白质没有分选信号,留在细胞质中。②蛋白

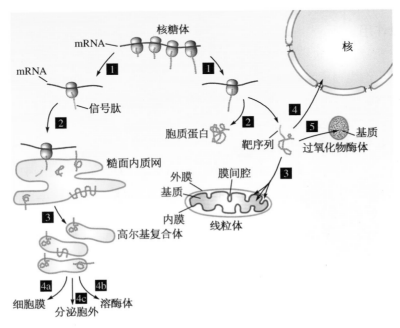

图 8 - 12　细胞内蛋白质的运输途径

质在核糖体上开始合成后不久，位于氨基末端的信号肽（signal peptide）使核糖体附着于糙面内质网上并继续合成。新合成的多肽链穿过内质网膜，有的游离于内质网腔内成为可溶性蛋白；有的插入内质网膜成为跨膜蛋白。由这一条途径合成的蛋白质，进一步又有 2 种选择：一种是留在内质网；另一种是被运送到高尔基复合体和细胞其他部位。

（二）　细胞内蛋白质运输的方式

蛋白质从细胞质运送到细胞器，或者从一个细胞器运送到另一个细胞器，有 3 种不同的运输方式。

1. 门控性转运　门控性转运（gated transport）主要是指蛋白质分子及其形成的蛋白质颗粒通过核孔（或核孔复合体）进出细胞核的蛋白质转运方式。

2. 穿膜转运　这种转运方式主要发生在细胞质和细胞器之间的蛋白质运输，蛋白质穿过细胞器的膜从细胞质进入细胞器内部。这种运输需要 2 个条件：①膜内必须存在一种特殊的蛋白质转位装置（protein translocator）；②穿膜的蛋白质必须是非折叠的。蛋白质从细胞质进入内质网腔就是属于装置直接穿膜运输。

3. 膜性细胞器间的膜泡转运　这种转运方式主要见于细胞器之间的蛋白质运输，如从内质网到高尔基复合体、从高尔基复合体的一个膜囊到另一个膜囊及从高尔基复合体到其他细胞器的蛋白质运输都是通过转运小泡来实现的。转运小泡直径为 50～100 nm。它从一个细胞器以出芽方式（budding）形成，小泡内含有被运输的蛋白质，小泡膜上镶嵌有膜蛋白。当转运小泡达到靶细胞器即与其融合，将蛋白质从一个细胞器运送到另一个细胞器（图 8 - 13）。

（三）　蛋白质的分选信号

蛋白质在细胞内的运输方式是由蛋白质分子上的分选信号决定的。目前对蛋白质的分选信号已经有了一定的了解，但对它们相应的膜受体则了解很少。蛋白质分选信号有信号肽（signal peptide）和信号斑（signal patch）2 种类型。

信号肽和信号斑都具有分选信号的功能。信号肽是位于蛋白质上的一段连续的氨基酸顺序，一般有 15～60 个残基；而信号斑是位于蛋白质不同部位的氨基酸顺序在多肽链折叠后形成的一个斑块区。它是一种三维结构，组成信号斑的不同氨基酸可在多肽链上相距很远（图 8 - 14）。信号肽通常引导蛋白质从细胞质进入内质网、线粒体和细胞核，也引导某些蛋白质保留在内质网内。在完成分选任务即引导蛋白质到达目的地后，信号肽往往从蛋白质上被切除。信号斑则引导其他一些分选过程。例如，高尔基复合体中某些溶酶体酶蛋白上具有信号斑，可被特殊的分选酶识别。

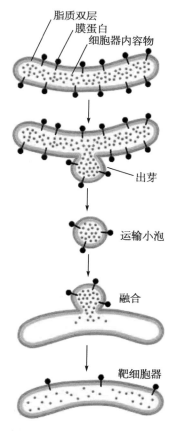

脂质双层
膜蛋白
细胞器内容物

出芽

运输小泡

融合

靶细胞器

图 8 - 13　细胞器之间的转运小泡运输

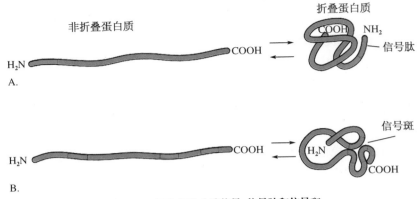

图 8-14　蛋白质的分选信号:信号肽和信号斑

（四）分子伴侣

分子伴侣(molecular chaperone)是指一类与其他蛋白的不稳定构象相结合并使之稳定的蛋白。它们通过控制结合和释放来帮助被结合多肽在细胞内进行折叠、组装、转运或降解等。分子伴侣(蛋白)本身不包括控制正确折叠所需的构象信息,而只是阻止非天然态多肽链内部的或相互间"不正确"的相互作用,或者说它们为处于折叠中间态的多肽链提供了更多的"正确"折叠的机会。因此,分子伴侣在细胞内的蛋白质转运具有特殊的意义。

二、蛋白质分拣与转运的信号假说

不同类型的信号肽引导蛋白质到达各自特定的目的地的机制可用信号假说(signal hypothesis)来解释。其基本内容是:①核糖体上信号肽合成;②胞质中信号识别颗粒(SRP)识别信号肽,形成 SRP-核糖体复合体,蛋白质合成暂停;③核糖体与内质网膜结合,形成 SRP-SRP 受体-核糖体复合体;④SRP 脱离并参加再循环,核糖体蛋白质合成继续进行;⑤信号肽被切除;⑥合成继续进行;⑦核糖体在分离因子作用下被分离;⑧成熟的蛋白质落入内质网腔。在此过程中,信号肽、SRP 和 SRP 受体缺一不可,而 SRP 与信号肽结合所造成的蛋白质合成暂停也保证了这些蛋白质不会被错误地释放到细胞质中。提出这一学说的 Günter Blobel 获得了 1999 年诺贝尔生理学或医学奖(图 8-15)。

三、穿膜信号

在糙面内质网上合成的多肽链有 2 个去向:一是全部穿过内质网膜,进入内质网腔成为游离的可溶性蛋白;二是部分插入内质网膜中成为膜蛋白。两种情况取决于新生多肽链上的穿膜信号,包括起始转运信号(start-transfer signal)和终止转运信号(stop-transfer signal)。

可溶性蛋白的氨基端信号肽具有双重功能。除了将蛋白质和核糖体引至内质网膜,还作为蛋白质穿膜的起始转运信号。在蛋白质的整个穿膜过程中,信号肽保持与膜上的蛋白转位装置结合,其他部分则陆续穿过膜而形成 1 个套环。当蛋白质的羧基端通过膜后,信号肽被信号肽酶切除,蛋白质就被释放到内质网腔。

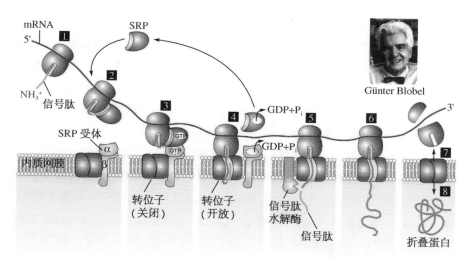

图 8-15　根据信号假说,蛋白质合成后穿越内质网膜

　　膜蛋白的跨膜移位比较复杂。最简单的膜蛋白只有 1 个起始转运信号(信号肽),但在信号肽附近没有信号肽酶作用的位点,所以当蛋白质穿膜后,信号肽插在内质网膜中,其羧基端则游离在内质网腔。大多数膜蛋白除了 1 个或多个起始转运信号外,还有 1 个终止转运信号。根据转运信号的位置和多少,在蛋白质合成过程中形成不同类型的膜蛋白。膜蛋白可以只穿膜 1 次,也可以多次穿膜;可以是氨基端朝内质网腔,也可以是羧基端朝内质网腔。

四、蛋白质的门控转运

　　核膜是内膜系统的组成部分,它构成了细胞质和核之间的界膜。由于它是一个双层膜系统,而且分布有许多核孔复合体,使得细胞核内外的物质交换更为复杂。一般来说,水分子和一些离子如 Na^+、K^+、Mg^{2+}、Cl^- 等及相对分子质量在 5 000 以下的一些小分子如单糖、氨基酸、核苷和核苷酸等可以自由通过核膜。而相对分子质量较大的物质如 DNA 聚合酶、RNA 聚合酶、核糖体亚基和 mRNA 则要通过核孔复合体进行运输,这种转运方式即门控转运。

(一)参与门控转运的蛋白

　　一般来说,核转运主要有 3 类蛋白质参与,包括核转运受体(即以 Impβ 超家族受体为主的核转运受体)、分子接头蛋白和 RanGTP 酶系统。RanGTP 酶系统是这一机制的核心。

　　RanGTP 酶系统包括核心蛋白 Ran 及其他调控蛋白质,主要有鸟苷酸交换因子(guanine exchange factors,GEF)RCC1,RanGTP 酶活化蛋白(RanGTPase activating protein,RanGAP),Ran 结合蛋白(Ran binding protein,RanBP)RanBP1 和 RanBP2。

　　参与门控转运的核孔复合体的许多颗粒蛋白,往往带有苯丙氨酸(F)与甘氨酸(G)的二聚重复(FG 重复),它可识别相关受体的特定区域。

(二)核定位信号

　　经核孔复合体输入到细胞核的多肽,在其肽链中必须具有特定的核定位信号(nuclear localization signal,NLS),一般包括:Pro-Pro-Lys-Lys-Lys-Arg-Lys-Val。

（三）门控转运的机制

Ran 蛋白可以在 GDP 结合与 GTP 结合 2 种形态之间转变。RanGDP 转变为 RanGTP 是在 GEF 作用下，通过核苷酸的交换完成的。由于正常细胞核中的 GTP 含量远多于 GDP 含量，因此，细胞核中反应总是向生成 RanGTP 方向进行。RanGTP 向 RanGDP 的转变通过 RanGAP 来实现。RanGAP 与 RanBP1 均只存在于细胞质中，从而协同作用，降低细胞质中 RanGTP 的含量。通过这种机制，形成核内外的 RanGTP 梯度，使核转运能够正常进行。

RanGTP 可以特异地与 Impβ 相关的核转运受体结合，从而调控转运受体对配体的结合。1 个转运受体有 2 种构象，其中一种可以与 RanGTP 紧密结合。对入核受体（importin）来说，无 Ran 结合的构象对配体结合有利，而与 RanGTP 结合后将导致配体的释放。晶体结构显示配体 Impα（一种接头蛋白）的入核受体结合区 β（IBB）和 RanGTP 分别与受体结合时受体的构象变化，发现入核受体与 IBB 结合时的构象必须经过很大转变才能变成与 RanGTP 结合的构象，IBB 和 RanGTP 与入核受体的结合部位部分重叠。因此，RanGTP 与入核受体的结合使配体 Impα 脱离。对出核受体（exprotin）来说，RanGTP 与配体可以稳定同一个受体构象，即它们的结合有协同作用，同时与受体结合或解离。根据这些推测，入核受体在胞质中与配体结合，入核后由于 RanGTP 的结合使配体脱离，实现配体的内转；反之，出核受体在核内与配体及 RanGTP 结合，转到胞质后，RanGTP 脱离，使配体也脱离受体，实现外转。以上结果就说明了 RanGTP 是如何调控物质转入与转出的。

五、 穿膜转运

细胞内蛋白质的直接穿膜转运涉及：①穿过线粒体的双层膜进入线粒体基质（或膜间腔、内膜）；②穿过过氧化物酶体膜进入过氧化物酶体；③穿过内质网进入到内质网腔等 3 个方面。

（一）穿过线粒体膜的转运

由核编码并在细胞质中合成的线粒体前体蛋白带有一定的线粒体基质导肽。在分子伴侣的引导下，与线粒体外膜上的受体结合，进而导入线粒体。

（二）穿过内质网膜的转运

注定要进入内质网的蛋白质除了内质网本身的蛋白质外，还包括分泌性蛋白（胞外酶、激素和抗体等）、溶酶体水解酶及许多膜蛋白等。它们按信号假说的基本步骤进入内质网。

六、 膜性细胞器间的囊泡转运

用单位膜特异性的或非特异性的包被一些物质或细胞内合成的蛋白质进行转运的方式称为囊泡转运（vesicular transport）。细胞内的囊泡转运是高度有序的。所有与囊泡转运相关的膜成分必须精确地选择相应货物装入囊泡，随后出芽，靶向定位，使转运囊泡与正确的靶细胞器膜进行停靠、融合，释放被转运物质，最终这些膜成分还将返回囊泡形成的起始部位，以供下一轮转运的循环使用。2013 年，James Rothman、Randy Schekman 和 Thomas Südhof 因为在囊泡转运与调节机制的研究方面作出的成就而获得诺贝尔生理学或医学奖（图 8 - 16）。

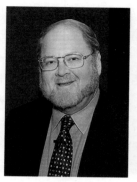
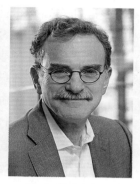
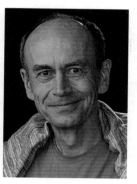

James E. Rothman   Randy W. Schekman   Thomas C. Südhof

图 8 - 16　James Rothman、Randy Schekman 和 Thomas Südhof

囊泡转运的基本途径包括：①胞吞作用（包括吞噬作用、吞饮作用和受体介导的内吞作用）；②胞吐作用；③从内质网到高尔基复合体的囊泡转运；④从高尔基复合体到内质网的囊泡转运；⑤高尔基复合体内部的囊泡转运；⑥从高尔基复合体到内体的囊泡转运；⑦从高尔基复合体到细胞表面的囊泡转运。

运输小泡由细胞膜和内膜系统部分细胞器膜的特定区域内陷或外凸形成。生成小泡的过程称为出芽（budding）。如果出芽小泡的胞质面覆盖有由不同蛋白构成的衣被样结构，就被称为有被小泡（coated vesicles）。目前对 3 种有被小泡的研究较多，它们的衣被蛋白分别为网格蛋白（clathrin）、COP I 和 COP II。衣被结构的形成有利于膜的内陷或外凸，促进囊泡出芽；同时还可以选择性地结合被转运分子，提升转运效率。

转运沿微管或微丝运行，动力来自马达蛋白（motor protein）。与囊泡运输有关的马达蛋白有 3 类：一类是动力蛋白（dynein），可向微管负端移动；另一类为驱动蛋白（kinesin），可牵引物质向微管的正端移动；第 3 类是肌球蛋白（myosin），可向微丝的正极运动。在马达蛋白的作用下，可将囊泡转运到特定的区域。现将部分转运过程做一介绍。

（一）从内质网到高尔基复合体的囊泡转运

1. 基本过程　这一过程包括：①新合成的蛋白质转移到内质网的末端，该处没有核糖体附着，也称为内质网出口（exit sites）；②带有被转运蛋白的 COP II（coatmer protein II）有被小泡通过 ERGIC（endoplasmic reticulum-Golgi intermediate compartment）将蛋白质从内质网的末端转运到高尔基复合体的顺侧（cis-Golgi network）。

2. 转运小泡的形成　COP II 是由 5 个亚基组成的复合体。其主要作用是：①形成转运小泡；②选择被转运的蛋白质。COP II 所识别的分选信号位于跨膜蛋白胞质面的结构域，形式多样。有些包含双酸性基序[DE]X[DE]；其他一些具有短的疏水基序，如 FF、YYM、FY、LL 和 IL 等。因此，在小泡形成过程中，COP II 起着关键的作用。

在转运小泡形成过程中，首先是一种称为 Sar1 的蛋白质结合在内质网膜上。这是一种小 GTP 结合蛋白（small GTP binding protein）。它以 2 种状态存在：同 GTP 结合时处于活性状态；同 GDP 结合时则呈非活性状态。存在于内质网膜上的鸟苷酸交换因子（guanine

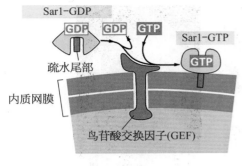

图 8-17　Sar 蛋白

nucleotide exchangefactos，GEFs）可以催化细胞质中的非活性 Sar 蛋白将 GDP 替换成 GTP。此时，Sar 蛋白转变为活性状态。Sar 蛋白含有 1 个疏水螺旋，在非活性状态下该结构包埋于蛋白内部，蛋白活化后疏水螺旋暴露并插入到内质网膜的胞质面（图 8-17）。之后它起到召集者的作用，召集相应的衣被蛋白参与衣被形成；同时内质网膜上的受体从内质网腔内选择相应的被转运蛋白，并与之结合。包括 COPⅡ 在内的其他一些蛋白质（如高尔基复合体的酶）与 Sar 结合。所有这些蛋白质都十分协调地、按照一定的角度呈楔形（wedg-shaped）排列。因此，逐步形成芽状结构、泡状结构，最后出芽形成小泡。

小泡脱落后，Sar 蛋白上结合的 GTP 水解成 GDP，造成衣被结构的解离。没有衣被结构的运输小泡才能与靶膜进行接触并融合。

3. 转运小泡对高尔基复合体的定向　各类运输小泡形成后就向靶细胞器移动。到达之后两者进行膜的融合，将小泡内被运输的物质释放进靶细胞器的内腔。这样的靶向移动和融合必须精确匹配，错误的转运可能会对细胞产生致命的影响。而在到达正确的目的地之前，小泡会遭遇许多其他膜性结构。之所以能够准确地和靶膜融合，是因为运输小泡表面的标志蛋白能被靶膜上的受体识别。其中涉及识别过程的 2 类关键性的蛋白质是 Rabs（targeting GTPase）和可溶性 NSF 附着蛋白质受体（soluble NSF attachment protein receptor，SNAREs）。其中 Rab 的作用是使运输小泡靠近靶膜，SNARE 介导运输小泡特异性停泊和融合。

（1）运输小泡被靶膜识别的过程依赖于一种叫 Rab 的蛋白质。这是一种小 GTP 结合蛋白（单体 GTP 酶），其结构类似于 Ras，已知的家族成员约 60 余种。不同膜上具有不同的 Rab，每一种细胞器至少含有一种以上的 Rab。

Rabs 的作用是促进和调节运输小泡的停泊和融合。发挥作用时 Rabs 蛋白类似"分子开关"：结合 GDP 时失活，位于细胞质中；结合 GTP 后激活，借助与多肽链 C 端半胱氨酸残基相连的脂类成分定位于细胞膜、内膜和运输小泡膜上，调节 SNAREs 复合体的形成，随后在 GTPase 激活蛋白（GTPase activating protein，GAP）的作用下水解 GTP。"开"/"关"状态的变化受 GEFs 和 GDP 解离抑制因子（GDP dissociation inhibitor，GDI）的调控（图 8-18）。Rabs 还有许多效应因子。其作用是帮助运输小泡聚集和靠近，并拴系于靶膜上，触发 SNAREs 释放它的抑制因子。许多运输小泡只有在包含了特定的 Rabs 和 SNAREs 之后才能形成。

（2）一旦运输小泡识别靶膜并停靠在那里，囊泡就必须与之融合。不仅把囊腔中所转运的内容物送进细胞器内部，其膜成分也加入到靶膜之中。融合过程要求 2 个脂质双分子层贴得非常近（相距不超过 1.5 nm）。SNAREs 的作用就是保证识别的特异性和介导运输小泡与目标膜的融合。目前已发现 20 多种 SNAREs，它们分别分布于特定的膜上。位于转运小泡上的叫做 v-SNAREs（vesicle-SNAREs），位于靶膜上的叫做 t-SNAREs（target-

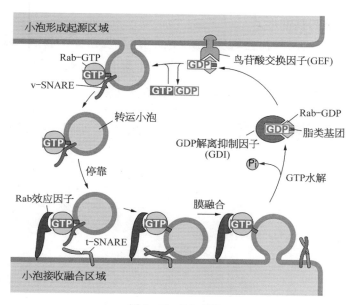

图 8 - 18 Rabs 蛋白

SNAREs)(图 8 - 19a)。v - SNAREs 和 t - SNAREs 都具有 1 个螺旋结构域,配对后能相互缠绕形成跨 SNAREs 复合体(trans - SNAREs complexes),实现运输小泡特异性停泊,同时挤出 2 层膜之间的水分子(水分子的存在会阻碍膜的融合),并通过这个结构将运输小泡的膜与靶膜拉在一起融合成 1 个连续的脂质双分子层(图 8 - 19b)。除了 SNARE 之外,还有其他的蛋白参与运输泡与目的膜的融合。

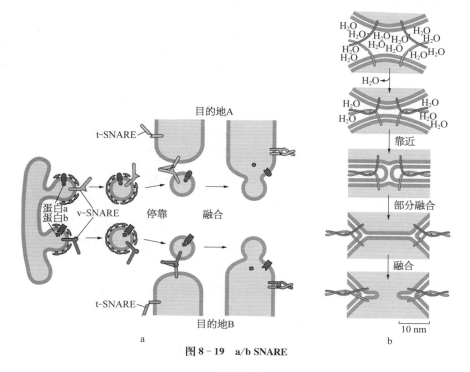

图 8 - 19 a/b SNARE

（二）囊泡转运的其他形式

囊泡转运的其他形式在机制上与从内质网到高尔基复合体的囊泡转运机制（包括小泡的形成、定向、停泊和融合等）相似，差别可能只是在于囊泡的包被组成成分（表8-1）。

表8-1 细胞内囊泡外被蛋白的类型

包被囊泡的类型	包被的蛋白和接头蛋白	GTP结合蛋白	转运步骤
网格蛋白	网格蛋白 AP2	ARF	质膜→内体（胞吞作用）
	网格蛋白 AP1	ARF	高尔基复合体→内体
	网格蛋白 AP3	ARF	高尔基复合体→溶酶体、分泌泡
COP I	COPαβ、β′、γ、δ、ε、ζ	ARF	高尔基复合体→内质网；高尔基复合体→扁平囊间的转运
COP II	Sec23/24复合体；Sec13/31复合体；Sec16	Sar1	内质网→高尔基复合体

第四节　细胞内蛋白质的加工和分泌

由内质网合成并输送到高尔基复合体、溶酶体、细胞膜及细胞外的蛋白质大多是糖蛋白。它们的糖基化是从内质网开始的，最后在高尔基复合体中完成。分泌性蛋白质在成熟之前要经过很多加工和修饰，主要有糖基化、硫酸盐化及蛋白原的蛋白水解作用等。

一、 蛋白质在内质网的糖基化

蛋白质进入内质网腔后立即被糖基化。蛋白质的糖基化不是把单糖一个一个加到多肽链上，而是通过一种寡糖供体把整个寡糖转移到多肽链上。这种寡糖供体是什么呢？在糙面内质网膜上有一种带有高能键的特殊脂质分子多萜醇（dolicol）。在它上面连接着一种寡糖。当多肽链中的某些天冬酰胺（Asn-X-Ser 或 Asn-X-Thr）残基露出内质网腔面时，寡糖在糖基转移酶的催化作用下，从多萜醇转移到多肽链的 Asn 上，形成 N-连接寡糖（图8-20）。N-连接寡糖是糖蛋白中最普遍的一种糖基。催化这一过程的酶是一种活性部位暴露在内质网腔面的膜结合蛋白。实际上，这种糖基化是在内质网的腔侧面进行的，也可以理解在细胞质中的游离核糖体合成的可溶性蛋白质不被糖基化的原因。

由多萜醇提供的连接到多肽链上的寡糖具有 2 分子 N-乙酰葡萄糖胺、9 分子甘露糖和 3 分子葡萄糖。它与最终形成的糖蛋白中的寡糖有较大的差别，需要进行修饰和加工。初步的修饰和加工在糙面内质网中进行，把 3 个葡萄糖切除，进一步的修饰和加工则在高尔基复合体中进行。

多肽链在内质网腔中还进行其他的修饰，如二硫键的修饰和正确的折叠装配。内质网腔中有协助蛋白质亚基正确适时装配的分子伴侣蛋白。

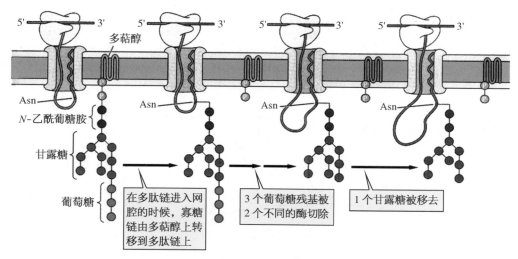

图 8-20　蛋白质在内质网膜的糖基化作用

二、 蛋白质在高尔基复合体中的糖基化

在内质网中已经过初步糖基化的蛋白质到达高尔基复合体后,要进行进一步糖基化和糖链修饰,即切除多余甘露糖,加上其他必要的糖基。这一过程使蛋白质的多样性更加丰富。糖蛋白中的 N-连接寡糖有两类:一类是高甘露糖型;另一类是复合型。高甘露糖型寡糖只含 2 分子 N-乙酰葡糖胺和 6 分子甘露糖残基,其在高尔基复合体中进一步切除 3 分子甘露糖残基。复合型寡糖除在内质网已切除 3 分子葡萄糖外,在高尔基复合体中再切除 6 分子甘露糖,还要加上 3 分子 N-乙酰葡糖胺、3 分子半乳糖、3 分子唾液酸,必要时还加上岩藻糖。这些修饰作用需要一系列特殊的酶,如切除甘露糖需要甘露糖苷酶,加上新的糖基需要各种糖基转移酶。这些酶都存在于高尔基复合体不同区室的扁平囊中。蛋白质在经过这些区室逐步转运的过程中被特定的酶按次序切除或连接上糖基(图 8-21),完成加工修饰。

此外,许多糖蛋白还以 O-连接的方式进行糖基化修饰。这种修饰主要或全部发生在高尔基复合体内。糖基有选择性地连接到如丝氨酸(Ser)或苏氨酸(Thr)残基的侧链-OH 基上。通常先连接 N-乙酰葡糖胺,然后再连接其他的糖基,糖基可多达 10 个以上。

三、 蛋白原的水解

许多蛋白质产物刚刚从内质网合成时是相对分子质量较大的蛋白原。它们必须在高尔基复合体中水解切除部分肽段或修饰才能成为成熟的分泌蛋白。例如,胰岛素(insulin)在胰岛 B 细胞的糙面内质网(RER)刚合成时,新生多肽在 N 端带有信号肽,称为前胰岛素原(preproinsulin),相对分子质量为 12 000。随后在内质网腔中信号肽被切除,成为胰岛素原(proinsulin),相对分子质量 9 000,由 A、B、C 3 个肽段组成。当胰岛素原被运送到高尔基复合体后,特异的蛋白酶水解切除 C 肽段,A、B 肽链通过二硫键相连并折叠,成为成熟的胰

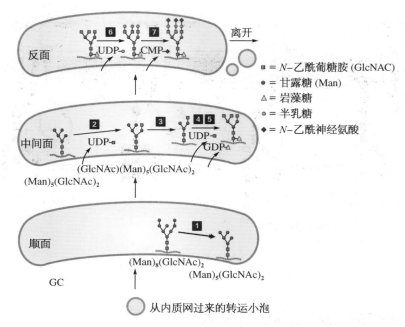

图 8 - 21 高尔基复合体糖基化功能示意图

岛素,相对分子质量约6 000。胰岛素、C 肽及部分未经水解的胰岛素原经过高尔基复合体反面区室的包装和浓缩进入分泌颗粒,最后通过胞吐作用释放到细胞外。

四、 蛋白质的分拣和分泌

在内质网合成的蛋白质,通过转运小泡运输到高尔基复合体。这种转运小泡被 COPⅡ (coatmer-protein subunits)所包绕;蛋白质在高尔基复合体内进行加工和修饰,再被分拣送往细胞的相关部位,执行分拣功能的部位是反面高尔基网络(TGN)。经高尔基复合体内的物质运输主要有 3 条途径:有关物质运送到内体,参与溶酶体的形成;分泌物质运送到分泌颗粒,再通过分泌活动释放到细胞外;有关物质直接运送到细胞膜或细胞外。这 3 条途径均以小泡(外被网格蛋白)形式进行转运(图 8 - 22)。

(一) 溶酶体酶的运输

溶酶体的膜蛋白、膜脂和各种酸性水解酶都是先在内质网合成,然后在高尔基复合体加工修饰而成的。它们从高尔基复合体到溶酶体的运输通过运输小泡来完成。溶酶体酶带有分拣信号,高尔基复合体膜上有识别分拣信号的受体。溶酶体水解酶的分拣信号是 6 -磷酸甘露糖(M6P)。

溶酶体酶蛋白在内质网合成并经部分糖基化,然后运送到高尔基复合体。在高尔基复合体的顺面扁平囊,溶酶体酶蛋白上的部分甘露糖残基受磷酸转移酶的催化,被磷酸化为 M6P。由于 M6P 的存在,溶酶体酶在高尔基复合体的运输过程中不会被切除。在高尔基复合体反面扁平囊,M6P 作为一种化学信号,被反面高尔基网膜上的 M6P 受体识别而结合,从

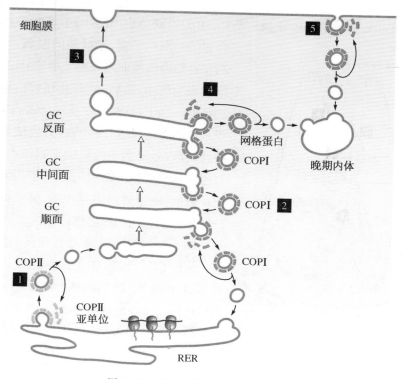

图 8 - 22 新合成的蛋白质的分拣运输

而使溶酶体水解酶被选择性富集，并以出芽方式形成有网格蛋白外衣的运输小泡。运输小泡离开高尔基复合体后很快失去网格蛋白并与内体融合，形成内溶酶体。在内溶酶体的酸性环境下，M6P 与受体分离。M6P 受体通过芽生小泡被转运回高尔基复合体膜上。M6P 与受体分离后，脱去磷酸根成为甘露糖，完成了溶酶体酶蛋白从高尔基复合体向溶酶体的运输。

（二）蛋白质的分泌

从高尔基复合体到细胞外和细胞表面的运输也是通过转运小泡来进行的。从高尔基复合体芽生出的转运小泡，运送到细胞表面与细胞膜融合，一方面把小泡的内容物分泌到细胞外，同时为细胞膜提供新的膜蛋白和膜脂。蛋白质的分泌有 2 条途径，即结构性分泌途径和调节性分泌途径。

对有关分泌过程的认识，大多数来自对胰腺腺泡细胞的放射自显影研究。这种细胞合成的蛋白质大约 85% 是分泌型的，包括胰蛋白酶原、糜蛋白酶原、淀粉酶、脂肪酶和脱氧核糖核酸酶等，为了解细胞的分泌活动提供了一个很好的模型。用 ^{3}H -亮氨酸脉冲标记胰腺腺泡细胞，然后在无放射性的培养液中通过不同时间的追踪观察发现：3 min 后，放射自显影银粒主要集中于 RER；20 min 后出现在高尔基复合体；90 min 后则位于分泌泡。

五、膜流

细胞的各种膜相结构虽然有各自的空间位置，但它们之间的关系极为密切，彼此按一定的方式相互联系,构成一个统一的整体。伴随着蛋白质在细胞内的运输和排出过程,可观察到细胞的膜流(membrane flow)现象。例如,由内质网芽生出的小泡,不断转移到高尔基复合体的顺面扁平囊,形成新的膜囊。与此同时,在高尔基复合体反面末端膨大形成分泌泡,分泌泡向细胞表面移动,最后与细胞膜融合,将内容物排出细胞外。以上过程,高尔基复合体的扁平囊不仅接受来自内质网(ER)的内容物,也使扁平囊膜不断更新增添;分泌泡不但自扁平囊带走了分泌物,而且也使扁平囊膜不断消耗使细胞膜得到不断补充。另一方面,细胞通过胞吞作用,又使细胞膜的一部分转移到细胞内与内溶酶体融合。

由于细胞的胞吞、胞吐作用及内质网和高尔基复合体的物质合成、加工、运输,使细胞膜发生移位、融合或重组,细胞内各种膜性结构相互联系和转移(图8-23)。这种膜流现象表明活细胞是处于活跃的生命运动状态,并与内外环境相互联系,维持着一个活细胞的动态平衡。

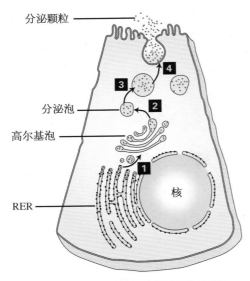

图8-23 分泌性上皮细胞的膜转移示意图

第五节　细胞物质运输与医学

细胞膜中存在许多与物质转运有关的转运蛋白(如载体蛋白、通道蛋白、离子泵等)。这些蛋白质结构的缺损和功能异常,都会引起物质运输障碍,产生相应的疾病。

胱氨酸尿症患者的尿液中含有大量的胱氨酸。它的病因是细胞膜上载体蛋白的先天性缺陷造成氨基酸吸收障碍。

正常人在近曲小管通过 Na^+ 和葡萄糖的伴随运输实现对血糖重吸收,即 Na^+ 驱动的糖的主动运输。该运输需要载体。如果糖的载体功能降低,肾对葡萄糖的重吸收量降低,就会产生肾性糖尿病。

（郭　锋）

第九章　细胞信号转导

　　有机生命体是一个完整的信息处理系统,能够适应不同的处于变化中的内外环境。单细胞生物通过反馈调节适应环境的变化。多细胞生物中的细胞具有社会性,有赖于细胞之间的通讯来协调不同细胞的行为,以适应细胞生理功能的需要。例如,在接收到发令枪响这一信号后,运动员可以做出迅速启动这样的快速反应;而对于性腺激素这样的信号,则可产生诸如性别特征的维持等速度慢、时程长的效应。事实上,在高等动物中,系统水平的神经系统、内分泌系统和免疫系统的运行表现在细胞水平就是细胞之间电信号、化学信号等的传递、识别及应答。众多实验表明,从低等的海绵到高等的人类,所有多细胞生物的体内都存在着细胞间的通讯,以协调身体各部分细胞的活动。生物体的细胞每时每刻都在接触来自细胞内或者细胞外的各种信号,而对于这些信号,细胞可表现出运动、代谢调节、增殖、分化及死亡等各种快速和慢速的生理活动。细胞如何能在这些纷繁复杂的细胞事件中从容应对呢? 因为细胞具备一套完整的信号转导系统,负责信号的接受、筛选、放大及响应。这种通过信号分子而实现对细胞的调节及其作用机制称为细胞的信号转导(signal transduction)。

　　细胞间的信号转导包括以下几个方面: ①胞外信号分子,包括激素、神经递质、细胞因子、光子等,通常也称为信号转导途径中的第一信使(first messenger)。这些信号分子中少部分能够进入细胞与相应的胞内受体结合而发挥作用。由于细胞膜的选择通透性,大部分信号分子本身并不能直接进入细胞,而是通过细胞表面的受体及相关分子将信号传递到细胞内部。②细胞表面及细胞内部能够接受胞外信号分子的受体,一般能够与相应的信号分子特异性地结合从而实现对信号的定向转导。③受体将信号分子所携带的信号传递到细胞内。其中部分受体在进行细胞信号的跨膜传递过程中产生的小分子的胞内信号分子,如 cAMP、cGMP、Ca^{2+} 等,常被称为信号转导途径中的第二信使(second messenger)。④胞内的信号转导途径,胞内信号分子通过进一步传递或信号的级联放大,最终作用于胞内的效应分子或进入细胞核启动基因转录,导致细胞的各种复杂的生物学效应。

　　细胞的信号转导系统是多通路、多层次和高度复杂的网络结构。细胞处在一个充满各种信号的环境中。这些信号分别或协同启动各种信号传递途径,使细胞做出合理的应答反应。由于信号转导在细胞生命活动中的重要作用,它的功能的变异在许多重要疾病的发生过程中扮演了重要角色,如肿瘤、糖尿病和免疫系统疾病等。研究细胞信号转导的过程将为阐明细胞的正常功能、细胞疾病的发病机制及开发疾病的有效治疗方法打下坚实的基础。

第一节　胞外信号分子

　　细胞接收的信号多种多样，可以是如光、热、电等的物理信号，也可以是化学信号。细胞间的通讯中最广泛使用的信号是化学信号。因此，本章所讨论的胞外信号分子主要是化学信号分子。化学信号分子主要包括多肽类分子、氨基酸、脂类、胆固醇衍生物、气体分子（NO、CO）等，其共同特点是：①特异性，只与特定的受体结合；②高效性，几个分子就可产生明显的生物学效应，这一特性有赖于细胞内的信号放大系统；③可被灭活，完成信息传递后可被降解或修饰而失去活性，保证信息传递的完整性及细胞免于疲劳。

　　依据产生来源和作用方式，可以将胞外信号分子分为4类（图9-1）。

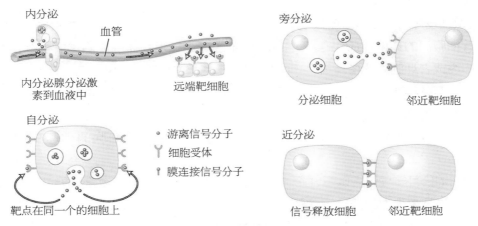

　　内分泌　　　　　　　　　　　　　　　　　　旁分泌

　　内分泌腺分泌激
　　素到血液中　　　　远端靶细胞　　　　分泌细胞　　　　邻近靶细胞

　　自分泌
　　　　　　　　　　　● 游离信号分子　　　近分泌
　　　　　　　　　　　Y 细胞受体
　　　　　　　　　　　I 膜连接信号分子

　　靶点在同一个的细胞上　　　　　　　　信号释放细胞　　　邻近靶细胞

图 9-1　细胞通信的常见方式

一、内分泌

　　内分泌（endocrine）系统的细胞产生的激素释放到血液中，经过血流的运送到达靶细胞而发挥作用，如脑垂腺分泌的生长激素和肾上腺分泌的肾上腺素。这种方式具有低浓度、全身性、长时效等特点。

二、旁分泌

　　产生化学信号并且分泌到邻近的靶细胞中发挥作用称为旁分泌（paracrine），如神经递质在神经末梢突触部位或神经肌肉接头部位的信号传递或者多种细胞所分泌的能调节细胞生长分化、免疫功能的细胞因子。这种方式有作用时间短、作用距离短和局部神经递质浓度高等特点。

三、自分泌

细胞产生化学信号并且作用于自身细胞膜表面的受体而发挥作用，称为自分泌（autocrine）。例如，单核细胞分泌白细胞介素-1（IL-1），并且作用于自身。

四、近分泌

近分泌（juxtacrine）是一种接触依赖的信号传递方式。化学信号沿着细胞膜通过膜整合的蛋白质或者脂分子进行传递，能影响发信号细胞或者应答细胞。例如，在生物发育过程中扮演重要角色的膜蛋白 Notch 和 Delta 相互作用。

第二节　受　　体

一、受体的基本概念

受体（receptor）概念的提出可追溯至 19 世纪末，Langley、Dale 等科学家发现一些特异性生理性反应的形成是通过一类称为受体类物质（receptive substance）来实现。20 世纪 80 年代以来，由于分子生物学理论的确立与技术的应用，使人们能够从基因的角度去认识受体在结构上的复杂性及在功能上的特异性。在传统生理学或药理学意义上所谓的某一种受体，在基因水平上（或者在受体蛋白的一级结构上）却有多种不同的类型，而这种不同的分子类型与受体复杂功能是密切相关的。

受体的本质是一种存在于细胞膜上或者细胞内的蛋白质。它能接受外界的信号并将信号转化为细胞内的一系列生物化学反应，而对细胞的结构或功能产生影响。因此，受体是细胞或生物体对外界刺激产生特异性反应的基本因素之一。受体所接受的外界信号统称为配体（ligand），包括神经递质、激素、生长因子、光子、某些化学物质及其他信号。不同的配体作用于不同的受体而产生不同的生物学效应。根据靶细胞上受体的亚细胞定位，可将受体分为细胞膜受体（membrane receptor）和细胞内受体（intracellular receptor）。细胞膜受体是本章重点阐述的内容。

正是由于受体在细胞活动中重要作用，受体信号通路的阻碍在人类疾病中扮演重要角色，如重症肌无力（myasthenia gravis, MG）——一种神经肌肉疾病。患者的体内产生抗乙酰胆碱受体的抗体。抗体与乙酰胆碱受体结合，抑制了乙酰胆碱的作用和促进乙酰胆碱受体的分解，使患者体内受体的数目明显减少。于是神经肌肉接头处的通过乙酰胆碱受体进行的信号转导过程受阻，出现重症肌无力的病症。

二、膜受体的结构和类型
（一）膜受体的化学成分和结构

膜受体的化学成分多为糖蛋白，也有糖脂和糖脂蛋白（为糖脂和糖蛋白的复合物）。它们占蛋白总量的 1%～2%，故含量极微。膜受体糖蛋白为跨膜蛋白质，其多肽链可 1 次穿膜,也可多次穿膜。跨膜段一般由 20 多个氨基酸残基构成,以疏水氨基酸为主。若由 1 条多肽链组成的受体,称为单体型受体。若由 2 条以上多肽链组成的,称为复合型受体。属于前者的,如大多数生长因子受体、细胞因子受体、低密度脂蛋白受体等。它们的肽链 N 端伸向细胞外,C 端伸向细胞内。属于后者的有胰岛素受体、N-乙酰胆碱受体等。如 N-乙酰胆碱受体是由 4 种 5 个亚单位(α_2、β、γ、δ)组成的 5 聚体蛋白。每个亚单位的肽链都有 4 个由 20~30 个氨基酸组成的跨膜域。

膜受体的结构多样化。膜受体一般分为 3 个结构域(domain),即细胞外结构域(亲水部分),1 个或多个跨膜结构域(疏水部分)和细胞内结构域(亲水部分)(图 9-2)。这 3 个结构域对应于功能各不相同的 3 个功能部:①识别部(discriminator)或调节亚单位,是受体蛋白处于细胞外的部分,多是糖蛋白带有糖链的部分。伸展质膜外面的糖链是多种多样的,使它能分别识别不同的化学信号。狭义的受体即指识别部而言。②转换部(transducer)是受体与效应部之间的跨膜的耦联部分。它将识别部所接受的信息传递给细胞内的效应部,常见的传递方式有构象变化(conformational change)。③效应部(effector)或催化亚单位,是受体处于细胞质的部分。效应部在受体未接受化学信号前是无活性的,而在受体接受化学信号后被激活而产生下游一系列的生物学效应。膜受体的 3 部分可以是同一蛋白质分子的不同亚单位,也可以是不同的蛋白质直接或间接地结合形成的复合体。在后一种情况下,受体的效应部是分开的独立的分子,游离于细胞膜内表面。当受体与信号分子结合后被招募至受体附近,激活并发生作用。

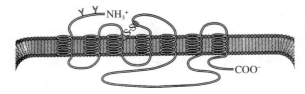

图 9-2 膜受体的一般结构特点

(二) 膜受体的类型

细胞表面受体或膜受体大约包括 20 个家族,研究得较清楚的包括 G 蛋白耦联受体、受体酪氨酸激酶、受体丝氨酸/苏氨酸激酶、细胞因子受体、配体门控通道、鸟苷酸环化酶受体、肿瘤坏死因子受体、Toll 样受体、Hedgehog 受体及 Notch 受体等。

1. G 蛋白耦联受体 G 蛋白耦联受体(G protein-coupled receptor,GPCR)的配体主要是神经递质、激素、肽类和胺类。GPCR 具有的共同结构特征是(图 9-2):①由 1 条多肽链组成,其中带有 7 个越膜疏水区域;②其氨基末端朝向细胞外,而羧基末端则朝向细胞内基质;③在氨基末端带有一些糖基化的位点,而在细胞内基质的第 3 个袢和羧基末端各有 1 个在蛋白激酶催化下发生磷酸化的位点,这些位点与受体活性调控有关。在这类受体中,β-肾上腺素受体是最早被阐明具有以上结构特点的受体。当受体与相应的配体结合后,触发了受体蛋白的构象改变,后者再进一步调节 G 蛋白的活性而将配体的信号传递到细胞内。

2. 受体酪氨酸激酶　受体酪氨酸激酶(receptor tyrosine kinase，RTK)的配体主要包括胰岛素、类胰岛素生长因子、血小板生长因子、集落刺激因子和表皮生长因子等。细胞内的酪氨酸激酶有两种主要类型：一种存在于细胞质中，往往受第二信使的调控，使底物蛋白磷酸化；另一种就是位于细胞膜上起受体作用的酪氨酸激酶，也称为受体酪氨酸蛋白激酶。这种酶蛋白形成跨膜结构：朝向细胞外的部分称为配体结合区，起受体的作用，与相应的配体结合；越膜区由疏水氨基酸组成；朝向细胞质一侧的部分称为激酶活性区，具有酪氨酸激酶的活性。当配体与配体结合区结合后，通过蛋白质构象的变化，使位于细胞质部分的激酶活性区的酪氨酸残基发生自体磷酸化(autophosphorylation)，从而形成被称为一个或数个 SH2 结合位点的空间结构，可以与具有 SH2(Src homology)结构域的蛋白质(其本身是蛋白激酶、磷酸酶或磷酸酯酶)结合。激活后的蛋白质进一步催化细胞内的生物化学反应，从而把细胞外的信号转导到细胞内。

3. 受体丝氨酸/苏氨酸激酶　受体丝氨酸/苏氨酸激酶(receptor Serine/Threonine kinase)也是一类生长因子受体。其细胞质部分具有丝氨酸和苏氨酸激酶活性，进而参与信号转导过程。这类受体的配体以蛋白二聚体形式与两种不同的受体亚单位(Ⅰ型受体亚单位和Ⅱ型受体亚单位)结合而使激酶活化。它的配体包括激活素(activin)、抑制素(inhibin)、骨形态发生蛋白(bone morphogenetic protein，BMP)和转化生长因子(transforming growth factor，TGF)等。人类基因组中有 7 个编码Ⅰ型受体的基因，有 5 个编码Ⅱ型受体的基因。受体被激活后可磷酸化转录因子 Smads，磷酸化的 Smads 从细胞质进入细胞核参与基因表达的调控。

4. 细胞因子受体　细胞因子(cytokine，CK)是一类能在细胞间传递信息、具有调节多种细胞功能的蛋白质或小分子多肽。大多数细胞因子受体(cytokine receptor)是由 2 个或 2 个以上的亚单位组成的异源二聚体或多聚体，通常包括 1 个特异性配体结合的 α 链和 1 个参与信号转导的 β 链。α 链只构成低亲和力受体，β 链一般单独不能与细胞因子结合，但与 α 链结合后参与高亲和力受体的形成和信号转导。根据细胞因子受体基因序列及受体胞外区氨基酸序列的同源性和结构特征，可将细胞因子受体主要分为 4 种类型：免疫球蛋白超家族(IGSF)、造血细胞因子受体超家族、神经生长因子受体超家族和趋化因子受体。

5. 配体门控通道　神经递质的受体就属于配体门控通道(ligand-gated ion channel)。它们存在于细胞膜上。本身是一种离子通道，配体与受体结合后，改变了受体的空间构象，使离子通道开放或关闭，控制着离子进出细胞。它们通常由几个亚单位组成，而每个亚单位又带有 4 个疏水的越膜区域(transmembrane domain)，分别称为 M1、M2、M3 和 M4，其羧基末端和氨基末端均朝向细胞外基质。最早被确认的这一类型的受体是 N 型乙酰胆碱受体(图 9-3)。它由 2α、β、δ、γ 5 个亚单位构成，5 个亚单位在细胞膜上共同构成 1 个通道，其中每个亚单位的 M2 越膜区域的氨基酸组成与细胞内外离子的通过有关。例如，NMDA 受体介导的 Ca^{2+} 的流通在神经元突触可塑性的形成中起重要作用。

6. 鸟苷酸环化酶受体　动物细胞上有一种穿膜受体的细胞质，部分具有鸟苷酸环化酶活性，能分解 GTP 形成 cGMP，称为鸟苷酸环化酶受体(guanylyl cyclase receptor)。NO、

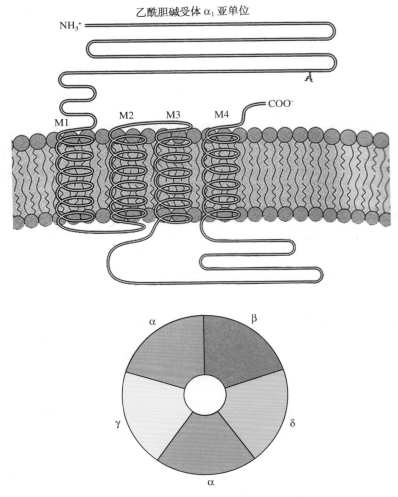

图 9 - 3　N 型乙酰胆碱受体的结构模式图

CO 等气体信号分子可激活细胞质中可溶性的鸟苷酸环化酶,由此形成的 cGMP 和上述的 cGMP 具有相同的细胞效应。鸟苷酸环化酶受体的配体主要是一些多肽,而受体大多为同二聚体,分为 A、C、D、E、F 等类型。例如,来自于心脏的心房钠尿肽(atrial natriuretic peptide),与鸟苷酸环化酶受体 A 结合后可以调节肾脏的水盐代谢,舒张血管而控制血压。

　　7. 肿瘤坏死因子受体　　肿瘤坏死因子受体(tumor necrosis factor receptor family, TNFR)结合肿瘤坏死因子(tumor necrosis factor, TNF)形成 1 个信号转导体系。人类细胞表达两种类型 TNF 受体。两种受体在结构上基本相似,细胞外的部分为配体结合部分,包含有 40 个氨基酸残基组成的 4 个重复序列,每个重复序列含有 6 个保守的半胱氨酸残基,受体一次穿膜后与胞质结构域相连。3 个受体亚单位与 3 个配体亚单位相结合被激活。被激活的受体能激活细胞膜上的磷脂酶产生磷脂类的第二信使,引起细胞功能的改变。淋巴细胞分泌的 TNF 称为淋巴因子。淋巴因子与肿瘤坏死因子受体结合后具有许多重要功能,包括参与休克和炎症反应、预防细菌感染、杀死肿瘤细胞等。此外，TNF 受体还参与细胞分化和细胞死亡等信号转导通路。

8. Toll 样受体　Toll 样受体(Toll-like receptors，TLR)是参与非特异性免疫(天然免疫)的一类重要的免疫细胞的表面受体，也是连接非特异性免疫和特异性免疫的桥梁。哺乳动物中已经发现的 TLR 家族成员有 11 个。其中研究得较清楚的有 TLR2、TLR4、TLR5和 TLR9。TLR 是单次跨膜非催化性蛋白质，可以识别来源于微生物的具有保守结构的分子。当微生物突破机体的物理屏障，如皮肤、黏膜等时，TLR 可以识别它们，并激活机体的免疫应答。

9. Hedgehog 受体　Hedgehog 是一种分泌性蛋白，与胆固醇以共价键的形式结合，在发育中起重要作用。果蝇的 *Hedgehog* 基因突变导致幼虫体表出现许多刺突，就像刺猬一样，故称为 Hedgehog。脊椎动物中至少有 3 个基因编码 Hedgehog 蛋白，它们是 Shh、Ihh和 Dhh。细胞膜上有两种跨膜蛋白作为 Hedgehog 受体(Hedgehog receptor)，即 Patched(Ptc)和 Smoothened(Smo)，介导 Hedgehog 信号的胞内传递。Ptc 是 12 次穿膜蛋白，能与Hedgehog 结合。Smo 为 7 次穿膜蛋白，与 G 蛋白耦联受体同源。当 Hedgehog 与 Ptc 结合时，可以解除 Ptc 对 Smo 的抑制作用，引发与 G 蛋白耦联受体参与基因表达调控类似的信号转导通路。Hedgehog 信号通路中激活的转录因子是"翅脉中断"蛋白质(Cubitus interruptus protein，Ci)，具有锌指结构。在胞质中它与其他蛋白形成复合体，当 Hedgehog 与 Ptc 结合时，Ci 的降解被抑制，从复合体中释放出来，进入细胞核中，启动相关基因，如 Wnt 和 Ptc 的表达。

10. Notch 受体　Notch 受体(Notch receptor)最早发现于果蝇中，果蝇基因组中只有1 个 *Notch* 基因，而人类基因组中至少有 4 个 *Notch* 基因。受体的胞外区是结合配体的区域，中间区域为单次穿膜区，胞内区是与 DNA 结合蛋白 CSL 结合的区域。Notch 受体的配体为另一个细胞上的 Delta(在哺乳动物中称为 Jagged)，也是单次穿膜蛋白。CSL 为转录因子(在哺乳动物中叫做 CBF1)，被激活后进入细胞核调控基因转录。

三、 膜受体的特性

受体将胞外信号传入细胞激起细胞的继发效应，起到承前启后的作用。当外界信号与受体结合时，引起受体蛋白构象变化，受体被激活，使效应部的活性被激活。受体结合具有以下一些主要的特性。

（一） 特异性

外来信号与受体之间绝大多数不以共价键的形式结合，而是依靠分子间的立体构象互补，即分子的立体特异性使信号与受体之间存在高度亲和力，使两者契合在一起。它们之间是靠具有特异性的分子间相互作用力，如静电力、疏水力、氢键等，保持着高度的亲和性。两种分子的功能基团之间的结合可能会引起受体或配体本身的构象变化，从而发动细胞内一系列功能转换。这种结合类似于锁与钥匙的关系，但又不完全等同于静态固定的锁与钥匙关系，而是一种分子构象发生改变以互相适应的动态的锁与钥匙关系(图 9 - 4)。受体与信

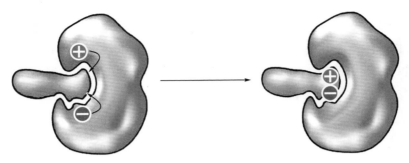

图 9-4　受体与配体作用的锁与钥匙关系

号在构象上的相适应,是受体能够从周围环境中,在同时存在大量其他化学物质分子的情况下,严格地选择其所要结合信号的重要原因。

同一种化学信号可以与多种受体结合。同样,同一种受体也可以接受多种化学信号的刺激,从而使细胞信号调控具有多样性和复杂性。例如,肾上腺素既能与 α 受体结合,又能与 β 受体结合。因此,肾上腺素对细胞起什么作用,决定于对哪一种受体起作用。如果肾上腺素与平滑肌细胞膜上的 α 受体结合,则引起平滑肌收缩;如果与 β 受体结合,则引起平滑肌松弛。这提示:即使同一化学信号,由于所激活的受体不同,对细胞的调节作用也不同。

（二）　高亲和力

受体与配体的结合牢固程度称为受体亲和力。受体对其配体的亲和力很强,作用迅速敏感。当溶液中只有相对低浓度配体时,就能使靶细胞膜上的受体与配体结合达到饱和。亲和力越大,受体就越容易被占据。能占据受体引起生物效应的配体浓度范围,相当于体内配体的生理浓度。亲和力的大小常用配体-受体复合物的解离常数值表示,高亲和力的作用浓度通常 $<10^{-6}$ mol/L。所以,受体与配体的结合具有高亲和力和低容量的特征。

（三）　可饱和性

受体的饱和性是指一个细胞或一定量组织内受体数目是有限的,各种细胞中各类受体的浓度相对恒定。曾有人计算过,细胞膜中胰岛素受体的含量,每平方微米平均约有 10 个分子。因此,受体与配体的结合有饱和度。

（四）　可逆性

由于受体与配体分子是以非共价键结合的。与共价键相比,非共价键的强度比共价键弱得多,这就决定了分子间识别反应往往是可逆的。当结合引发出生物学效应后,受体-配体复合物就解离,受体可恢复到原来状态,能再与配体结合。

（五）　组织特异性

受体在体内分布,无论在种类还是数量上均呈现特定的模式。受体只存在于靶细胞。体内细胞表面有一定的受体,某种细胞之所以成为某种化学信号特定的靶细胞,这是由于这种细胞膜上具有接受某种化学信号的受体。例如,促肾上腺素皮质激素（ACTH）只作用于肾上腺皮质细胞,是因为只有肾上腺皮质细胞膜上有 ACTH 的受体。尽管 ACTH 随血液流经全身,但对别的细胞都不起作用,因为其他的细胞膜上没有这类受体。

四、 膜受体的数量与分布

一种细胞的细胞膜上可以有几种不同的受体,如脂肪细胞膜上含有肾上腺素、胰高血糖素、胰岛素等几种激素受体,它们的数目各不相同。同一受体在不同细胞膜上的数目也是不同的。受体的数目在正常生理条件下是恒定的,但是随着细胞生理状态变化(如生长速度、分化速度等)和外界环境变化的影响,也会发生一定的改变。受体也和细胞其他成分一样,处于不断代谢、更替的过程中,任何影响膜成分合成、分解的因素均可引起受体浓度的变化。

在正常生理情况下,受体数目受微环境影响而上升或下降,称为上升调节和下降调节。其中与受体结合的配体浓度对调节自身受体的数量具有重要作用。激素类受体的浓度较高时,靶细胞上的胰岛素受体数目即下降;如果胰岛素浓度降低时,受体数目会迅速上升。临床上,某些糖尿病患者,血中胰岛素含量并不少,甚至比平常人还高。有研究表明,这类患者的细胞膜上的胰岛素受体少,用胰岛素治疗时,体内的胰岛素浓度升高,通过反馈机制,患者细胞膜上的胰岛素受体会进一步减少。所以,虽然胰岛素治疗暂时有效,之后必须加大胰岛素的剂量。如果采用限制饮食的疗法,使血中胰岛素浓度降低,膜上胰岛素受体的数量却可通过反馈调节而增多。

五、 受体的激动剂和拮抗剂

配体分子与受体结合后能表现出功能反应,称为配体的内在活性。有些配体与受体亲和力大,所以内在活性也大,被称为激动剂(agonist);有些配体与受体亲和力大,但缺乏内在活性的,被称为拮抗剂(antagonist),又称为阻断剂。拮抗剂能与受体结合,但不引起下游的效应。有的拮抗剂的分子结构与配体相似,但它们与受体结合后并不表现内在活性,这样就起到了竞争性抑制作用。有的拮抗剂分子与受体的结合位点在不同于配体结合位点的其他位置,能够改变受体的分子构象,从而使配体分子不能与受体发生有效地结合。

六、 细胞内受体

受体除了存在于细胞膜上,也可以存在细胞内部,称为细胞内受体。根据在细胞中的分布情况,细胞内受体又可分为胞质受体和核受体(nuclear receptor)。胞内受体的配体多为脂溶性小分子甾体类激素,此外,也包括甲状腺素类激素、维生素 D 等。这些小分子可直接以简单扩散的方式或借助于某些载体蛋白跨越细胞膜,与位于胞质或胞核内的受体结合。其中,糖皮质激素、盐皮质激素的受体位于胞质中;而维生素 D_3 及维 A 酸受体位于细胞核内;还有一些受体可同时存在于胞质及胞核中,如雌激素受体、雄激素受体等。

胞内受体通常是由 400~1 000 个氨基酸组成的单体。其氨基端的氨基酸序列高度可变,具有转录激活功能。而羧基端由 200 多个氨基酸组成,是配体结合的区域。此外,这一区域对于受体二聚化及转录激活也有重要作用。其 DNA 结合区域由 66~68 个氨基酸残基组成,富含半胱氨酸残基,具有 2 个可与 DNA 结合的锌指结构。配体结合区与 DNA 结合区之间为铰链区。这一序列较短,功能尚未完全明确,可能有促进分子构象改变和分子活化的作用。激素诱导的基因活化分为 2 个阶段:①直接活化少数特殊基因转录的初级反应阶段,发生迅速;

②初级反应的基因产物再激活其他基因产生延迟的次级反应,对初级反应起放大作用。

胞内受体的一个例子是糖皮质激素受体(glucocorticoid receptor,GR)。糖皮质激素(glucocorticoid),又名"肾上腺皮质激素",是肾上腺皮质分泌的一类甾体激素,也可由化学方法人工合成。GR 具有调节糖、脂肪和蛋白质的生物合成和代谢的作用,还具有抗炎作用。称为"糖皮质激素"是因为其调节糖类代谢的活性最早为人们所认识。GR 广泛存在于机体各种组织细胞中,几乎所有细胞都是它的靶细胞。每个细胞的结合位点多在 5 000～20 000 之间,其表达量因组织不同而各不相同。GR 由约 800 个氨基酸构成的多肽组成,包括 3 个功能区:氨基端的转录活化区、羧基端的糖皮质激素结合区和中间的 DNA 结合区。机体内的 GR 主要存在于细胞质中,主要有 4 种存在形式:非激活的未与激素结合的 GR、激活的未与激素结合的 GR、非激活的已与激素结合的 GR、激活的已与激素结合的 GR。GR 通常和热休克蛋白-90(heat shock protein90,hsp90)组成复合体,hsp90 帮助糖皮质激素受体维持一定的处于未激活状态的分子构型。

激活的 GR 一般有两种作用模式:①反式激活(transactivation):GR 同源二聚化,通过主动运输的方式转运到细胞核中和特异的 DNA 反应单元(DNA responsive elements)结合激活基因表达。②反式抑制(transrepression):当细胞中缺乏具有活性的 GR 时,其他转录因子,如 NF-κB 和 AP-1 可以激活它们各自的靶基因。而当 GR 被激活后,GR 可以与 NF-κB 和 AP-1 结合,阻止它们激活下游的靶基因,于是起到了抑制这些本该被 NF-κB 和 AP-1 上调的基因的作用。

第三节　细胞信号转导中的关键蛋白

一、蛋白激酶

蛋白激酶(protein kinase)能催化磷酸基团从高能磷酸分子(如 ATP)转移到目标蛋白上,这个过程被称为磷酸化。磷酸化的直接作用是改变目标蛋白的功能,如酶活性、细胞定位及与其他蛋白的相互作用等。基因组学的研究表明,人类具有大约 500 种蛋白激酶,占人类全部基因的 2%。蛋白激酶被广泛认为能通过修饰其他的蛋白质来改变它们的活性,调控大部分的信号通路。因为蛋白激酶对细胞生命活动的重要影响,其活性在时间上和空间上受到严格调控。实现这种调控的主要机制是可逆的磷酸化,包括磷酸化(phosphorylation)和去磷酸化(dephosphorylation);其他的调节机制包括与激活蛋白、抑制蛋白或者与其他小分子结合。去磷酸化与磷酸化的过程正好相反。把磷酸化的蛋白上的磷酸基团移除,主要由蛋白磷酸酶催化完成。

根据序列和结构的同源性,蛋白激酶可以分为以下几组:①AGC 组,包括 PKA、PKG 和 PKC 蛋白激酶家族;②CAMK 组,包括钙依赖和钙调蛋白依赖的蛋白家族;③CK1 组,包括与酪蛋白激酶 1 同源的蛋白激酶家族;④CMGC 组,包括 CDK、MAPK、GSK3 和 CLK 蛋白激酶家族;⑤STE 组,包括酵母 Sterile 7、Sterile 11 和 Sterile20 蛋白激酶的同源物;

⑥TK 组,包括酪氨酸激酶家族;⑦TKL 组,包括类酪氨酸激酶 TKL 的蛋白激酶家族。

蛋白激酶分子一般由调节亚基(regulatory subunit)和催化亚基(catalytic subunit)两部分组成。调节亚基是不具有催化活性的亚基,但它通过与效应物结合和改变构象,可以影响催化亚基的活性。催化亚基是具有催化活性的亚基,其上的活性位点的氨基酸残基与辅助因子一起协调磷酸基团的转移反应。一般讨论蛋白激酶的活性时都是指它的催化亚基。一方面,在三维分子结构的层面上,蛋白激酶的调节亚基的结构各不相同。另一方面,由于蛋白激酶催化功能的相似性,催化亚基的三维结构尤其是 ATP 结合位点的结构在进化上是高度保守的。蛋白激酶的三维结构主要包括 2 个结构域,N 端结构域和 C 端结构域(图 9-5)。前者主要负责协调催化亚基与 ATP 的结合,而后者主要负责进行磷酸基团转移的反应。这 2 个结构域通过一段称为铰链(hinge)区域的蛋白序列相连接。

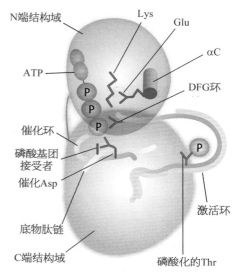

图 9-5　蛋白激酶的三维结构示意图

二、 蛋白磷酸酶

蛋白磷酸酶(protein phosphatase)是指一种通过水解作用把底物上的磷酸基移除的酶。蛋白磷酸酶的作用与蛋白激酶相反,前者把磷酸基团从底物中移除,而后者把磷酸基团加到底物上。蛋白磷酸化是蛋白质翻译后修饰的最常见形式之一。在任何给定时间都有高达 30% 的蛋白质是处于磷酸化状态的。细胞的磷酸化用来激活下游信号转导,受到严格调控。这就需要蛋白磷酸酶在合适的时间和地点发挥作用。根据序列、结构和催化功能可以把蛋白磷酸酶分为 3 类:最大的一类是磷蛋白磷酸酶(PPP)的家族,包括 PP1、PP2A、PP2B、PP4、PP5、PP6 和 PP7 和 PPM 家族;第 2 大类是蛋白质酪氨酸磷酸酶(PTP)超家族;第 3 大类是基于天门冬氨酸的蛋白磷酸酶。

磷酸基团的加入或移除能激活或去激活其他蛋白,或者促进蛋白-蛋白相互作用的发生。因此,蛋白磷酸酶是细胞信号转导途径不可或缺的组分。需要注意的是,磷酸基团的添加和移除并不对应于酶的激活或抑制。许多单个酶的分子结构中根据被激活或被抑制的功能的调节的不同而具有不同的磷酸化位点。例如,周期蛋白依赖激酶(CDK)是被激活,还是被去激活,取决于哪个特定氨基酸残基被磷酸化。

磷酸基团在信号传导中非常重要,对蛋白的磷酸化和去磷酸化都起着至关重要的作用。控制几乎所有的细胞过程,包括代谢、基因转录和翻译、细胞周期进程、细胞骨架重排、蛋白-蛋白相互作用、蛋白稳定性、细胞运动和细胞凋亡。这些细胞事件依赖于蛋白激酶和蛋白磷酸酶联合地高度调控。

对神经元活动来说,一个主要的分子开关是细胞内钙浓度升高所引发的蛋白激酶和蛋白磷酸酶的激活。这些酶的被激活程度是由它们对钙的敏感性来控制的。此外,一大批特异性抑制剂及其靶蛋白都可以帮助调控激酶和磷酸酶的活性,如锚定蛋白和衔接蛋白。这种调控作用主要通过招募这些蛋白进入信号传导复合体,使酶和底物在空间上接近,有助于高效并有选择地催化下游反应和信号传递。磷酸化作用不仅受到蛋白激酶和磷酸酶的调节,而且也通过限制底物蛋白在细胞内的定位来调节。

三、衔接蛋白

细胞接受外界刺激并作出适当反应是一个复杂的生物学过程,需要多条信号通路的信号的交互和整合。在其中扮演重要角色的一员是衔接蛋白(adaptor protein)。衔接蛋白一般不具有酶活性,而是起到一个结构枢纽的作用。它有多个蛋白结合区域,能把多个其他蛋白结合伙伴招募到一起形成大的信号复合物,引起细胞对环境的适当反应。衔接蛋白的活性受到其他蛋白的调节,如通过可逆磷酸化作用的调节。特异信号的传导是通过衔接蛋白的蛋白质结合模块来实现。这些结合模块决定了结合特异性、亚细胞定位及结合伙伴的空间距离。因此,衔接蛋白可以在空间上和时间上调节细胞信号转导。

衔接蛋白的分子结构一般包含多个结构域,如 SH2 结构域和 SH3 结构域。衔接蛋白的种类多样,常见的有 MyD88、Grb2 和 SHC1 等。Grb2 是生长因子受体结合蛋白 2(growth factor receptor-bound protein 2),在人类中由 *Grb2* 基因编码。Grb2 参与细胞内各种受体激活后的下游信号转导。它能够直接与激活的表皮生长因子(EGF)受体上的磷酸酪氨酸残基结合,参与 EGF 受体介导的信号转导,也能通过与 Shc 磷酸化的酪氨酸结合间接参与由胰岛素受体介导的信号转导。Grb2 能够同时与 Shc、Sos 结合形成 Shc - Grb2 - Sos 复合物,激活 Sos,使其激活质膜上的 Ras 蛋白,引起信号级联反应。

四、G 蛋白

(一) G 蛋白家族

人体的视觉、味觉、嗅觉、触觉等重要生命活动的发生都需要借助一类细胞受体大家族介导的信号转导,即 G 蛋白耦联受体。在光子、气味分子等配体与 G 蛋白耦联受体结合而把细胞外信号传到细胞内时,有一类蛋白质分子发挥了重要作用,就是 G 蛋白(G protein)。G 蛋白是 GTP 酶 GTPase 家族的成员之一。G 蛋白的全称为鸟苷酸结合蛋白(guanine nucleotide-binding protein),是任何可与鸟苷酸结合的蛋白质的总称,包括与受体耦联的多亚基的 G 蛋白及其他一些低相对分子质量的单一多肽的 G 蛋白。我们这里讨论的 G 蛋白是指信号转导途径中与 G 蛋白耦联受体结合的 G 蛋白。G 蛋白最早由 Rodbell、Gilman 等分离纯化,他们因此获得了 1994 年的诺贝尔生理学或医学奖。迄今,已发现了 G 蛋白家族中的若干成员,它们的共同特征是:①由 α、β、γ 等 3 个不同的亚单位构成的异聚体;②具有结合 GTP 或 GDP 的能力,并具有 GTP 酶(GTPase)的活性,能将与之结合的 GTP 分解形成 GDP;③其本身的构象改变可进一步激活效应蛋白(effector proteins),使后者活化,实现把细胞外的信号传递到细胞内的过程(图 9 - 6)。

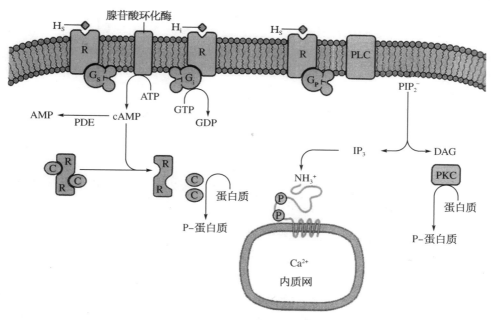

图 9 - 6　G 蛋白参与的信号转导通路

　　人体各组织中存在有多种多样的 G 蛋白。有些 G 蛋白的功能和作用方式已经阐明,有些知之甚少。G 蛋白可分为 3 类,即 Gs 家族、Gi 家族和 Gq 家族(表 9 - 1)。这一分类的基础是组成 G 蛋白的 α 亚单位的结构与活性。对效应蛋白起激活作用的 α 亚单位为 αs 亚单位,由此亚单位构成的 G 蛋白则为 Gs 蛋白;对效应蛋白起抑制作用的 α 亚单位为 αi 亚单位,由此亚单位构成的 G 蛋白则为 Gi 蛋白。

表 9 - 1　G 蛋白的化学与生物学特性

G 蛋白类型	相对分子质量	效 应 蛋 白
Gs 家族		
GαS1	52 000	腺苷酸环化酶(激活)
GαS2	45 000	腺苷酸环化酶(激活)
Gαolf	45 000	腺苷酸环化酶(激活)
Gi 家族		
Gαi1	41 000	腺苷酸环化酶(抑制)
Gαi2	40 000	离子通道(激活或抑制)
Gαi3	41 000	磷脂酶 C(激活)
		磷脂酶 A_2(?)
Gαo1	39 000	离子通道(激活或抑制)
Gαo2	39 000	磷脂酶 C(激活)
		磷脂酶 A_2(?)
Gαt1	39 000	磷酸二酯酶(视细胞;激活)
Gαt2	39 000	磷酸二酯酶(视细胞;激活)
Gαgust	40 000	磷酸二酯酶(味觉上皮细胞;激活)
Gαz	40 000	腺苷酸环化酶(抑制)
Gq 家族	42 000～44 000	

G 蛋白类型	相对分子质量	效 应 蛋 白
Gαq		磷脂酶 C（激活）
Gα11		磷脂酶 C（激活）
Gα12		鸟苷酸交换因子 LARG
Gα13		鸟苷酸交换因子 LARG
Gα14		磷脂酶 C（激活）
Gα15		磷脂酶 C（激活）
Gα16		磷脂酶 C（激活）

由表 9-1 可见，具有激活作用的 α 亚单位有 αS1、αS2 和 αolf 3 种。它们均有激活腺苷酸环化酶的作用。其中 αolf 主要存在于嗅细胞中，具有抑制作用的 α 亚单位有 αi1～3、αo1～2、αt1～2、αgust 及 αz 等 9 种。其中 αt1～2 主要分布于视神经细胞中，而 αgust 则主要存在于味觉上皮细胞膜表面。这类 G 蛋白的激活往往具有抑制腺苷酸环化酶的作用，但也可直接作用于离子通道或激活磷脂酶 C 及磷酸二酯酶的活性；Gq 家族的成员则一般被认为可以激活下游的磷脂酶 C 或者鸟苷酸交换因子 LARG 等效应物。

虽然普遍认为，组成 G 蛋白的 β、γ 亚单位在信号传递过程中的重要性不及 α 亚单位，但越来越多的证据显示，β、γ 亚单位不仅是 G 蛋白实现其功能所必不可少的，而且对于调节 G 蛋白的活性具有重要的意义。

（二）G 蛋白的作用机制

在静息状态下，G 蛋白以异三聚体的形式存在于细胞膜上，并与 GDP 相结合，而与受体则呈分离状态。当配体与相应的受体结合时，触发了受体蛋白分子发生空间构象的改变，从而与 G 蛋白 α 亚单位结合。这导致 α 亚单位与鸟苷酸的亲和力发生改变，表现为与 GDP 的亲和力下降，与 GTP 的亲和力增加，故 α 亚单位转而与 GTP 结合。α 亚单位与 GTP 的结合诱发了其本身的构象改变。这种改变，一方面使 α 亚单位与 β、γ 亚单位相分离，另一方面促使与 GTP 结合的 α 亚单位从受体上分离成为游离的 α 亚单位。这是 G 蛋白的功能状态，能调节细胞内的效应蛋白的生物学活性，实现细胞内外的信号传递。当配体与受体结合的信号解除时，完成了信号传递作用的 α 亚单位同时具备了 GTP 酶的活性，能分解 GTP 释放磷酸根，生成 GDP。这诱导了 α 亚单位的构象改变，使之与 GDP 的亲和力增强，并与效应蛋白分离。最后，α 亚单位与 β、γ 亚单位结合恢复到静息状态下的 G 蛋白（图 9-7）。

β 亚单位的浓度调节着 G 蛋白的作用强度。β 亚单位的浓度越高，越趋向于形成静息状态的 G 蛋白异三聚体，因而 G 蛋白的作用越小；反之，β 亚单位的浓度越低，越有利于 α 亚单位处于游离状态，因而 G 蛋白的作用也就越大。此外，一些研究也显示 β 和 γ 亚单位复合体也可以调节某些效应蛋白的活性。

被 G 蛋白结合的效应蛋白的种类取决于细胞的类型和 α 亚单位的类型，包括前述的离子通道、腺苷酸环化酶（AC）、磷脂酶 C、磷脂酶 A_2 及磷酸二酯酶等。一般认为，以离子通道为效应蛋白的配体-受体作用（或 G 蛋白的效应）快速而短暂，而以酶分子为效应蛋白的配体-受体作用（或 G 蛋白的效应）缓慢而持久。

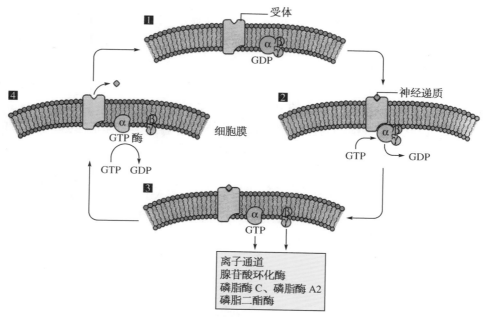

图 9 - 7　G 蛋白作用过程示意图

　　G 蛋白信号传递的出错在许多疾病中扮演重要角色如霍乱(cholera)的发病机制。霍乱是由霍乱弧菌附于小肠黏膜进行繁殖而引起的急性腹泻。由霍乱弧菌所产生的霍乱毒素由 A、B 2 个亚基组成。其中 B 亚基可与细胞膜上的受体结合,A 亚基能穿过细胞膜,催化细胞内的 NAD^+ 中的 ADP 核糖基不可逆地结合在 Gs 的 α 亚基上,使 α 亚基与 β、γ 亚基分离并与 GTP 结合。但此时 α 亚基丧失了 GTP 酶的活力,因而不能把 GTP 水解为 GDP,所以 G 蛋白处于持续激活状态;同时 AC 被活化了的 α 亚基持续激活,从而使细胞中的 cAMP 大量增加,可高达正常值的 100 倍以上,促使大量的 Cl^- 和 HCO_3^- 离子从细胞内进入肠腔。细胞内外渗透压失去平衡,引起大量水分进入肠腔,造成剧烈的腹泻。

第四节　第二信使及其介导的信号通路

一、腺苷酸环化酶与 cAMP 信号转导通路

　　激素、神经递质等第一信使与细胞膜上的 G 蛋白耦联受体结合后,可以激活 G 蛋白,并活化位于细胞膜上的 G 蛋白效应蛋白——腺苷酸环化酶(adenylate cyclase,AC),使 ATP 转化生成第二信使 cAMP。cAMP 可进一步分别引起相应底物的磷酸化级联反应、离子通道活化等效应参与调节细胞代谢、增殖、分化等不同生理过程。AC 是 cAMP 信号传递系统的关键酶。生物化学和分子生物学的研究显示 AC 可能具有多种不同的亚型。迄今已至少发现了 6 种 AC 的亚型,称为 AC I ～VI型。所有的这些酶都是膜结合型的,但不同亚型的酶受

到不同的调控,它们在不同组织的分布也不一致。例如,AC Ⅰ 型主要分布于脑组织中,而 Ⅲ 型则主要分布于味觉上皮细胞中。AC 的氨基酸顺序显示,组成 AC 的多肽链具有 2 个大的疏水区,靠近氨基端的称为 M1,靠近羧基端的称为 M2。每一个疏水区有都含有 6 个越膜区域。无论是氨基端还是羧基端,它们均朝向细胞质一侧。还有 2 个较大的细胞质区域,一个位于 M1 与 M2 之间称为 C1,另一个位于羧基端称为 C2。在不同亚型的 AC 中,C1、C2 是高度保守的。研究显示它们能结合 ATP,并表现出酶的活性。

AC 催化 ATP 分解形成的 cAMP 作为第二信使在嗅觉上皮细胞可调控离子通道的通透性;而在绝大多数细胞,cAMP 再进一步特异地活化 cAMP 依赖性蛋白激酶 A(cAMP - dependent protein kinase,PKA),来调节细胞的新陈代谢(图 9 - 8)。一般而言,PKA 可使某些特殊的底物蛋白磷酸化。这种底物蛋白通常是 cAMP 反应元件结合蛋白(cAMP responsive element-binding protein,CREB)等基因表达的调节因子。激活后的 CREB 可结合相关基因的 CRE 区(序列为 TGACGTCA),在其他特异性转录因子的调控下,启动基因的

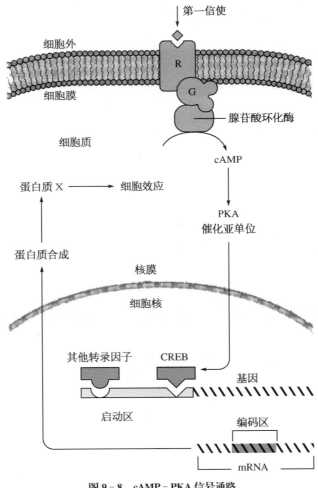

图 9 - 8　cAMP - PKA 信号通路

表达。表达的蛋白质产物对细胞产生各种生物学效应。在不同的组织中，依赖 cAMP 的蛋白激酶 A 的底物大不相同。cAMP 通过活化或抑制不同的酶系统，使细胞对外界不同的信号产生不同的反应。

对于不同亚型的 AC 来说，影响其活性的因素也不一样。对于 AC Ⅰ 型来说，αS 是激活因素，而 βγ 复合体则是抑制因素。除了 G 蛋白的调节作用以外，细胞内的因子，如钙调素/Ca^{2+} 也可激活 AC；而对于 AC Ⅱ 型来说，αS 和 βγ 复合体都是 AC 酶活性的激活因素。从另一方面来看，所生成的 cAMP 在细胞内的环核苷酸磷酸二酯酶（PDE）的催化下快速降解生成 $5'-AMP$，使 cAMP 的水平下降，适宜地终止 cAMP 的作用，也是 cAMP 信号传递系统的调节形式之一。

二、 磷脂酰肌醇信号通路

磷脂酰肌醇信号通路是膜受体与其相应的信号分子结合后，通过膜上的 G 蛋白活化磷脂酶 C（phospholipase C，PLC）、催化细胞膜上的 4,5-二磷酸酯酰肌醇（phosphatidyliositol 4,5-biphosphate，PIP_2）分解为 2 个重要的细胞内第二信使：二酰甘油（diacylglycel，DAG）和 1,4,5-三磷酸肌醇（inositol 1,4,5-triphosphate，IP_3）。IP_3 动员细胞内 Ca^{2+} 库中的 Ca^{2+} 扩散到细胞质中。细胞外信号就是通过这样的路线产生了 IP_3、DG 和 Ca^{2+} 等第二信使，进而使细胞产生对外界信号（第一信使）的反应，故此称为二酯甘油、三磷酸肌醇和 Ca^{2+} 信号体系（图 9-9）。

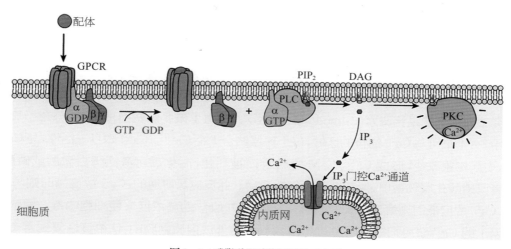

图 9-9　磷脂酰肌醇信号通路示意图

激活 PIP_2 分解代谢的第一信使主要有神经递质、多肽激素、生长因子、神经递质，如毒蕈碱型乙酰胆碱、$α_1$ 肾上腺素、5-羟色胺等；多肽激素中主要有 v1-后叶加压素、血管紧张素 Ⅱ、P 物质和促甲状腺素释放因子等；生长因子，如血小板生长因子（PDGF）、T 细胞有丝分裂原（植物凝集素和刀豆球蛋白 A 等）等。它们与其相应的细胞表面受体结合，可通过激活 PLC 来实现细胞内的信号转导。

（一）DAG 活化蛋白激酶 C

在细胞膜上，PLC 水解 PIP_2 生成的产物之一是脂溶性的 DAG。它与细胞膜结合，可活化细胞膜中的蛋白激酶 C(protein kinase C，PKC)。PKC 是有广泛分布的具有单一肽链的蛋白质，有 1 个亲水的催化活性中心和 1 个膜结合区。在未受外界信号刺激的细胞中，它主要分布在细胞质中，呈非活性结构；当细胞膜受体与相应外界信号结合后 PIP_2 水解，细胞膜中的 DAG 瞬间增多。PKC 紧密结合在膜的内面，受 DAG 的作用而活化。此时，PKC 对 Ca^{2+} 的亲和力增强，从而能实现其对底物蛋白酶的磷酸化功能。有人认为 PKC 能催化未被其他激酶催化的蛋白，如催化与分泌及增殖有关的蛋白磷酸化。它还可活化 $Na^+ - H^+$ 交换系统，使细胞内 H^+ 减少，提高细胞质中的 pH，还可增强 $Na^+ - K^+$ 泵的运转等。

DAG 只是由 PIP_2 水解而得的暂时性产物，可靠两种方式终止其信号作用：一种是被 DAG 激酶磷酸化为磷脂酸，后者参加肌醇脂循环重新形成 DAG；另一种是被 DAG 脂酶水解等过程分解为甘油和花生四烯酸。花生四烯酸可合成许多生物活性物质，如前列腺素等。DAG 水解受到抑制会导致疾病发生。例如，DAG 的类似物佛波脂(phorbol ester)，分子结构与 DAG 非常相似，所以它能在细胞内取代 DAG 与 PKC 相结合而激活 PKC。然而与细胞内的 DAG 被适时降解而去激活不同，佛波脂不能被水解，所以它使 PKC 持续处于活化状态，导致不可控制的细胞增殖和肿瘤。

（二）三磷酸肌醇（IP_3）动员细胞内 Ca^{2+} 的释放

IP_3 为由 PIP_2 水解产生的水溶性物质。它从细胞膜扩散到细胞质中，与内质网膜上的 IP_3 受体结合，动员 Ca^{2+} 库(主要是内质网)中的 Ca^{2+} 转移到细胞质中，以提高细胞质中游离 Ca^{2+} 的浓度。IP_3 受体是 1 个相对分子质量为 313 000 的蛋白质分子，与肌浆膜上的 Ca^{2+} 通道(raynodine 受体)有高度同源性。其羧基端含有 7 个跨膜区，并形成可调控的 Ca^{2+} 通道。当 IP_3 与受体结合后，Ca^{2+} 通道即开放，Ca^{2+} 由内质网腔释入细胞质中。

信号 Ca^{2+} 在细胞内的调节是通过 Ca^{2+} 活化钙结合蛋白进行的。钙结合蛋白有多种，其中研究颇为广泛的是钙调素(calmodulin，CaM)。它由 1 条多肽链组成，广泛分布于真核细胞质中，有 4 个可与 Ca^{2+} 结合的区域，每个区域结合 1 个 Ca^{2+}。CaM 本身无活性，与 Ca^{2+} 结合后，引起构象改变，形成 Ca^{2+}/CaM 复合物而被活化，活化后可激活蛋白激酶或磷酸酶。后两者可磷酸化底物蛋白，调节细胞内代谢活动。此反应是可逆的：Ca^{2+} 浓度高时则与 CaM 结合，Ca^{2+} 浓度低时则解离。长时间维持细胞质中 Ca^{2+} 的高浓度会使细胞中毒。细胞膜和内质网上的 Ca^{2+} 泵可把细胞质中的 Ca^{2+} 泵到细胞外或内质网腔中，使浓度恢复到常态水平(10^{-7} mol/L)。此时发生 CaM-酶复合物解离，酶即失去活性，导致细胞反应终止。

IP_3 动员细胞内 Ca^{2+} 与 DAG 活化 PKC 既是各自独立的，又是互相协调的。有人认为，它们本身都不能完成信号跨膜传递活动，两者间的协调作用对于跨膜控制细胞内反应是十分必要的。

三、鸟苷酸环化酶与 cGMP

鸟苷酸环化酶(guanylate cyclase，GC)以类似于 AC 的方式分解 GTP 成为 cGMP。

cGMP 是信号传递系统中另一个较早被确认的第二信使(除了 cAMP 之外)。与 AC 不同的是,GC 有 2 种存在形式:一种是细胞膜结合型的;另一种是可溶性的。它们都可以调节细胞中的 cGMP 含量(图 9 – 10)。

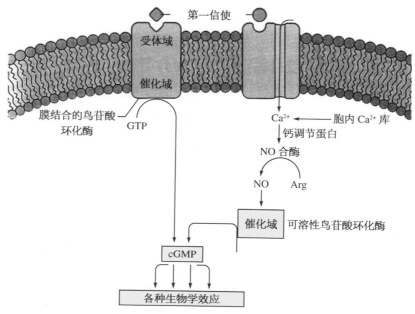

图 9 – 10　鸟苷酸环化酶信号转导机制

　　细胞膜结合型的 GC 是一种跨膜蛋白。其细胞表面的结构域起着受体的作用,能与以神经肽为主的第一信使发生反应。该跨膜蛋白朝向细胞质一侧的结构域具有分解 GTP 成为 cGMP 的活性。当神经肽与 GC 的受体部位结合后触发了该蛋白质的构象改变,使 GC 的酶活性部位活化。根据 GC 的分子结构及与第一信使结合的类型不同,GC 至少可包括 3 个亚型。而可溶性的 GC 存在于细胞质中,为由 2 个亚单位组成的异二聚体,每个亚单位均含有一个酶的活性部位。

　　可溶性 GC 的活性需要另一种信号分子———一氧化氮(NO)的激活。一氧化氮(NO)作为细胞内信号传递的信使是近年来生命科学领域的一个重要发现。细胞内 NO 的产生是由 NO 合酶(NO synthase)完成的。NO 合酶是一种 Ca^{2+}/钙调素敏感性酶,细胞内 Ca^{2+} 离子浓度的增加能够提高 NO 合酶的活性。一般认为,乙酰胆碱、谷氨酸、P 物质、组胺等神经递质均可通过产生 NO 而提高细胞内的 cGMP 浓度。临床上,用硝酸甘油治疗缺血性心脏病的原理也在于此。NO 合酶的组织分布有一定的特异性,但由于 NO 能通过细胞膜弥散于细胞内外,故也可影响周围不具有 NO 合酶的细胞,通过 NO 调节细胞的新陈代谢。

　　由 2 种不同的 GC 所催化形成的 cGMP 可进一步作用于细胞内的蛋白质分子,但在不同的细胞中,它们作用的底物不同。在视网膜光感受器上的 cGMP 直接作用于离子通道;而在别的细胞中,cGMP 则与 cAMP 一样激活的是蛋白激酶,称为 cGMP 依赖性蛋白激酶(cGMP - dependent protein kinase, PKG),后者可进一步使某些底物分子磷酸化而传递信号。在不同的组织中 PKG 的底物不相同。cGMP 通过活化或抑制不同的酶系统,使细胞对外界不同的信号产生不同的反应。在 NO 致血管平滑肌松弛的信号通路中,NO 提高细胞内的 cGMP 浓度,激活 PKG,而 PKG 通路使得肌动蛋白-肌球蛋白复合物受到抑制,从而导致平滑肌细胞松弛,血管扩张。

第五节　受体酪氨酸激酶介导的信号通路

受体酪氨酸激酶(RTK)是最大的一类酶耦联受体。它既是受体,能够同细胞外的配体结合,又能充当酶的作用。在与配体结合后能将靶蛋白的酪氨酸残基磷酸化。所有的 RTK 都由 3 个部分组成的:含有配体结合位点的细胞外结构域、单次跨膜的疏水 α 螺旋区、含有酪氨酸蛋白激酶活性的细胞内结构域。已发现 50 多种不同的 RTK,主要的几种类型包括表皮生长因子受体(EGFR)、血小板生长因子受体(PDGFR)、成纤维细胞生长因子受体(FGFR)及血管内皮生长因子受体(VEGFR)等。受体酪氨酸激酶在无信号分子结合时以单体存在的,没有活性。当有信号分子与受体的胞外结构域结合时,两个单体受体分子在膜上形成二聚体。两个受体的细胞内结构域的尾部相互接触,激活它们各自的蛋白激酶的功能,使尾部的酪氨酸残基互相被磷酸化。磷酸化导致受体细胞内结构域的尾部装配成一个信号复合物。刚刚磷酸化的酪氨酸位点成为细胞内信号蛋白的结合位点,细胞内信号蛋白同受体尾部磷酸化部位结合后被激活。信号复合物通过几种不同的信号转导途径扩大信号,激活细胞内一系列的生化反应或者整合不同胞外信息引起细胞的综合应答。RTK 介导的信号通路主要包括 2 条分支,即 Ras－MAPK 信号通路和 PI3K－AKT 信号通路。

一、Ras－MAPK 信号通路

Ras 蛋白家族成员属于小 GTP 酶(small GTPase),可以结合 GTP 并把它水解为 GDP。Ras 蛋白家族的成员包括 HRASr、KRAS 和 NRAS。生长因子激活受体酪氨酸激酶后,信号被传递到 Ras 蛋白。Ras 蛋白进一步招募和活化下游蛋白并引发蛋白磷酸化的级联反应,最终导致细胞增殖效应。Ras 结合 GTP 时处于激活状态,而结合 GDP 时则处于失活状态。在 Ras－GTP 和 Ras－GDP 这 2 种分子构象中,只有 Ras－GTP 能激活 Ras 下游的信号转导过程,而 Ras－GDP 无活性。所以,Ras 蛋白可以通过调节 2 种构象的互换来控制下游细胞信号转导的打开和关闭,从而调节细胞分化、增殖和凋亡过程。Ras－MAPK 信号通路的构成一般如下:RTK→接头蛋白(Grb2)→鸟嘌呤核苷酸释放因子(如 Sos)→Ras→Raf→MEK→MAPK→转录因子→DNA 转录。当生长因子受体(如 EGF 受体)被激活后,由于自身的酪氨酸发生磷酸化,细胞质中的 Grb2－Sos 复合物便与受体结合,从而把 Sos 带到细胞膜上。Sos 蛋白则能促进 Ras－GDP 释放 GDP 及结合 GTP 而转变为 Ras－GTP 的活化状态,进而激活下游的信号转导途径。Ras 蛋白具有内在的 GTP 酶活性,但其酶活性较低。而 GTP 酶激活蛋白(GAP)则能促进 GTP 酶活性,使 Ras 蛋白水解 GTP 的速度提高 10 000 倍。

Ras下游信号传递中的重要的信号分子之一是有丝分裂原活化蛋白激酶（mitogen-activated protein kinases，MAPK）。MAPK 在细胞增殖、分化和死亡等细胞生命活动中扮演重要角色（图 9-11）。MAPK 是丝氨酸/苏氨酸蛋白激酶，在进化上高度保守。哺乳动物 MAPK 家族包括 3 类激酶：细胞外信号调节激酶（ERK）、p38 和 c-Jun 氨基末端激酶（JNK）。每种激酶又都有蛋白异构体（isoform），如 ERK1~8、P38α、P38β、P38γ、P38δ、JNK1~3。局部的 MAPK 信号链至少包括 3 个组分：MAPK 激酶的激酶（MAP3K）、MAPK 激酶（MAP2K）和 MAPK。MAP3Ks 磷酸化并激活 MAP2Ks，MAP2Ks 又磷酸化并激活 MAPK。被激活的 MAPK 能够磷酸化多种底物蛋白，其中包括转录因子 ELK-1、c-Jun、ATF2 和 P53。一条简要的 MAPK 链如下：MAP3K→MAP2K→MAPK→底物蛋白。

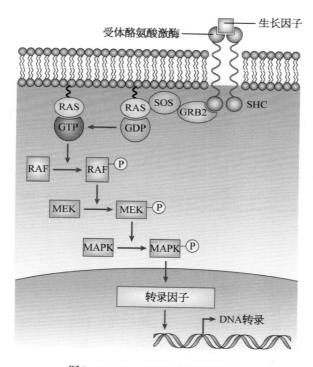

图 9-11 Ras-MAPK 信号转导途径

MAPK 信号通路与人类疾病密切相关，包括癌症和多种神经退行性疾病。例如，在阿尔兹海默病（Alzheimer's disease，AD）中，MAPK 级联反应的激活对疾病进展起重要作用，主要是通过调节神经元的凋亡，β-和 γ-分泌酶活性和 APP、tau 的磷酸化来进行的。在 AD 中 tau 蛋白被高度磷酸化，所以 ERK1/2、P38、JNK 的抑制剂是 AD 的潜在治疗药物。MAPK 信号通路也与其他几种慢性遗传病的发生紧密相关。例如，克罗恩病（Crohn's disease）是一种慢性肠道炎症。CNI-1493 作为一种 JNK 和 P38 的抑制剂被证明对克罗恩患者有较好的疗效。鉴于 MAPK 信号通路的组分在人类多种疾病的发病机制中发挥着不同的作用，组织特异性和疾病特异性的 MAPK 调控机制的阐明将会为这些人类疾病的新药开发提供更多线索。

二、PI3K - AKT 信号通路

活化的 RTK 也可以通过衔接蛋白进一步激活磷脂酰肌醇-3-激酶(PI3K)的 P110 催化亚基,PI3K 活化后将二磷酸磷脂酰肌醇(PIP_2)转化成第二信使,即三磷酸磷脂酰肌醇(PIP_3),然后通过 Rac/Cdc42 等来调控细胞骨架运动及通过激活生存信号激酶 PKB/AKT 等靶蛋白来调控细胞生存(图9-12)。另外,鸟嘌呤解离刺激因子(RalGDS)是一种 Ras 相关蛋白 Ral 的 GTP/GDP 交换因子(guanine exchange factor, GEF)。RalGDS 激活 RalA/B 相关小 GTP 酶。RalBP 是一个 GTP 酶激活蛋白,能抑制 Cdc42 和 RacGTP 酶,然后通过 Rac/Cdc42 调控激动蛋白细胞骨架的重组及转录因子 NF-κB 的活化,从而促进抗凋亡蛋白的产生来抑制细胞凋亡。

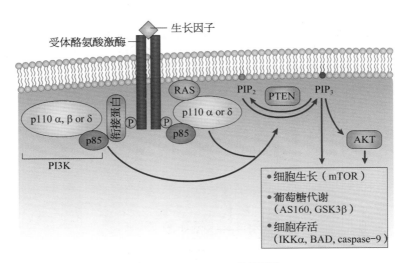

图9-12 PI3K - AKT 信号通路

PI3K 蛋白激酶家族参与细胞增殖、分化、凋亡等多种细胞功能的调节。PI3K 的活性增加与多种癌症相关。PI3K 能够磷酸化磷脂酰肌醇(phosphatidylinositol, PI 或 PtdIns)肌醇环上的羟基。PI 定位于细胞膜,在细胞膜组分中所占比例相较磷脂酰胆碱、磷脂酰乙醇胺和磷脂酰丝氨酸而言含量少。PI 的肌醇环上有5个可被磷酸化的位点,多种激酶可磷酸化 PI 肌醇环上的第4和第5位点,形成 PI-4,5-二磷酸(PIP_2)。通常情况下,PIP_2 被磷脂酶 C(PLC)分解为第二信使,包括二酰甘油(DAG)和肌醇-1,4,5-三磷酸(IP_3)。而 PI3K 可以转移一个磷酸基团至 PIP_2 肌醇环的第3位点,形成 PI-3,4,5-三磷酸(PIP_3),把一系列重要的信号蛋白招募到细胞膜附近,介导下游信号的转导,调节细胞的黏附、生长和存活。

PI3K 是一个异二聚体,由调节亚基和催化亚基组成。调节亚基含有 SH2 和 SH3 结构域,与含有相应结合位点(如 RTK 上的磷酸化的酪氨酸残基)的靶蛋白相作用。该亚基通常称为 P85。目前已知的5种调节亚基,大小从相对分子质量 50 000~110 000 不等。催化亚

基有 3 种,即 P110α、β、γ,广泛分布于各种细胞中。多种生长因子和信号传导复合物,包括成纤维细胞生长因子(FGF)、血管内皮生长因子(VEGF)、人生长因子(HGF)和胰岛素都能启动 PI3K 的激活过程。这些因子激活受体酪氨酸激酶(RTK),引起 RTK 的二聚体化和自磷酸化。受体上磷酸化的残基为 PI3K 的 P85 亚基提供了对接位点。而在另一些情况下,受体磷酸化后则会招募一个衔接蛋白来介导与 PI3K 的结合。例如,当胰岛素激活其受体后,需要募集胰岛素受体底物蛋白(IRS)来结合 PI3K。另一个例子是,当整联蛋白被激活后,黏着斑激酶则作为接头蛋白,提供 PI3K 上的 p85 亚基的停泊位点。在以上各种情形下,P85 亚基的 SH2 和 SH3 结构域均在一个磷酸化位点与接头蛋白结合。PI3K 被招募到活化的受体附近后,便起始多种 PI 中间体的磷酸化。例如,PI3K 将 PIP_2 转化为 PIP_3;同时 PTEN (phosphatase and tensin homology)则起到与 PI3K 相反的作用,即脱去磷酸肌醇底物上的磷酸。PTEN 通过负性调控胞内 PIP3 的活性水平来负性调控 PI3K - AKT 信号通路。

　　许多 PI3K 的下游蛋白含有普列克底物蛋白同源结构域(pleckstrin homology,PH),因而能与 PIP_2 或 PIP_3 结合。这种相互作用可以控制这些蛋白与膜结合的时间与定位。通过这种方式来调节蛋白的活性。蛋白与 PIP_2 或 PIP_3 之间的相互作用亦能引起蛋白构象的变化而改变其功能。PI3K 下游蛋白中最重要的效应物是 AKT(又称为 protein kinase B)和 PDK1(phosphoinositide dependent kinase - 1)。PIP_3 促使 PDK1 磷酸化 AKT 蛋白而导致 AKT 活化。

　　AKT 可分为 3 种亚型(AKT1、AKT2、AKT3 或 PKBα、PKBβ、PKBγ)。3 种亚型的功能各异,也有重叠。活化的 AKT 通过磷酸化多种酶和转录因子等下游信号分子来调节细胞的功能。例如,AKT 可以促进葡萄糖的代谢:AKT 能激活 AS160,进而促进 GLUT4 对葡萄糖的转运和肌细胞对葡萄糖的吸收;AKT 也能磷酸化 GSK3β 而抑制其活性,从而促进葡萄糖的代谢和调节细胞的周期;AKT 磷酸化 TSC1/2,可阻止其对小 G 蛋白 Rheb 的负调控,进而使得 Rheb 富集及对西罗莫司敏感的 mTOR 复合体(mTORC1)的活化,进而激活蛋白翻译,促进细胞的生长。

　　AKT 也能通过下游多种途径对靶蛋白进行磷酸化而发挥抗细胞凋亡的作用:ATK 激活 IKKα,导致 NF - κB 的抑制剂 I - κB 的降解,从而使 NF - κB 从细胞质中释放出来进行核转位,激活其靶基因而促进细胞的存活;AKT 磷酸化 Bcl - 2 家族成员 BAD,使其与 14 - 3 - 3 结合而阻止其与 Bcl - XL 结合起始凋亡;AKT 能抑制蛋白水解酶胱冬裂酶(caspase - 9)的活性而阻止凋亡级联反应的激活。

第六节　细胞因子受体介导的信号通路

　　细胞因子是指由免疫细胞(如巨噬细胞、T 细胞、B 细胞、NK 细胞等)和某些非免疫细胞(内皮细胞、表皮细胞等)合成、分泌的一类具有广泛生物学活性的小分子蛋白。细胞因子不仅作用于免疫系统和造血系统,还广泛作用于神经、内分泌系统。细胞因子主要分为以下几类：白细胞介素（interleukin，IL）、集落刺激因子（colony stimulating factor，CSF）、干扰素（interferon，IFN）、肿瘤坏死因子（tumor necrosis factor，TNF）、转化生长因子-β家族（transforming growth factor-β family，TGF-β family）、生长因子（growth factor，GF）和趋化因子家族（chemokine family）。细胞因子通过与靶细胞膜表面的细胞因子受体结合而将信号传递到细胞内部，并实现生物学功能。与受体酪氨酸激酶不同，细胞因子受体由于自身分子结构的特点而缺乏内在酶活性，而是需要借助细胞内的其他激酶来接力信号转导，如JAK激酶（Janus kinase）和它介导的JAK-STAT信号通路。

一、JAK-STAT 信号通路

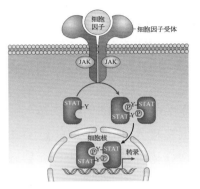

图 9-13　JAK-STAT 信号通路

JAK-STAT 通路是细胞因子受体介导的信号通路，与第二信使介导的信号通路处于同等重要的地位（图9-13）。细胞因子与相应的受体结合后二聚化，使得与受体耦联的JAK激酶靠近并通过相互酪氨酸磷酸化作用而活化。磷酸化进一步激活JAK，使它可以磷酸化细胞因子受体。而受体蛋白上的磷酸化酪氨酸残基为信号转导和转录活化蛋白（signal transducer and activator of transcription，STAT）提供了停泊位点（docking site）。STAT 是一种潜伏在细胞质中的信号蛋白，时刻准备接受JAK的激活信号而进行下游的信号传递。STAT 与受体在停泊位点的结合使STAT 定位在细胞膜附近，并且被JAK激酶磷酸化。一旦发生磷酸化，STAT 会形成二聚体，即每个STAT 分子结合在另一个STAT 分子的磷酸化的酪氨酸残基上。STAT 二聚体是活跃的转录因子，能进入细胞核结合特定的DNA 序列来促进相关基因的表达。蛋白磷酸酶除去信号通路中蛋白上的磷酸基团时，信号传导途径就被去活化。

JAK 属于非受体型酪氨酸激酶家族，包括4种蛋白：Jak1、Jak2、Jak3和Tyk2。而STAT 家族则包括Stat1、Stat2、Stat3、Stat4、Stat5a、Stat5b和Stat6。在同一个细胞中，不同的细胞因子受体被激活导致不同的STAT 蛋白的二聚体的形成。不同的STAT 二聚体结合到不同基因的启动子中特定的DNA 序列上。通过这种方式，每种细胞因子可以激活一系列特定的基因从而引起细胞的特定反应。

二、JAK-STAT 信号通路与肿瘤

炎症性疾病可以引起和促进致癌转化；肿瘤细胞的遗传和表观遗传变化也可以产生炎症性微环境，进一步促进肿瘤发展。JAK-STAT 信号通路处于细胞因子介导的炎症反应的中心，所以在肿瘤的发生和形成中扮演了重要角色。特别是STAT3 蛋白，不管在恶性转化还是肿瘤发展期间，都能有选择性地诱导和维持有利于肿瘤细胞的炎症性微环境（图9-14）。这些肿瘤可以由细胞的遗传改变引发，也可以由化学致癌物、阳光、感染、吸烟和压力等环境因素引发。

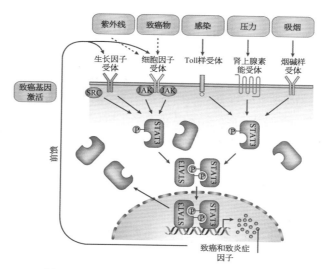

图 9 - 14 JAK - STAT 信号通路和肿瘤发生的关系

STAT3 的信号通路与 NF - κB 的信号通路联系紧密。NF - κB 的靶基因编码的炎症因子,如白细胞介素- 6(IL - 6)是重要的 STAT3 激活物。在肿瘤中,STAT3 可以直接与 NF - κB 家族成员 RELA 相互作用,使其被隔离在细胞核中,促进 NF - κB 的构成性活化(constitutive activation)。同时,STAT3、STAT5 和 STAT6 能够对细胞的抗肿瘤免疫应答起抑制作用。例如,STAT3 介导调节性 T 细胞在肿瘤中的扩增,参与 TH17 细胞的发育。STAT3 在肿瘤中的激活诱导了细胞因子、生长因子、促血管生成因子的表达,以自分泌或旁分泌的方式进行。分泌的信号分子与相应的受体结合后又进一步导致更多 STAT3 的激活,在肿瘤微环境中形成了一条前馈环路。细胞在没有发生恶性转化之前,先通过激活 STAT3,表达和分泌细胞因子产生促肿瘤的炎症微环境,为肿瘤的发生和发展奠定前期基础。正因为其在肿瘤发生和发展中的重要作用,STAT3 是一个极具前景的抗肿瘤药物分子靶标,可以用于开发药物来调节免疫应答和促进肿瘤治疗。

第七节 蛋白水解相关的信号通路

上面讨论了多条可逆的信号通路,其中的激活和去激活过程多数通过可逆磷酸化实现。与之鲜明对比的是本质上不可逆的信号通路。不可逆的主要原因是在这些信号通路中的信号蛋白被水解和切割成片段,而并不存在把这些片段连接和复原成起始蛋白的细胞机制。下面主要讨论 2 条这样的信号通路:一是 NF - κB 通路,它使细胞能够及时有效地对一系列应激情况做出适当的反应;二是 Notch-Delta 通路,它决定了发育期间许多类型的细胞的命运。细胞表面受体 Notch 的蛋白水解性的激活需要依赖早老蛋白(presenilin 1)的协助。早老蛋白(presenilin 1)是一种膜蛋白,在阿尔茨海默病的发病过程中起作用。

一、NF－κB 信号通路

前面的例子证明了信号诱导的磷酸化在调节转录因子的活性中的重要性。另一种用于调节转录因子活性的机制在研究哺乳动物细胞和果蝇的过程中被发现。这种机制涉及磷酸化和抑制蛋白的泛素介导的降解,以 NF－κB 转录因子通路为典型代表。NF－κB 最初在 B 细胞中被发现。它可以激活免疫球蛋白轻链的基因表达。现在 NF－κB 被认为是哺乳动物免疫系统中的主要的转录调节因子。虽然果蝇不产生抗体,但是果蝇中 NF－κB 的同源物通过诱导合成大量分泌性的抗微生物肽来协调机体对细菌和病毒感染的免疫反应。NF－κB 在哺乳动物的免疫系统中能够被迅速激活,用于应对感染、炎症和电离辐射等应激情况。在感染发生后,它也能被附近细胞分泌的炎性细胞因子激活,如肿瘤坏死因子(TNF)和白细胞介素－1(IL－1)。

哺乳动物细胞的生化研究和果蝇的遗传学研究为 NF－κB 通路(图9－15)的运作机制提供了重要的信息。异二聚体 NF－κB 的 2 个亚单位(P50 和 P65)在它们的 N 端都有一个同源性的区域。这个区域是二聚化和 DNA 结合必不可少的。在静息细胞中,NF－κB 与 I－κB 结合。I－κB 是一种抑制蛋白,它使 NF－κB 被隔离在细胞质中处于非活性状态。2 个 I－κB 分子分别与 NF－κB 上的 P50 和 P65 亚基的 N 端结构域结合,掩盖了它们的核定位信号,导致 NF－κB 不能进入细胞核。蛋白质激酶复合物 I－κB 激酶是所有激活 NF－κB 的胞外信号的汇合点。在细胞接受刺激的几分钟之内,I－κB 激酶被激活而磷酸化 I－κB 上的 2 个 N 端的丝氨酸残基。然后,E3 泛素连接酶结合这些被磷酸化的丝氨酸残基使 I－κB 多聚泛素化,触发它通过蛋白酶体直接被降解。I－κB 的降解暴露了 NF－κB 的核定位信号,NF－κB 可以被转运到细胞核中去激活多种靶基因。在 I－κB 的突变体的细胞中,I－κB 的两个丝氨酸被突变为丙氨酸,因此不能被磷酸化,于是 NF－κB 通路被永久性地抑制了。这表明 I－κB 的磷酸化对 NF－κB 的信号通路的活化至关重要。尽管 NF－κB 通路通过蛋白水

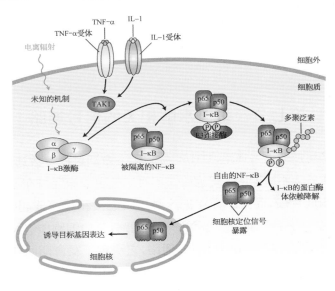

图 9－15　NF－κB 通路

解被激活,却没有去磷酸化的灭活机制。取而代之的机制是 NF-κB 的一个负反馈回路:NF-κB 的激活促进 I-κB 基因的表达,导致 I-κB 的浓度升高,于是更多的 I-κB 可以结合细胞核中被激活的 NF-κB,并且回到细胞质中而减弱 NF-κB 的作用。

NF-κB 激活超过 150 个基因的转录,包括细胞因子和趋化因子。它们可以吸引其他免疫系统细胞和成纤维细胞到感染部位,还可以促进受体蛋白质的表达,并且使中性粒细胞从血液迁移进入下层组织中。另外,NF-κB 可以刺激诱导型一氧化氮合酶(iNOS)的表达,产生对细菌细胞有毒性的一氧化氮及激发几种抗凋亡蛋白的表达来防止细胞死亡。NF-κB 转录因子可以激活体内的防御机制,一则可以直接响应病原体和外来压力,二则可以间接响应从其他感染或受伤的组织和细胞中释放的信号分子。

除了在炎症和免疫中发挥作用,NF-κB 在哺乳动物发育过程中也起到关键作用。例如,缺乏 I-κB 激酶的小鼠胚胎会在妊娠中期死于肝脏退化,由肝脏细胞的过度凋亡引发。同样,细胞周期蛋白激酶依赖性抑制剂的降解在酵母细胞的细胞周期中起重要作用。这说明磷酸化依赖的蛋白降解可能是许多不同的细胞事件中共同的调控机制。

二、 Notch-Delta 信号通路

Notch 和它的配体 Delta 都是跨膜蛋白。它们的胞外结构域有众多 EGF 样的重复序列。它们参与了无脊椎动物和脊椎动物中的一种高度保守和重要的细胞分化形式,即侧抑制(lateral inhibition)。侧抑制是指相邻的发育等同性的细胞却有着完全不同的细胞分化命运。这个过程对于防止过多的神经前体细胞形成未分化的上皮细胞层特别重要。Notch 在内质网中被合成,随后与 presenilin 1 结合形成 1 个多次跨膜蛋白的复合体。复合体进入高尔基复合体被修饰,再被运到细胞膜。在高尔基中,Notch 经过蛋白水解切割产生 1 个细胞外亚基和 1 个跨膜亚基。在和另一个细胞表面的 Delta 蛋白结合之前,2 个亚基以非共价的形式相结合。Notch 结合 Delta 后触发响应细胞(图 9-16)的 2 次蛋白水解切割。第 1 次切割由金属蛋白酶 α 肿瘤坏死因子转换酶(TACE)催化。第 2 次切割发生在 Notch 的疏水跨膜区域内,由 presenilin 1 催化并释放 Notch 的细胞内片段。细胞内片段转移到细胞核中激活相应的转录因子。在果蝇中,Notch 的细胞内片段与 DNA 结合蛋白 SuH 结合,激活许多基因的表达,影响发育过程中的细胞命运的决定。

presenilin 1 最初被发现经常在早发常染色体显性阿尔茨海默病中发生突变。与阿尔茨海默病相关的主要病理变化是淀粉样蛋白斑在细胞中的积聚,其中包含 42 残基的小肽,这种肽是由淀粉样前体蛋白(APP)水解切割反应得来的。APP 是一种细胞表面蛋白。APP 的切割由 2 条途径介导。每条通路的第 1 次切割反应发生在细胞外结构域,由 α-或 β-分泌酶催化。而第 2 次切割则由 γ-分泌酶催化。支持 presenilin 1 在 Notch 信号通路中的作用的证据部分来自于线虫的遗传学研究。研究者发现,presenilin 1 的突变引起与 Notch 突变相类似的发育缺陷。后来的研究工作也表明,缺失 presenilin 1 的小鼠神经元细胞中的 Notch 不能被蛋白水解。但 presenilin 1 是否是真正的分泌酶的蛋白酶,或是真正的蛋白酶的辅助因子仍然有待进一步的研究。

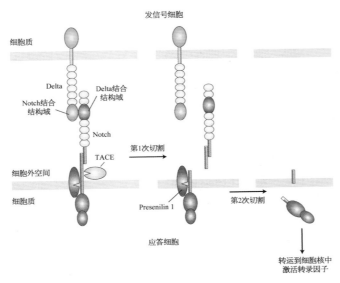

图 9 - 16　Notch-Delta 信号通路

第八节　细胞信号转导的特点

一、蛋白质的磷酸化和去磷酸化

蛋白质的磷酸化和去磷酸化是绝大多数信号分子可逆地激活的共同机制。例如,cAMP 激活 PKA,IP_3 通过提高细胞内 Ca^{2+} 的浓度与 CaM 一起激活 Ca^{2+} 或 CaM 依赖性蛋白激酶,DAG 激活 PKC。所有这些蛋白激酶的激活使底物蛋白磷酸化,产生各种生物学变化,包括基因表达的调节。

二、信号转导过程中的级联反应

细胞内蛋白质的磷酸化和去磷酸化可以引起级联(cascade)反应,即催化某一步反应的蛋白质由上一步反应的产物激活或抑制。这种级联效应对细胞至少有两方面好处:一系列酶促反应仅通过单一种类的化学分子便可以加以调节;使信号得到逐渐放大。例如,血液中仅需 10^{-10} mol/L 肾上腺素,便可刺激肝糖原和肌糖原分解产生葡萄糖,使血糖升高 50%。如此微量的激素可以通过信号转导促使细胞生成 10^{-6} mol/L 的 cAMP,信号被放大了 10 000 倍(图 9 - 17)。此后经过 3 步酶促反应,信号又可放大 10 000 倍。

三、信号转导途径的通用性与特异性

信号转导途径的通用性是指同一条信号转导途径可在细胞的多种功能效应中发挥作用。例如,cAMP 途径不仅可介导胞外信号对细胞的生长、分化产生效应,也可在物质代谢的

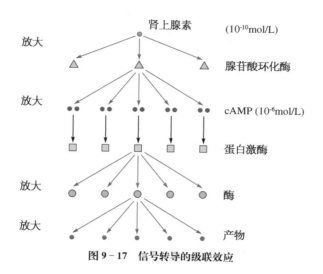

图 9 - 17　信号转导的级联效应

调节、神经递质的释放等方面起作用，使得信号转导途径呈现出保守、经济的特点。这是生物进化的结果。信号转导途径的特异性则是介导信号对细胞功能精细调节的必要条件。其产生的基础是受体的特异性，与信号转导相关的蛋白质，如 G 蛋白家族成员及各种类型的蛋白激酶，它们在结构及分布等方面的多样性及它们作用发生的时间对于信号转导途径特异性的形成均有一定的影响。

四、 胞内信号转导途径的交叉对话

由于参与信号转导的分子大多数都有复杂的异构体和同工酶。它们对上游激活条件的要求各有不同，而对于其下游底物分子的识别也有差别，使整个信号转导途径之间可相互影响，即交叉对话（crosstalk），形成复杂的信号网络。事实上，每一种受体被活化后通常导致多种第二信使的生成；另一方面，不同种类的受体也可以刺激或抑制产生同一种第二信使，包括 Ca^{2+}、DAG 和 IP_3 等。

（朱　顺）

第十章　细　胞　运　动

细胞运动（cell motility）是生命进化的最重要成果之一。原始的细胞可能是不能主动地运动的，它们飘浮在周围的液体环境中，代谢物靠扩散作用在细胞内分布。但是随着细胞体积的增大及功能的越来越复杂，细胞内形成了负责物质流动的转运系统。这些系统同时也构成了细胞的运动器，使细胞能够转移到更适合其生长的地点。细胞运动与医学也有着密切的联系。

第一节　细胞运动的形式

细胞运动的表现形式多种多样，从染色体分离到纤毛、鞭毛的摆动，从细胞形状的改变到位置的迁移。所有的细胞运动都和细胞内的细胞骨架体系（尤其是微管、微丝）有关，同时需要 ATP 和马达蛋白（motor protein），后者分解 ATP，所释放的能量驱使细胞运动。

一、细胞的位置移动

与位置移动有关的细胞运动方式大体上可分为：①局部性的、近距离的移动；②整体性的、远距离的移动。例如，在动物发育过程中，胚胎内单个细胞或一群细胞发生位置迁徙，形成原始器官；吞噬细胞具有趋向性，能主动搜寻侵入体内的病原微生物，保护宿主抵御感染。另一方面，肿瘤扩散也是由于癌细胞的运动功能失去控制而造成的。

（一）鞭毛、纤毛摆动

从细胞水平而言，单细胞生物可以依赖某些特化的细胞结构如纤毛、鞭毛的摆动在液态环境中移动其体位。高等动物精子的运动，基本上也属于这一类。在多细胞动物中，纤毛摆动有时不能引起细胞本身在位置上的移动，但可以起到运送物质的作用。例如，哺乳类的输卵管内摆动的纤毛能将卵细胞推向子宫的方向；人体气管的纤毛上皮细胞凭借纤毛的摆动，可使混悬在液体中的固体颗粒在细胞表面运行。

（二）阿米巴样运动

原生动物阿米巴（amoeba）是进行这类运动的典型例子。这种运动方式也因此而得名。高等动物中巨噬细胞和部分白细胞等也进行类似的运动方式。

当阿米巴附着在固体的表面移动时，在前进方向的一端，细胞伸出一个或数个大小不等的伪足（pseudopodium）。一部分细胞质就移进这些伪足，同时后面的原生质也随着收缩前进。应该指出,如果细胞不附着于固体表面的话,虽然仍可有伪足伸出,但细胞不能前进。这说明,细胞进行阿米巴样运动需要"附着点"。

(三) 褶皱运动

将哺乳动物的成纤维细胞进行体外培养,可以看到另一种细胞运动方式,即细胞膜表面变皱,形成若干波动式的褶皱和较长的突起。细胞的移动是靠这些褶皱和突起不断交替地与玻璃表面相接触。在细胞移动时,原生质也跟着流动,但仅局限于细胞的边缘区,而不像阿米巴样运动那样是在细胞的中央部位。

二、细胞的形态改变

并非所有的细胞都会产生位置的移动。事实上,体内大多数细胞的位置是相对固定不变的,但是它们仍然能表现出十分活跃的形态改变,如肌纤维收缩、顶体反应、神经元轴突生长、细胞表面突起(微绒毛、伪足等)、细胞分裂中的胞质分裂(cytokinesis)等。细胞骨架能维持细胞的形状,却又不仅仅是一个被动的支架,而是非常复杂的动态网络,不断组装(聚合)和去组装(解聚),使细胞能适应其功能状态发生形状改变及其他运动方式。

在形态改变时,某些细胞的移动是微丝收缩的结果,如神经板形成神经沟、胰脏的开始隆起和原肠的形成等。参与这些形态建成的细胞顶端,都有一圈微丝纤维束,当微丝收缩时,使平板内陷或外突而形成沟或束。有的形态建成运动与微管的作用密切相关。例如,当精细胞形成精子时,细胞核伸得很长,与此同时,细胞中出现有大量规则排列的微管与细胞核相互缠绕在一起。

三、细胞内运动

细胞运动中最复杂微妙的方式当属那些发生在细胞内的运动。

(一) 细胞质流动

在体积较大的圆柱状藻类植物如丽藻(*Nitella*)和轮藻(*Chara*)中很容易观察到细胞质流动(cytoplasmic streaming),细胞质以大约 4.5 mm/min 的速率进行快速环流。细胞代谢物主要通过胞质环流来实现在细胞内的扩散,这对于植物细胞和阿米巴等体积较大的细胞尤为重要。研究发现,胞质流动的速率从细胞中央到细胞壁(最大)逐渐增大,说明驱动细胞质流动的力量位于细胞膜。经研究发现:在细胞质中有成束的微丝存在,并与环流方向平行。

(二) 膜泡运输

细胞内常见的而且很重要的运输形式是以生物膜将所要运输的物质包装起来形成膜泡在细胞内移行运输。这些包装膜可以源自细胞膜、内质网膜及高尔基复合体的膜囊等,分别运输不同的内容物。膜泡运输不仅把某些物质从甲地运至乙地,同时也说明细胞内各种膜性结构的动态关系及膜的相互移行现象。这对于树立细胞整体性的观点和理解细胞活动是很重要的。

胞吞作用与微丝密切相关。在将要形成吞噬体的细胞膜下方,微丝明显增多。在吞噬体形成过程中,微丝集中在其周围,待吞噬泡完全形成,微丝即迅速消失。关于胞吐作用,多数学者认为它与微丝、微管有一定关系。

（三）物质运输

神经元是一种具有特别形状的细胞，其轴突可长达数米。由于核糖体只存在于神经元的胞体和树突中。因此，在胞体中合成的蛋白质、神经递质、小分子物质及线粒体等膜性结构都必须沿轴突运输到神经末梢；同理，一些物质也要运回胞体，在胞体内被破坏或重新组装；有些病毒或毒素进入外周后，也可沿轴突到达胞体。这些发生在轴突内的物质运输称为轴突运输（axonal transport）。目前已知，轴突运输是沿着微管提供的轨道进行的。

许多两栖类的皮肤和许多鱼类的鳞片含有特化的色素细胞。在神经和肌肉的控制下，这些细胞中的色素颗粒可以在几秒钟内迅速地分布到细胞各处，从而使皮肤颜色变深；又能很快地运回到细胞中心而使皮肤颜色变浅。观察表明，微管为这一过程提供了运输轨道。

（四）染色体分离

在周期细胞的有丝分裂期，染色体在细胞内剧烈运动。中期时染色体排列组装赤道板上，后期姐妹染色单体分离移向细胞的两极。染色体的这种运动对于其正确分离，保证遗传稳定性具有重要意义。生殖细胞在减数分裂产生配子的过程中也要进行染色体分离。

第二节　细胞运动的机制与实例

细胞运动有两种基本机制。其中第 1 种机制需要一类特殊的酶参与，这些酶即马达蛋白。马达蛋白能水解 ATP 获得能量，沿着微丝或微管移动。第 2 种机制是由于微管蛋白或肌动蛋白聚合，组装成束状或网络而引起细胞运动。此外，有些细胞运动方式由两种机制共同参与。

一、马达蛋白

马达蛋白能沿着有细胞骨架铺就的"轨道"运动，所需的能量由 ATP 提供。与微丝有关的马达蛋白是肌球蛋白；而与微管有关的马达蛋白有驱动蛋白和动力蛋白等。

（一）肌球蛋白

所有真核细胞都含有肌球蛋白（myosin）。目前已鉴定出了十余种肌球蛋白家族成员，其中含量最丰富的是肌球蛋白 Ⅰ 和 Ⅱ。此外，肌球蛋白 Ⅴ 也引起了关注。肌球蛋白 Ⅱ 为肌肉收缩和胞质分裂提供动力；肌球蛋白 Ⅰ、Ⅴ 则与骨架-膜的相互作用（如膜泡运输）有关。

每个肌球蛋白分子由一条重链和数条轻链组成，用胰凝乳蛋白酶（chymotrypsin）和木瓜蛋白酶（papain）可以将其消化成 3 个片段（图 10-1）：①头部又称 S1 片段，由重链的 N 端构成，序列很保守，其上有结合肌动蛋白和 ATP 的位点，是水解 ATP 产生动力的部位；②颈部为高度 α-螺旋的区域，可以通过结合钙调素或类似的轻链来调节头部的活性；③尾部是重链的 C 端，含有特殊的结合位点，决定了肌球蛋白是形成二聚体还是细丝，是与其他尾部结合还是与膜结合。3 种肌球蛋白的主要异同如图 10-1 和表 10-1 所示。

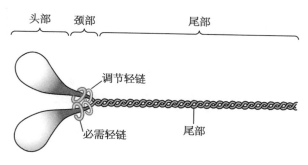

图 10-1 肌球蛋白的分子结构

表 10-1 3 种主要肌球蛋白类型的比较

区别点	Ⅰ 型	Ⅱ 型	Ⅴ 型
存在形式	单体	二聚体	二聚体
膜结合位点	有	无	有
轻链成分	钙调蛋白×3	钙调蛋白样蛋白(必需轻链×1 调节轻链×1)	钙调蛋白×4

（二）驱动蛋白

驱动蛋白(kinesin)是微管马达蛋白,其分子结构与肌球蛋白类似,由 2 条重链和 2 条轻链聚合而成。驱动蛋白含有 3 个结构域:1 对大球形的头部、中央长柄部和 1 对小球形尾部,尾部含轻链(图10-2)。其中头部是产生动力的活性部位,尾部能与膜泡结合。

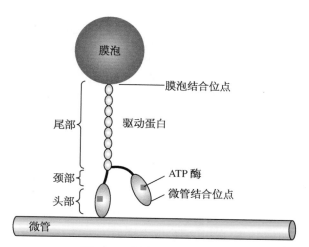

图 10-2 驱动蛋白的分子结构

（三）动力蛋白

细胞中还存在另一种微管马达蛋白——动力蛋白(dynein)。动力蛋白又可分为胞质动力蛋白(介导膜泡转运)和纤毛(或鞭毛)动力蛋白(图 10-3)。

胞质动力蛋白不能直接与膜泡相连接,必须借助于接头蛋白对不同的膜泡进行选择。动力蛋白激活蛋白(dynactin)能够帮助动力蛋白与膜泡及微管进行连接,还可以调节动力蛋

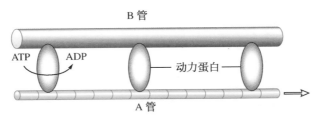

图 10-3 动力蛋白参与鞭毛 A 管、B 管之间的滑动

白的活性。它是一个短杆状的多亚基复合体,由几个多肽和 1 个短的纤维结构组成,纤维的成分是肌动蛋白相关蛋白 Arp1(actin-related protein 1)。高尔基复合体的膜上覆盖一些蛋白质[如锚蛋白(ankyrin)和血影蛋白(spectrin)]能与 Arp1 纤维结合,从而介导动力蛋白附着到细胞器上(图 10-4)。

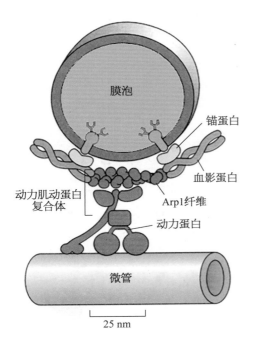

图 10-4 动力蛋白激活蛋白(dynactin)复合体连接动力蛋白与膜泡

二、马达蛋白介导细胞运动的机制

下面主要以肌球蛋白为例阐述马达蛋白介导细胞运动的机制。在 ATP 存在的情况下,肌球蛋白的头部结合在肌动蛋白丝(微丝)上,通过水解 ATP,朝向微丝的(+)端移动。这种移动是不连续的,每水解 1 分子 ATP,肌球蛋白移动 2~3 个肌动蛋白亚基的距离(11~15 nm),同时产生 3~4 pN 的力量。这一力量足以引起膜泡运输及肌细胞中粗细肌丝的滑动。

假设水解 1 分子 ATP 引发肌球蛋白的一个运动周期,其机制为(图 10-5):①在初始状态,肌球蛋白与肌动蛋白紧密结合,此时 ATP 结合位点是空的。②当结合 ATP 后,肌球蛋白头部的肌动蛋白结合位点开放,头部从肌动蛋白丝解离。③ATP 被水解成 ADP 和 Pi,ATP 结合位点关闭,引起肌球蛋白头部变构弯曲。④变构的肌球蛋白头部结合到新的肌动蛋白亚基上,这时结合还不牢固,随后 Pi 从 ATP 结合位点释放出来,结合变得十分牢固。随后肌球蛋白头部的构象恢复,带动颈部和尾部朝肌动蛋白丝的(+)端移动。⑤ADP 释放,肌球蛋白恢复初始状态。

肌球蛋白 I 和 V 的尾部具有膜结合位点,通过上述机制能携带它们的货物(膜泡)沿着微丝运输(图 10-6)。事实上,肌球蛋白和肌动蛋白丝的位置移动是相对的。在肌纤维中,由肌球蛋白 II 组成的粗丝被固定,能拉动由肌动蛋白丝组成的细丝朝(一)端移动,粗、细肌丝的相对滑动便引起了肌肉收缩。

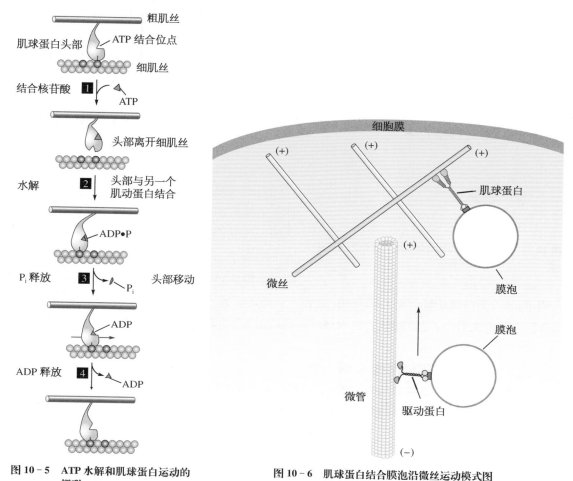

图 10-5 ATP 水解和肌球蛋白运动的耦联

图 10-6 肌球蛋白结合膜泡沿微丝运动模式图

驱动蛋白和动力蛋白的运动机制和肌球蛋白相似,但是它们以微管作为运动的轨道。驱动蛋白的运动方向朝微管的(＋)端;而动力蛋白则与之相反,朝向微管的(－)端运动。动力蛋白在纤毛和鞭毛的摆动中起重要作用。

越来越多的证据表明,膜泡既是微管马达蛋白的货物,也是微丝马达蛋白的货物。每一个膜泡上至少结合有 2 种马达蛋白:一种为肌球蛋白;另一种是驱动蛋白或动力蛋白。因而膜泡既可沿微管运动,也可沿微丝运动。但是,在某一特定的时间里,只有一种马达蛋白是有活性的。例如,在轴突运输(胞体往轴突末端方向)中,膜泡首先由驱动蛋白驱使沿微管朝(＋)端运动,到达神经末梢;在神经末梢,这些膜泡必须穿过富含肌动蛋白丝的皮质区到达突触部位。这时的运动是由肌球蛋白驱动的。

三、纤毛和鞭毛的运动机制

所有真核细胞的纤毛和鞭毛在结构上是一致的,即由细胞膜包绕一束由微管组成的轴丝;轴丝由 9 根二联管环绕一对单管而呈"9＋2"的排列。二联管结构是轴丝特有的,A 管伸

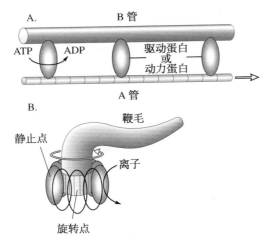

图 10-7　纤毛和鞭毛的运动是通过二联管之间相互滑动而实现的

出内、外 2 条动力蛋白臂,指向相邻二联管的 B 管。现在已知,纤毛和鞭毛的摆动是通过 A 管动力蛋白臂水解 ATP 释放能量,促使动力蛋白沿相邻的 B 管朝(一)端走动,从而引起二联管之间相互滑动而实现的(图 10-7)。

纤毛和鞭毛摆动的特征是从基体产生滑动,沿着轴丝将弯曲传递到尾部。因此,二联管之间的滑动必须转换为弯曲运动。当轴丝上任意两点的滑动速率不等时,滑动即可转换为弯曲。这种滑动速率的差异主要来自维持轴丝结构的联结蛋白(如放射辐、连丝蛋白等),它们在一定程度上限制了二联管的自由滑动;其次,在某一时间某一位置,只有部分动力蛋白臂被激活,激活一半的动力蛋白臂使轴丝朝一边弯曲,激活另一半则朝另一边弯曲。2 条动力蛋白臂的作用不同,内臂产生滑动,导致轴丝弯曲,而外臂可以加快滑动的速度。

四、微丝和微管组装引起细胞运动

除了上述由马达蛋白参与的细胞运动方式外,有时肌动蛋白、微管蛋白的组装和去组装本身就能引起细胞产生某种运动。以下仅举例说明。

(一)顶体反应

海参卵的表面覆盖着一层厚 50 μm 的胶状物,为了越过这道屏障,精子细胞首先伸出一根长 80 μm 的顶体突起,穿透胶质层和卵黄层,使精卵细胞膜融合而完成受精。这个过程即为顶体反应(acrosomal reaction)(图 10-8)。

顶体突起由一束微丝支撑。这些微丝束是在顶体反应开始后才重新聚合组装的。肌动蛋白丝从一小段微丝核心的(+)端不断聚合而延长,推动顶体突起的细胞膜向前伸长。顶体反应后,精子核进入卵细胞。

(二)细菌在宿主细胞内的运动

单胞李斯特菌(*Listeria monocytogenes*)感染哺乳动物细胞后,能在宿主细胞质内以约 11 μm/min 的速度移动。荧光染色显示,肌动蛋白短细丝在细菌中形成类似火箭尾的网状结构,该结构中不含肌球蛋白。进一步研究发现,该"尾巴"不断有肌动蛋白脱落,与此同时,在其最靠近细菌的部位加入新的肌动蛋白单体。这说明肌动蛋白尾的组装推动了细菌不断向前移动。

五、染色体分离

通过有丝分裂,复制后的染色体平均分配到 2 个子细胞中,这个过程很少发生错误。染色体分离包含微管组装动力学和马达蛋白水解 ATP 两种机制。

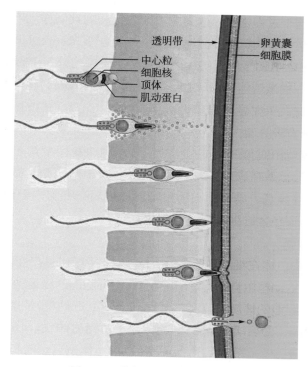

图 10-8 海参精子的顶体反应过程

（一）有丝分裂器

细胞的有丝分裂器（mitotic apparatus）是一个动态的结构，在中期细胞中包括两部分（图 10-9）：①纺锤体（spindle），是由对称的微管束组成的形似橄榄球的结构，在细胞的赤道板被染色体一分为二；②星体（aster），在纺锤体的两端各有 1 个，为一簇呈放射状的微管。纺锤体两极的中心体发出的微管分为 3 种。在纺锤体中有动粒微管和极微管。它们指向赤道板，其中动粒微管与染色体着丝点处的动粒（kinetochore）结合，而极微管不与染色体接触。第 3 种微管存在于星体中，不参与纺锤体的组装，称为星体微管。

（二）有丝分裂器的组装

在有丝分裂前期，染色质开始浓集形成特定数目的染色体。同时有丝分裂器开始组装，包括微管蛋白聚合、中心体分离、

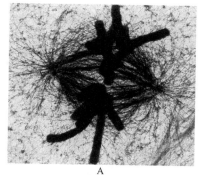

A

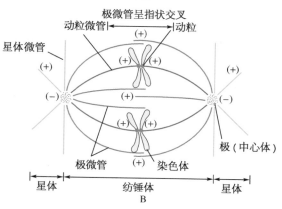

B

图 10-9 有丝分裂器的组成

染色体俘获和排列。这个过程是在马达蛋白和微管组装的共同作用下进行的。参与有丝分裂的马达蛋白包括一类（＋）向运动的驱动蛋白相关蛋白（kinesin-related proteins，KRPs）和（－）向运动的动力蛋白。KRPs位于纺锤体微管的重叠部位，其尾部结合在一根微管上，头部则与反向平行的另一根微管结合，既稳定了纺锤体的结构，同时也与胞质动力蛋白一道引起中心体的排列和分离。研究显示，如果把抗KRPs或抗动力蛋白的抗体显微注射到动物细胞内，细胞就不能进行有丝分裂。

另一方面，微管表现出高度不稳定性，在（＋）端快速发生微管蛋白的聚合和解聚。因此，其长度不断伸长和缩短，在胞质内"搜寻"染色体，直至两侧动粒微管的自由端与染色体的两侧动粒结合而将其俘获。染色体与动粒微管结合后在细胞内剧烈振荡，最后两侧相反方向的力量达到平衡，染色体排列在赤道板（中期）。

（三）染色体分离

同样的力量促使染色体在细胞分裂的后期分离，并移向细胞的两极。有丝分裂后期分为两个阶段：①后期A，动粒微管缩短，拉动染色体朝细胞的两极运动。体外研究表明，在没有ATP（或其他能量来源）的情况下，动粒微管在（＋）端（近动粒）的解聚能产生足够的力量拉动染色体移向（－）端。②后期B，该时期的特征是纺锤体伸长，两极离得更远。这个阶段需要微管马达蛋白参与。极微管相互滑动、延长，同时星体微管也能产生拉动力量。

（四）胞质分裂

胞质分裂是有丝分裂的最后一步，同时也是子代细胞生命周期的开始。细胞质通过断裂（cleavage）的方式进行分裂。这一过程通常是在有丝分裂后期染色体分别到达细胞两极时就已经开始。在细胞中央的2个子代核之间，大量平行排列但具有不同极性的微丝形成收缩环（contractile ring）。在肌球蛋白作用下，微丝相对滑动，使细胞膜产生凹陷，形成与纺锤体轴相垂直的分裂沟。分裂沟越陷越深，最后将细胞一分为二。星体微管决定了胞质分裂发生的部位。

六、 肌肉收缩

肌细胞在进化中特化为具有收缩功能的机器，分为横纹肌（骨骼肌、心肌）和平滑肌两种。

横纹肌纤维（myofiber）呈长圆柱形，由肌原纤维束（myofibril）整齐排列而成。肌原纤维几乎纵向贯穿肌纤维的全长。电镜观察显示，肌原纤维由粗丝和细丝组成。粗丝由肌球蛋白组成；细丝的主要成分是肌动蛋白丝，上面结合有原肌球蛋白（tropomyosin，TM）和肌钙蛋白（troponin，TN）。2条Z线之间为一个肌节单位。I带仅由细丝构成，A带的两端由粗丝和细丝构成。A带的中央为仅由粗丝构成的H区，H区的中央为M线（图10-10）。平滑肌也含有粗、细肌丝，但它们的排列不像横纹肌那样有周期性，而是松散地聚集在细胞质中的致密小体处。

肌肉收缩是粗、细肌丝相互滑动的结果。研究发现，肌肉收缩时肌节缩短，但粗丝和细丝的长度均保持不变。肌球蛋白的头部在粗丝的两端构成了粗、细丝之间的横桥，因而粗丝具有双极性。肌肉收缩时，粗丝两端的横桥拉动细丝朝中央移动使肌节缩短。肌肉中还有

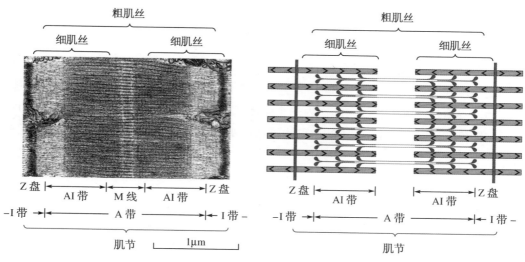

图 10‑10 肌节结构

另一些大分子蛋白构成第 3 套肌丝系统,产生抵抗收缩的作用,赋予肌肉弹性。当肌肉收缩力消失,肌节立刻恢复静息状态的长度,粗细丝的排列亦复原。

肌肉收缩受细胞质 Ca^{2+} 浓度的调节,游离 Ca^{2+} 浓度升高能触发肌肉收缩。当肌膜(SL)去极化的信号传递到肌纤维的三管区(triad)时,肌浆网(SR)便释放其中贮存的 Ca^{2+},使细胞质中游离 Ca^{2+} 浓度升高。Ca^{2+} 能与肌钙蛋白(TN)结合,调节原肌球蛋白(TM)的位置。无 Ca^{2+} 时,TM 位于粗、细丝之间,掩盖了肌球蛋白头部与细丝的结合位点,肌肉松弛;有 Ca^{2+} 时,Ca^{2+} 与 TN 结合,TM 稍稍移向细丝中央,暴露出细丝上与肌球蛋白结合的位点,肌肉收缩。

七、 成纤维细胞的运动

细胞的位置迁移是各部位协调运动的结果。利用特殊的显微照相技术和计算机程序,已能够重建细胞在移动过程中的三维形状,了解细胞运动的主要特点。细胞的移动有快慢之分,成纤维细胞属于慢速移动(slow-moving)的细胞,而白细胞和阿米巴属于快速移动(fast-moving)的细胞。

成纤维细胞的运动模式如图 10 - 11 所示。首先是细胞膜在朝运动方向的前端突起,形成线状足(filopodia)或片状足(lamellipodia)。该过程伴有肌动蛋白在细胞前缘聚合组装,并交联成束状或网状结构。关于细胞膜突起的机制,目前存在 3 种假说:①肌动蛋白丝组装所产生的推动力驱使细胞膜向前伸展,即与顶体反应及胞内菌的运动机制相同;②质膜作为肌球蛋白 I 的"货物",由后者携带沿着肌动蛋白

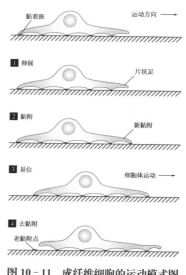

图 10 - 11 成纤维细胞的运动模式图

骨架向前"爬动";③片状足中的细胞骨架成分在渗透压的作用下体积膨胀,引起细胞膜伸展。

随着细胞膜的伸展及细胞骨架的组装,成纤维细胞的线状足和片状足与其附着的基底介质紧密结合,在细胞腹面形成黏着斑(adhesion plague)。黏着斑有两方面的作用:一是将细胞固定在基底上;二是防止细胞回缩。黏着斑形成后,细胞的绝大部分内容物向前移动,具体细节还不清楚。细胞骨架可能作为一个整体(细胞核及其他细胞器被包裹于其中)被推(或拉)向细胞的前端。最后,细胞的尾部也被拉向细胞前方,但通常会留下很小的一部分细胞仍黏附于基底面上。

八、白细胞运动

白细胞(及阿米巴)运动的基本过程与其他细胞的移动相似。先是细胞膜伸向细胞前方形成宽大的伪足,当伪足与基底接触后,伪足迅速被流入的细胞质充满,最后细胞的尾部被拉向细胞体。但是,与成纤维细胞相比,其移动速度更快。因此,必须具备更强有力的机制驱使细胞膜和细胞质向前移动。

快速移动的细胞的运动特点是可见伪足伸长和细胞质流动,并伴有皮质区细胞骨架(微丝)在"凝""融"两种状态之间不停转换,从而引起皮质区细胞质的黏度发生改变。在细胞中央的胞质(内质,endoplasm)是液态(溶)的,能快速流进细胞前端的伪足中。在伪足皮质区内,前纤维蛋白(profilin)促进肌动蛋白聚合,α-辅肌动蛋白等则使肌动蛋白丝交联成凝胶样的网络结构,细胞质的黏度升高,伪足外质(ectoplasm)成为凝胶。在细胞向前爬动时,处于细胞尾部皮质区的外质从凝胶转变为溶胶,直至到达细胞的前端。外质从凝胶转变为溶胶的过程通过断裂蛋白(如凝溶胶蛋白)切割肌动蛋白丝而实现。细胞质在凝、溶状态间的转换循环只有在细胞迁移过程中才发生。

细胞运动各实例的机制总结如表10-2所示。

表10-2 细胞运动各实例的机制总结

实 例	机制类型	马达蛋白类型	细胞骨架类型
轴突运输	第1类	肌球蛋白、驱动蛋白	微丝、微管
纤毛和鞭毛运动	第1类	动力蛋白	微管
顶体反应	第2类		微丝
染色体分离	第1类、第2类	KRPs、动力蛋白	微管
胞质分裂	第1类	肌球蛋白	微丝
肌肉收缩	第1类	肌球蛋白	微丝
成纤维细胞运动	第2类		微丝
白细胞运动	第2类		微丝

第三节 细胞运动的调节

所有的细胞运动方式都不是随机进行的,而是受到精密的调控,在特定的时间、特定的部位发生。如前所述,细胞骨架(微管和微丝)为细胞内物质流动和膜泡运输提供了轨道;微管微丝的组装、马达蛋白的运动都具有方向性。另一方面,细胞受到各种信号的调节,决定其运动的方向。运动着的细胞的一个显著特点就是具有极性,亦即有前后之分。当细胞的运动反向改变时,就在新的方向产生伪足。

一、 G 蛋白的作用

处于静息状态的成纤维细胞接受生长因子的刺激后,便开始生长分裂:首先(立即)聚合肌动蛋白细丝,引起细胞前端的膜产生变皱运动,随后通过形成张力丝紧密黏附于基底层。已经有证据表明,生长因子激活了 G 蛋白相关的信号传递途径。其中,对两种 Ras 相关的 G 蛋白(Rac 和 Rho)的研究较多。目前的观点认为,Rac 能激活 PIP_2 代谢途径,引起细胞移动的早期事件(肌动蛋白聚合,膜变皱等);而 Rho 激活酪氨酸激酶,引起细胞运动的后期事件(张力丝、黏着斑形成等)。Rac 对 Rho 具有调节作用,机制不明。

二、 细胞外分子的趋化作用

在某些情况下,细胞外的化学分子能指引细胞的运动方向。有时,细胞运动由基底层上不溶于水的分子指引;有时,细胞能感应外界的可溶性分子,并朝该分子泳动,即具有趋化性(chemotaxis)。许多分子都可以作为趋化因子,包括糖、肽、细胞代谢物、细胞壁和膜脂等。例如,网柄菌属(*Dictyostelium*)阿米巴趋向高浓度的 cAMP 运动;白细胞趋向由细菌分泌的三肽 Met - Leu - Phe 运动,进而吞噬细菌。所有趋化分子的作用机制相似,即趋化分子结合细胞表面受体,激活 G 蛋白介导的信号传递系统,然后通过激活或抑制肌动蛋白结合蛋白影响细胞骨架的结构。

三、 Ca^{2+} 梯度

细胞前后趋化分子的浓度差很小。细胞如何感应这么小的浓度差呢?研究发现,在含有趋化分子梯度的溶液中,运动细胞的胞质中 Ca^{2+} 的分布也具有梯度,即在细胞前部 Ca^{2+} 浓度最低,在后部 Ca^{2+} 浓度最高。当改变细胞外趋化分子的浓度梯度时,细胞内 Ca^{2+} 的梯度分布也随之发生改变。在趋化分子浓度高的一侧 Ca^{2+} 浓度最低。而后细胞改变运动方向,按照新的 Ca^{2+} 浓度梯度运动。可见 Ca^{2+} 梯度决定了细胞的趋化性。

许多肌动蛋白结合蛋白都受 Ca^{2+} 浓度调节,如肌球蛋白 I 和 II、凝溶胶蛋白(gelsolin)、毛缘蛋白(fimbrin)和 α-辅肌动蛋白(α - actinin)等。因此,Ca^{2+} 可以调节细胞在运动中的凝-溶转换(gel - sol transition)。细胞前部的低 Ca^{2+} 浓度环境有利于形成肌动蛋白网络,后部

高浓度 Ca^{2+} 环境则导致肌动蛋白网络解聚形成溶胶。

四、 影响细胞骨架与运动的药物

一些特殊药物可改变肌动蛋白的聚合状态,影响细胞的生物学特性。细胞松弛素(cytochalasins)是由真菌所分泌的代谢产物。它可阻止肌动蛋白分子聚合,使动物细胞的各种活动瘫痪,包括细胞移动、吞噬作用、胞质分裂等。细胞松弛素的主要作用是和肌动蛋白快速生长的正极处结合,制止肌动蛋白分子聚合成微丝。

另一种药物鬼笔环肽(phalloidin),它是由毒蕈提取的剧毒生物碱。不同于细胞松弛素,它稳定微丝,抑制解聚。因为它不易通过细胞质膜,为了有效作用必须将它注射入细胞内,这样才能阻断变形虫和培养细胞的迁移运动。鬼笔环肽只与聚合的微丝结合,而不与肌动蛋白单体分子结合,破坏了微丝聚合及解聚的动态平衡。

纺锤体微管对有些药物很敏感,如秋水仙碱(colchicines)。每分子秋水仙碱能和一个微管蛋白分子结合,阻止了它的聚合能力。因此,一个分裂细胞加入了秋水仙碱就会引起有丝分裂纺锤体消失,在几分钟内就阻止细胞的分裂。当这些药物被去除后,纺锤体很快出现,有丝分裂重新形成。由于这些药物能破坏纺锤体的微管,那些快速分裂的细胞将很快被杀死。因此,抗分裂药物如长春新碱、长春碱广泛地使用于抗癌治疗。除了上述抑制微管聚合的药物外,还有一些药物如紫杉醇(taxol),能紧密和微管结合,起到稳定微管、抑制微管解聚的作用。这样,可使分裂期的分裂细胞停止分裂。

第四节　细胞运动与医学

原发性纤毛运动障碍(PCD)或纤毛无运动综合征是纤毛超微结构具有特异的、先天性遗传缺陷导致的一组疾病。目前认为,PCD 是一种常染色体隐性基因遗传病,有家族倾向。卡塔格内综合征是 PCD 的一种表现形式,由鼻旁窦炎、支气管扩张、内脏反位临床三联征组成。一些成年患者,精液检查显示精子无运动,导致不育。研究发现胚胎上皮的纤毛运动与内脏器官的右旋和双侧对称性有关。纤毛运动障碍时胎儿器官排列失常使内脏旋转不良。PCD纤毛异常一般以内、外动力蛋白臂的缺如为常见。故许多学者认为动力蛋白臂的缺如对 PCD 的诊断具有特异性。有报道 PCD 患者纤毛动力蛋白臂中 ATP 酶缺乏或代谢异常以致微管滑行缺乏能量,使纤毛摆动受阻,而微管的异常组合亦将影响纤毛的清除功能。由于PCD 纤毛异常的不可逆性,故患者气道的防御工具——黏液纤毛系统将不能正常地工作。

与阿尔茨海默病(AD)(早老性痴呆病)临床症状的严重性最有关的是新皮质和海马中突触的丧失。突触丧失中断了脑内很多功能通路中的联系,引起多方面的功能障碍,尤其严重的是认知和记忆衰竭。因此,突触丧失是痴呆的生物学的最合理的原因。究竟是什么原因引起突触丧失? 早有学者提出,不正常的和有缺陷的轴浆流(axoplasmic flow)所引起的营养障碍可导致神经炎和轴突死亡。轴浆流是神经活动的基本机制。通过这种机制,基质和细胞器从细胞体运出，经轴突和树突，运送至这两种突起的末梢；而其他产物从末梢运回至胞体。实验已经证明，这一运输过程主要依赖于完整无损的微管。微管一旦被融化或溃解，轴浆运输旋即终止。驱动蛋白为沿着微管顺行方向的快速运输提供动力；而动力蛋白是逆行运输方向的动能。这两种运动蛋白通过水解 ATP 获得能量，但两者必须沿着完好无缺的微管起作用。早在 30 多年以前，皮质活体组织的电镜研究首次证明，在 AD 的神经元中微管是缺乏的或是扭曲变形的。目前正在进行的有关运动蛋白异常的研究也将为通过轴浆流减少的方式而引起 AD 突触丧失的假说做出贡献。

癌症患者恶化细胞内的微丝短，微丝束减少。由于微丝的组装发生了变化，使微丝不能呈束。间期恶化细胞内的微管数目减少。由于钙调蛋白增多，抑制微管聚合，使癌细胞的细胞器的运动发生异常。

肿瘤的浸润和转移是恶性肿瘤的生物学特征之一。与肿瘤转移有关的因素很多，其中肿瘤细胞活跃的移动能力是浸润生长的重要因素。实验表明，具高度侵袭力的肿瘤细胞，往往同时具有活跃的移动能力。有报道肿瘤细胞内微管存在的状况及在各种影响因素作用下微管的形态改变特征与肿瘤细胞侵袭及肿瘤转移潜能有关。观察显示，细胞的伪足是运动和侵袭的部分，去核的伪足细胞部分，虽然不能保持长久存活，但仍表现出具有对刺激的感受和朝向刺激物方向的运动能力。作为细胞骨架系统成分之一的微管，分散在胞质中，在正常细胞运动及肿瘤侵袭的活动中起着重要作用。许多微管抑制物如秋水仙碱能与微管蛋白 α、β 结合，阻止二聚体形成。长春碱破坏业已形成的微管从而起到抗肿瘤作用。有报道抗癌药道诺红菌素能破坏细胞微管成分，微管的破坏可能抑制肿瘤细胞的转移。

有研究表明，正常胆道括约肌细胞含有大量排列整齐、集结成束的微丝及密体。这是胆道括约肌产生"高压带"，以调节胆流的重要结构基础。如果某些因素促使这一结构发生构型或数量的变化，必将影响胆道括约肌的收缩功能，继而对整个胆系产生重大影响。因此，胆道括约肌细胞骨架的改变，对于目前所谓胆道括约肌功能紊乱及胆结石成因等的解释均具有重要意义。

相信在不久的将来，随着细胞骨架的基础研究的进展，在这方面探讨疾病的发病机制和治疗手段将大有可为。现在凭借荧光显微镜、透射电镜技术、超高压电镜技术和免疫组化技术等进行研究。这些技术的局限性也使目前的研究难以深入。随着技术的发展，必将揭示细胞骨架在某些疾病发生中的作用，找到更好的治疗方法，使基础研究为临床实践提供理论基础。

（刘　雯）

第十一章　细　胞　增　殖

　　细胞增殖(cell proliferation)是指细胞通过生长和分裂获得和母细胞一样遗传特性的子细胞,而使细胞数目成倍增加的过程。细胞增殖是生物体的重要生命特征。细胞以分裂的方式进行增殖。单细胞生物以细胞分裂的方式产生新的个体。多细胞生物以细胞分裂的方式产生新的细胞,用来补充体内衰老和死亡的细胞;同时,多细胞生物可以由一个受精卵,经过细胞的分裂和分化,最终发育成一个新的多细胞个体。细胞增殖是生物体生长、发育、繁殖和遗传的基础。

　　细胞增殖的主要方式有 3 种:无丝分裂(amitosis)、有丝分裂(mitosis)和减数分裂(meiosis)。无丝分裂是低等生物增殖的主要方式,在高等生物很少见。人体中只发生在某些迅速分裂的组织(如口腔上皮)及创伤修复、病理性代偿(如伤口附近、炎症)的组织中;离体培养的细胞中也可发生无丝分裂。高等生物最主要的增殖方式是有丝分裂;减数分裂又称成熟分裂,是有性生殖个体形成生殖细胞的分裂方式。

　　细胞增殖周期(cell generation cycle)即从亲代细胞分裂结束到子代细胞分裂结束之间的间隔时期。细胞周期的准确调控对生物的生存、繁殖、发育和遗传均是十分重要的。2001年 10 月 8 日,Leland Hartwell、Paul Nurse 和 Timothy Hunt 获得了该年度的诺贝尔生理学或医学奖,以表彰他们"发现了细胞周期的关键调节因子"(图 11-1)。

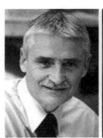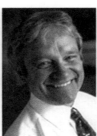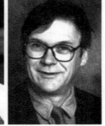

Leland H. Hartwell　　Paul Nurse　　Tim Hunt

图 11-1　2001 年诺贝尔生理学或医学奖获奖者

第一节　细胞增殖周期概述

　　对某种细胞来说,在一定环境下,从母细胞分裂得到 2 个子细胞的时间是一定的。这种从亲代细胞分裂结束到子代细胞分裂结束之间的间隔时期即为一个细胞增殖周期,简称细胞周期(cell cycle)。20 世纪 50 年代前,人们把细胞的分裂过程划分为静止期和分裂期。当时的研究重点放在分裂期。认为这一期是细胞增殖中的主要阶段,而静止期的细胞因形态上无显著的变化而被人们忽视。从 1951 年开始,Howard 等采用放射自显影技术,用^{32}P 掺入洋葱根尖细胞以研究细胞内 DNA 复制,首次提出细胞周期由 G1、S、G2 和 M 期组成的观点。进一步研究证明,此一模式适用于大多数细胞类型。由于细胞化学、放射自显影和细胞分光光度术等新技术的应用,人们逐渐认识到细胞活动最活跃的时期是原来所说的"静止期"(即现在所说的间期)。在这一时期,DNA 完成复制,RNA 和蛋白质的合成也主要发生在此期。

　　细胞周期中,有丝分裂过程(M 期)只占很短的时间,而绝大部分是细胞的生长期,即分裂间期(interphase)。细胞在间期中进行着两类重要的生化活动:一是细胞质内的物质合成,贯穿于整个分裂间期;二是细胞核内的 DNA 复制。这一很短的特定时段也称为 DNA 合成期,简称 S 期(DNA synthesis)。研究证明,细胞在有丝分裂结束后,必须经历一段时间间隔才能进行 DNA 复制。M 期结束到 S 期开始之间的间隙时间称为 G1 期(gap 1),也称 DNA 合成前期,是细胞生长、为 DNA 复制进行准备的阶段。同样,DNA 复制完成以后又必须经历一段时间才能进行有丝分裂。从 S 期结束到 M 期开始之间的间隙称为 G2 期(gap 2),也称 DNA 合成后期,主要为有丝分裂进行准备。

　　M 期细胞核的形态发生明显的变化,在光学显微镜下就可以观察到。根据 M 期细胞核的变化特征又可分为前期(prophase)、中期(metaphase)、后期(anaphase)和末期(telophase)。M 期一结束,就形成了两个子细胞。一个增殖周期即告结束,新生的子细胞又进入下一个周期(图 11 - 2)。

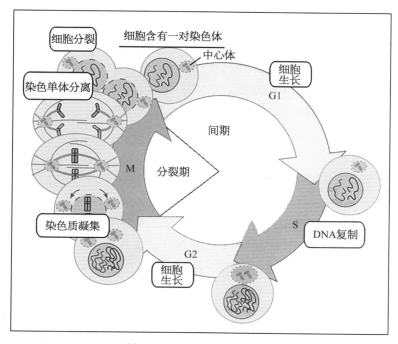

图 11 - 2　细胞增殖周期示意图

在正常的情况下，一个完整的细胞周期应包括 4 个时期，细胞沿着 G1→S→G2→M 期的路线运转。但在多细胞机体中，细胞的分裂行为有所差异。根据细胞的分裂行为，可将真核生物细胞分为 3 类：①持续分裂细胞又称周期性细胞，即在细胞周期中连续运转的细胞，如小肠上皮细胞、皮肤基底层细胞等。此类细胞的分裂周期正常，有丝分裂的活性很高。②终端分化细胞，即永久性失去了分裂能力的细胞，这些细胞都是高度特化的细胞，如哺乳动物的红细胞、肌细胞等。身体对终端分化细胞的需求依靠干细胞(stem cell)来补充。③G0 细胞又称休眠细胞，暂时脱离细胞周期，但在某些条件的诱导下重新进入细胞周期。如肝细胞，外科手术切除部分肝组织后可以诱导进入细胞分裂。

大多数细胞在间期合成 DNA、蛋白质和细胞器所需的时间，比细胞分裂所需的时间长。不同的生物、不同的组织及机体发育的不同阶段，细胞的周期时间差异很大。一般认为，S＋G2＋M 的时间变化小，而 G1 期持续的时间差异却可能很大。细胞周期时间(TC)的差别主要取决于 G1 期的长短。

第二节　细胞周期各期的主要特征

复制和稳定的遗传应当是生命最本质的现象。作为生命载体的细胞主要行使的也是复制和遗传这两种功能。这两种功能是在细胞周期的 S 期和 M 期实施完成的。实际上 G1 期主要是为 S 期做准备，而 G2 期主要是为 M 期做准备。

一、G1 期

G1 期是细胞生长的主要阶段，在周期时间中所占的比例最大。此期细胞的主要生化活动是合成大量的 RNA 和蛋白质及蛋白质磷酸化和细胞膜转运功能增强等变化，为细胞进入 S 期准备必要的物质基础。G1 期细胞能对多种环境信号进行综合、协调并作出反应，以确定细胞是否进入 S 期。因此，G1 期是决定细胞增殖状态的关键阶段。

二、G1 期的调控

关于 G1 期的调控，早期的研究集中在细胞周期的特性上。Pardee 等发现正常细胞的 G1 期有 1 个或 2 个特殊的调节点叫做限制点(restriction point，R 点)。R 点起到了控制细胞增殖周期开和关的"阀门"作用。细胞是继续增殖还是进入静息(G0)状态，是由它能否通过 R 点来决定的。Pardee 认为处于 R 点的细胞对环境条件特别敏感，这也是细胞的一种具有进化意义的适应。当细胞处在不利条件下，如营养匮乏、不适宜的血清、高浓度的 cAMP 和抑素(chalone)等，细胞代谢速度降低，进入静息期以延长细胞生命；而肿瘤细胞往往失去全部或部分 R 点的控制，故细胞能不断地进行分裂。

Hartwell 在 20 世纪 70 年代初以芽殖酵母(*Saccharomyces cerevisiae*)为材料进行研究，发现了突变后会导致细胞周期异常的基因。其中 *cdc28* 基因对细胞周期的启动，即细胞能否通过 R 点很关键,因此也被称作"启动"基因(start gene)。其编码产物为周期蛋白依赖性蛋白激酶(cyclin-dependent kinase,CDK)。酵母细胞中只有 1 个 CDK 基因,高等生物中却有多个,体现了进化程度不同的物种对调控系统的复杂性和精确性的不同需求。R. Timothy、Tim Hunt 从海胆中发现了 CDK 的"伴侣"——周期蛋白(cyclin)。这类蛋白因其含量在细胞周期中呈周期性变化而被发现并得名。周期蛋白与 CDK 蛋白形成复合物,使能 CDK 发挥激酶活性。G1 和 S 期交界的时候合成的周期蛋白与 CDK 蛋白形成复合物称为 S 期活化因子(S-phase activator,SPF)。这种 S 期活化因子是在细胞运行到 G1 期才开始,到达 S 期中期含量最高,S 期结束时瞬即消失。细胞融合实验证明,用 S 期和 G1 期细胞融合,G1 期细胞能提前进入 S 期。S 期细胞的活化因子能促使 DNA 复制起始因子和多种转录因子的磷酸化,启动 DNA 复制,处于 G1 期的细胞就可以进入 S 期。

三、 S 期的特征

在 S 期,细胞内主要进行 DNA 的复制(DNA replication)、组蛋白和非组蛋白等染色体蛋白的合成。DNA 复制是细胞增殖的关键。细胞增殖的主要物质基础是细胞质和遗传物质的倍增。前者的合成贯穿于整个细胞周期,后者复制则仅局限于 S 期。每经历 1 个细胞周期,DNA 必须全部复制 1 次。从分子生物学水平来说,染色体的倍增就是 DNA 复制的表现。DNA 复制过程与转录过程一样,是建立在 DNA 双螺旋分子结构的基础上。在一些蛋白质的作用下,使双链中氢键打开,解开后的多核苷酸链在内侧面伸出的碱基,各自和核基质中的单核苷酸互补配对。新配上去的核苷酸在 DNA 聚合酶的作用下形成多核苷酸链,与原有的模板单链组成一个新的 DNA 分子。

另外,在 S 期还不断合成与 DNA 复制有关的酶,如 DNA 聚合酶、DNA 连接酶等。新中心粒也在 S 期开始合成。

四、 G2 期的特征

G2 期的主要形态特征是染色质进行性地凝聚或螺旋化。其主要任务是为 M 期的细胞结构变化做准备。故 G2 期也称为丝裂前期(premitotic phase)。在这个时期,细胞主要合成一些和细胞分裂有关的蛋白质和 RNA,如微管蛋白等。这是细胞进入有丝分裂所必需的。如将嘌呤霉素、环己亚胺等蛋白合成抑制剂作用于 G2 期细胞,这些细胞就不能进入 M 期。

五、 G2 期进入 M 期的调控

细胞融合实验的结果表明,M 期细胞质中存在某种成分能使间期细胞核提前进入 M 期。这种成分后来被命名为有丝分裂促进因子(mitosis-promoting factor,MPF)。它是调节细胞进出 M 期所必需的蛋白质激酶,具有广泛的生物学功能,通过促进靶蛋白的磷酸化而改变其生理活性。

MPF 是异二聚体。同 SPF 一样,MPF 由 1 个催化亚基和 1 个调节亚基组成。催化亚基具有激酶活性;调节亚基则决定催化亚基的底物特异性,即磷酸化哪一种靶蛋白。人类细胞

的 MPF 的催化亚基和调节亚基的相对分子质量分别为 34 000 和 56 000,亦称为 P34 和 P56 蛋白,它们都是 CDC 基因的产物(CDC2 和 CDC13)。

P56 蛋白的合成和降解随着细胞周期的进程发生明显变化。其含量呈周期性消涨,因而又被称为周期蛋白(cyclin)。周期蛋白的消长与细胞周期的时间完全吻合。即在间期细胞中缓慢增加,在 G2 和 M 期交界时达到最高水平,在后期又迅速下降。P34 在细胞周期中是连续合成的。它的激酶活性必须依赖于与周期蛋白的结合。P34 的激酶活性通过其自身的磷酸化和去磷酸化加以调节(图 11 - 3)。

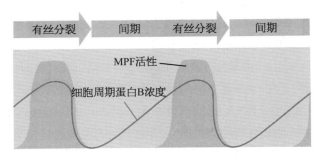

图 11 - 3　周期蛋白和 MPF 活性随细胞周期波动

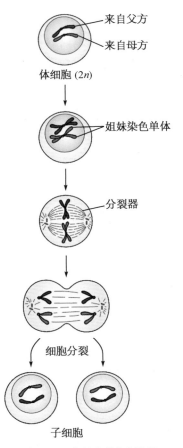

图 11 - 4　有丝分裂基本过程

P34 能通过催化 H1 及核内非组蛋白磷酸化而促进中期染色体的构建;核纤层蛋白磷酸化而使核膜解聚;膜结合蛋白磷酸化则可使细胞内膜结构解聚成许多小囊泡;微管蛋白磷酸化促使纺锤体形成;肌球蛋白磷酸化使细胞在有丝分裂末期完成前胞质收缩不会提前出现。

六、M 期

细胞周期中 M 期占用的时间最短,但细胞的形态结构变化最大。这一时相细胞的主要生化特点是 RNA 合成停止、蛋白质合成减少及染色体高度螺旋化。有丝分裂就是细胞增殖周期中的 M 期。在这个时期,细胞形态学上发生极为显著的变化。这些形态上的变化,主要是保证把 S 期已经复制好了的 DNA 平均地分配到 2 个子细胞。丝状结构的产生、染色体的形成都是保证复制的两套遗传信息。在质和量上能够平均地分配给子细胞,以保证遗传的连续性和稳定性。M 期中细胞核的分裂和细胞质的分裂在时间和空间上配合紧密,相互依赖,相互制约。M 期是一个复杂的连续的动态过程。为了便于描述,习惯上人为地根据细胞核的形态变化,将其分为前期、中期、后期和末期 4 个时期(图 11 - 4)。

（一）前期

前期又可分为早前期和中晚前期。其主要特征是染色质凝集、核膜崩解、核仁消失和纺锤体形成。

染色质凝集形成染色体是 M 期开始的第 1 个可见的标志。此时，细胞核膨大，核内染色质凝聚，先形成纤细而扭曲的细丝，然后逐渐变粗变短，形成具有一定形态和一定数目的染色体。每一条染色体在 S 期都经过复制，因而含有 2 条姐妹染色单体（sister chromatids）。姐妹染色单体在着丝粒（centromere）处相连。

中心粒在细胞分裂之前已经进行了复制，形成 2 对中心粒。中心粒起到微管组织中心的作用。许多微管的（—）端固定在中心粒的外周物质中，（＋）端呈辐射状指向四周。中心粒还确立了细胞的分裂极。在分别移向细胞两极的中心粒周围，微管加速聚合，形成纺锤形结构，称为纺锤体（mitotic spindle）。因此，纺锤体是一种双极性结构，中心粒位于两极。

中晚前期，随着染色质凝集，构成核仁关键部位的 NOR 被组装到染色体上，结果导致核仁缩小，消失于核质中。同时，由于纤层蛋白磷酸化，核纤层解聚，从而使核膜裂解成无数小的膜泡。核基质与细胞质混在一起，这时纺锤体微管可以进入核区，有的结合到染色体的动粒上成为动粒微管（kinetochore microtubule），在纺锤体中部不和动粒结合的微管称为极微管（polar microtubule）。从纺锤体两极发出的极微管在中期板部位彼此重叠。此外，有的微管不参与纺锤体的形成，称为星体微管（astral microtubule）。每对染色体上的动粒微管向相反的方向延伸，使染色体的位置在纺锤体的两极间剧烈振荡。

（二）中期

中期是指从核膜消失到有丝分裂器形成的全过程。该期染色体最大限度地被压缩。由动粒微管牵引排列在纺锤体中部的一个平面上，呈现出典型的中期染色体的形态特征。该平面与纺锤体的纵轴相垂直，称为中期板（metaphase plate），也叫赤道板。

由纺锤体、中心粒和染色体共同组成的临时性结构称为有丝分裂器。它专门执行有丝分裂功能，确保两套染色体均等地分配给 2 个子代细胞，避免发生误差，使细胞分裂进化完善。如果用药物（如秋水仙碱）抑制微管聚合，破坏纺锤体形成，细胞就被阻断在有丝分裂中期。利用这种方法可以获得大量的 M 期细胞，进行染色体组分析。

（三）后期

这一时期，由于某种特殊信号的触发，每条染色体上成对的动粒开始分离，使 2 条染色单体分别被缓慢地拉向各自所面对的纺锤体极。后期染色体的动力来自于纺锤体微管的两个独立的运动过程：①后期 A，随着染色体移向细胞两极，动粒微管（＋）端不断解聚，动粒微管缩短；②后期 B，极微管（＋）端加速聚合，极微管不断延长，使纺锤体的两极之间距离加大。

（四）末期

此期是从染色体到达纺锤体的两极开始，直至形成 2 个子细胞的时期。这时期动粒微管消失，极微管则继续延长。在每一组染色单体周围开始重新生成核膜。凝集的染色单体又逐渐伸展松弛，在前期消失的核仁开始重新出现。至此，有丝分裂已接近尾声。

胞质分裂是有丝分裂的最后一个环节。细胞质以断裂的方式进行分裂。这一过程通常在后期就已开始。在细胞中央 2 个子代细胞核之间,肌动蛋白和肌球蛋白在细胞膜下聚集,形成收缩环(contractile ring)。收缩环依靠肌动蛋白与细胞膜发生连接。通过微丝滑动,收缩环直径变小,使细胞膜凹陷,产生与纺锤体轴相垂直的分裂沟(cleavage furrow)。分裂沟逐渐加深,直到中间体相接触。中间体由残存的纺锤体微管组成,构成了 2 个子代细胞间的暂时的连接桥。它可以维持一段时间,但最终在此处断裂成 2 个分开的子细胞。

第三节　细胞增殖的调控因素

对简单生物而言,调控细胞周期主要是为了适应自然环境,以便根据环境状况调节繁殖速度,以保证物种的繁衍。复杂生物的细胞则需面对来自自然环境和其他细胞、组织的信号,并作出正确的应答,以保证组织、器官和个体的形成、生长及创伤愈合等过程能正常进行。细胞周期的准确调控对生物的生存、繁殖、发育和遗传均是十分重要的。这种高度的精确性一方面依赖于细胞内部的时钟调控。即周期蛋白依赖性激酶——细胞周期蛋白(CDKs - cyclins)为中心的引擎周期变化所激发的一系列下游事件的序贯发生,使细胞周期严格按照 G1 - S - G2 - M 期循环运转。另一方面在细胞周期正常事件受到干扰时,细胞会采取补救措施进行调控,行使监控功能,杜绝差错的发生。如细胞周期的检查点(checkpoint)调控,可中断细胞周期使 DNA 进行修复。细胞周期调控与个体的生长、发育、衰老及细胞的癌变都密切相关。概括来说,影响细胞增殖的因素主要包括以下几个方面:①环境中控制细胞增殖的因素,特别是各种生长因子。不少生长因子受体具有蛋白激酶活性,在生长调节中通过对各种靶蛋白磷酸化实现其对细胞增殖的调节作用。②周期蛋白依赖性激酶——细胞周期蛋白和细胞周期检查点调控细胞的增殖。③某些基因及其产物对细胞增殖的调控。

一、生长因子对细胞周期的调控作用

体外培养的正常细胞必须有足够的血清才能进行增殖。这是因为血清中含有多种对细胞增殖起促进作用的多肽类物质,统称为生长因子(growth factor,GF)。GF 通过与细胞膜上的受体结合,并诱发一系列生理反应,对细胞的增殖活动进行调节。

生长因子是一大类与细胞增殖有关的信号物质。目前发现的生长因子多达几十种,多数有促进细胞增殖的功能,故又称有丝分裂原(mitogen),如血小板衍生生长因子(PDGF)、表皮生长因子(EGF)、神经生长因子(NGF);少数具有抑制作用,如抑素、肿瘤坏死因子(TNF);个别如转化生长因子 β(TGF - β)具有双重调节作用,能促进一类细胞的增殖,而抑制另一类细胞。

GF 没有种属特异性,但有很强的组织特异性,也就是说不同种类的细胞需要不同的GF。现已分离出几十种 GF。它们普遍存在于机体的各种组织中。GF 受体也普遍存在。许多细胞表面同时存在一种以上的 GF 受体,能接受不同 GF 的顺序性调节,即所谓 GF 的协同作用。例如，处于 G0 期的 3T3 细胞必须经过 PDGF 的激活才能进入 G1 期；G1 期进入 S 期又要经过 EGF 和 IGF 的顺序激活。三者形成"接力"式的协同作用，既不可短缺，也不可颠倒。根据 GF 在周期中的不同作用，将其分为启动因子（如 PDGF）和推进因子（如 EGF、IGF）两大类。没有启动因子，推进因子便不能发挥作用。

在组织培养条件下，正常细胞的生长表现出对 PDGF 的依赖性；但在已被转化的细胞中，对外源性 GF 的需要明显减少。转化细胞的这种较少依赖或不依赖 GF 的生长特点，显示在转化细胞中自身能产生类似 GF 的物质。通过和细胞表面受体结合，对细胞产生自我刺激作用，促进细胞增殖。研究发现，反转录病毒的转化基因 V‑sis 的产物 P28$^{v\text{-}sis}$ 蛋白的氨基酸顺序与 PDGF 的 B 链同源，提示一定的癌基因可能通过编码 GF 或 GF 受体调节细胞增殖。

在 G0 期细胞中加入 GF 能诱导多种基因的转录。根据 mRNA 出现的快慢，这些基因可分为两类：早反应基因（early response gene）和迟反应基因（delayed response gene）。早反应基因的转录在几分钟内便可诱导，且不被蛋白质合成抑制剂阻断。因为所需的转录因子已经存在于 G0 期细胞中，通过修饰（如磷酸化）而被激活。许多早反应基因编码的蛋白质是迟反应基因转录所必需的转录因子，包括 c‑Fos c‑Jun 和 c‑Myc 等（图 11‑5）。早反应基因的 mRNA 在加入 GF 后约 30 min 达到峰值，然后逐渐降低并维持在较低的水平。在早反应基因的转录活性开始下降时，迟反应基因的转录活性迅速升高，并维持在较高的水平。迟反应基因编码各种周期蛋白（如 cyclin D、E）、CDK2、CDK4 及另一类转录因子 E2F。

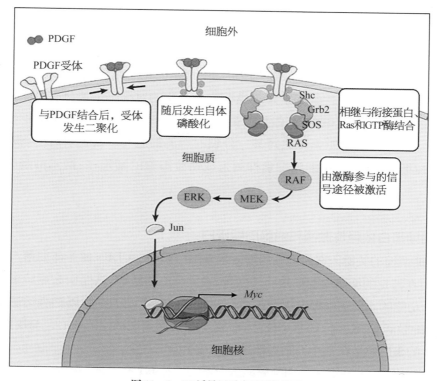

图 11‑5　GF 诱导早反应基因的转录

早反应基因产物对迟反应基因的活化作用是细胞由 G1 期向 S 期转变的关键。例如，CyclinD1 是细胞周期 G1/S 期转变的重要的正向调控因子,而 c - Myc 作为转录因子可以启动 cyclin D1 的转录。在 G1 期,CyclinD1 与 CDK4/6 形成激酶复合物,该复合物磷酸化关键底物 Rb 蛋白。Rb 蛋白是视网膜母细胞瘤抑制基因(the retinoblastoma tumour suppressor, *Rb*)的产物。去磷酸化时处于活化状态,结合并抑制转录因子 E2F。被磷酸化后失活,释放出转录因子 E2F。后者从而发挥转录因子效应,启动相关蛋白的转录,使细胞进入 S 期开始 DNA 合成(图 11 - 6)。

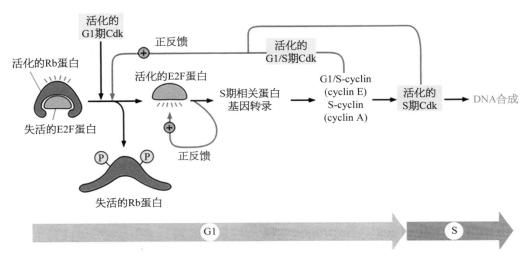

图 11 - 6　G1 期周期蛋白与相应的 CDK 结合,控制细胞由 G1 期向 S 期转变

为了防止机体细胞过度生长,除具有促进细胞增殖的正向调节因子外,还必须有负调节因子,以限制细胞的增殖活性。抑素是一类细胞中产生的对细胞增殖具有抑制作用的调节因子,有些是小分子可溶性蛋白,有些是糖蛋白。抑素没有种属特异性,但有严格的组织和细胞特异性。只对同类细胞(甚至只对某一分裂时相的细胞)具有抑制作用。例如,上皮抑素可抑制上皮细胞的增殖;粒细胞抑素抑制未成熟粒细胞的增殖;肝抑素抑制肝细胞的增殖等。

二、 周期蛋白依赖性激酶和细胞周期蛋白

细胞周期调控的关键因素是细胞周期依赖性蛋白激酶。CDKs 属于丝氨酸/苏氨酸蛋白激酶家族,可在特定的细胞周期被激活,之后磷酸化相应的底物,从而引起后续事件的发生。此外,CDKs 功能的实现还依赖于周期蛋白。此类蛋白在不同的细胞周期表达量不同,因而可以时相性地激活 CDKs,而 CDKs 的时相性激活是细胞周期调控的核心。与周期蛋白不同的是,CDKs 的蛋白总量在整个细胞周期进程中几乎稳定不变。

不同细胞周期的细胞表达的细胞周期蛋白不同。在 G1 期,细胞表达 3 种细胞周期蛋白 D(D1、D2 和 D3),细胞周期蛋白 D 与 CDK4/6 的结合,激活 CDK4/6,是细胞从 G0 期进入

G1 期所必需的。但与其他细胞周期蛋白不同的是,细胞周期蛋白 D 并不周期性表达,而只要生长因子持续刺激细胞就可以合成。细胞周期蛋白 E 也表达于 G1 期,它与 CDK2 结合,使细胞完成 G1/S 期的转换。向细胞内注射细胞周期蛋白 E 的抗体能使细胞停滞于 G1 期,说明细胞进入 S 期需要细胞周期蛋白 E 的参与。S 期的向前推进则需要细胞周期蛋白 A 与 CDK2 形成的激酶复合物。同样,将细胞周期蛋白 A 的抗体注射到细胞内,发现能抑制细胞的 DNA 合成,推测细胞周期蛋白 A 是 DNA 复制所必需的。在 G2 晚期和 M 早期,细胞周期蛋白 A 与 CDK1 结合后启动细胞向 M 期推进。但在 G2 期内主要是周期蛋白 B 的表达,周期蛋白 B 与 CDK1 形成复合物呈现功能,并直接与细胞成熟进行有丝分裂相关,故又将该复合体称为成熟促进因子。周期蛋白 A、周期蛋白 B 与 CDK1 结合,CDK1 使底物蛋白磷酸化,如将组蛋白 H1 磷酸化导致染色体凝缩,核纤层蛋白磷酸化使核膜解体等下游细胞周期事件。此外,人类细胞周期蛋白 A 和 B 均含有 1 个毁坏盒(destruction box)序列,周期素蛋白 D 和 E 均含有 1 个 PEST 序列(该序列富含脯氨酸、谷氨酸、丝氨酸和苏氨酸)。前者为细胞在有丝分裂时通过时相激活的泛素蛋白途径(the ubiquitin pathway)降解细胞周期蛋白所必需;后者可能在不同周期时相中不断迅速转化细胞周期蛋白中起作用。细胞周期蛋白与它们相应的 CDK 结合,控制着细胞周期进程或细胞周期检查点(图 11 - 7)。

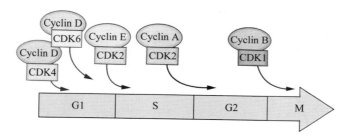

图 11 - 7 不同的细胞周期蛋白与相应的 CDK 结合,控制细胞周期进程

其次,除必须与相应的细胞周期蛋白结合外,CDK 的激活还需要在其保守的苏氨酸和酪氨酸残基上发生磷酸化。这个磷酸化是由 CDK 激活激酶(CDK - activating kinase,CAK,即 CDK 7/cyclin H)完成的。CAK 可以磷酸化 CDK 1 的 Thr - 161 位点,使其活化(CDK 4/6 为 172 位点,CDK 2 为 160 位点),改变 CDK 的分子构象,促进 CDK 与细胞周期蛋白结合。Wee1 基因可通过对 CDK 1 的 Tyr - 15 和(或)Thr - 14 位点(CDK 4/6 的 Tyr17、Thr14 位点)磷酸化,抑制 CDK 1 的活性;而 CDC25 基因的产物却可将上述抑制性位点脱磷酸化,对 CDK 1 的激活是非常必要的,所以促进了细胞周期的进程。同时,CDC25 本身亦是活化的 cyclin - CDK 复合物的磷酸化靶底物。磷酸化后的 CDC25 的磷酸酯酶活性更强,故 CDC25 与 cyclin - CDK 复合物之间形成 1 个正反馈环,快速促使 cyclin - CDK 复合物活性达到生理学高峰(图 11 - 8)。

CDKs 的活性可以被细胞周期抑制蛋白(cell cycle inhibitory protein,CKI)所抑制(图 11 - 9)。CKI 可与 CDK 单独结合,也可与 CDK - cyclin 复合物结合而发挥作用。现已发现两种 CKI 家族:INK4 家族和 Cip/Kip 家族。INK4 家族包括 P15(INK4b)、P16(INK4a)、

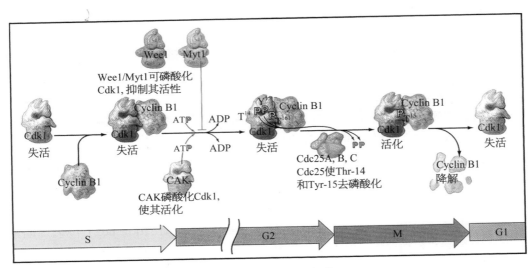

图 11-8 CDK 活性的调节

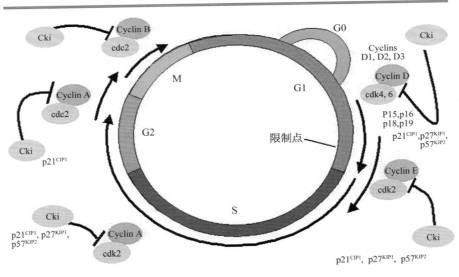

图 11-9 CKI 调节 CDK 的活性

P18(INK4c)和 P19(INK4d)。它们均可特异性抑制 CDK4/6。其原理是：上述 CKI 在 CDK 与细胞周期蛋白结合前与 CDK 结合形成稳定的复合物，阻止其与细胞周期蛋白 D 的结合。Cip/Kip 家族包括 P21(Waf1/Cip1)、P27(Cip2)和 P57(Kip2)，可以广泛地作用于 CDK-cyclin 复合物并抑制它们的活性，特别是 G1 期的 CDK4/6-cyclinD 复合物。CKI 受胞内外的信号分子调节。例如，P21 通过结合抑制增殖细胞核抗原(PCNA)而抑制 DNA 的合成，且 P21 是抑癌基因 *p53* 的下游信号分子。因为 *p21* 基因的启动子含有 P53 结合域，所以 P53

可以转录激活 *p21* 基因。而 P15 和 P27 的表达和激活可被转化生长因子 TGF－β 增强，通过多种途径抑制细胞周期进程。

因此，正常的细胞周期需要 CDK 的正调节因子细胞周期蛋白与负调节因子 CKI 的精确协同与平衡。一旦这种平衡失稳就会造成细胞的增殖失控。

三、 细胞周期的检查点

在 20 世纪 80 年代末，Hartwell 为细胞周期调控机制的阐明做出了另一个重大的贡献。他研究了酵母细胞对放射性的敏感程度，并在此基础上提出了细胞周期检查点（checkpoint）的概念。

细胞周期中存在"检查点"的调控机制。到目前为止，DNA 损伤检查点和纺锤体组装检查点机制已被部分阐明。已知 DNA 损伤后，激活了相应的检查点机制，使细胞周期进程延缓或停滞，目的是修复损伤的 DNA。细胞周期检查点主要在 4 个时期发挥作用：①G1/S 期检查点，在酵母中称为 start 点，在哺乳动物中称为 restriction point；②S 期检查点；③G2/M 期检查点；④中/后期检查点，又称纺锤体组装检查点（图 11－10）。

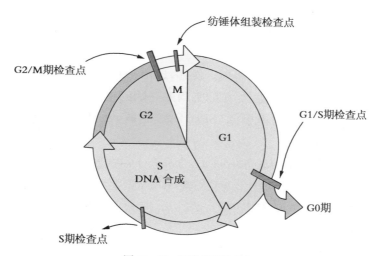

图 11-10 细胞周期检查点

在 G1/S 检查点，DNA 损伤引起 P53 依赖的周期阻滞。正常细胞内 P53 的水平通常很低，DNA 损伤刺激引起 P53 的表达和活性迅速升高。P53 可引起多种基因转录，如 P21、Mdm2 和 Bax。如前所述，P21 是一种细胞周期抑制蛋白。通过抑制 CDKs 导致细胞周期阻滞，阻止损伤 DNA 的复制。Mdm2 的作用是通过负反馈环调节 P53 蛋白水平，它可以结合并抑制 *P53* 的转录活性，有利于其通过泛素依赖的蛋白水解途径降解。但细胞严重受损，损伤的 DNA 无法修复时，P53 通过激活某些基因的转录，如 Bax、Fas 和参与氧化应激反应的相关基因，诱导细胞凋亡。

S 期 DNA 损伤的检查点机制尚不明确。但研究表明，S 期 DNA 损伤时，DNA 链复制的起始和延长过程都可以受到抑制。

当 DNA 损伤出现在 G2 期时,引起细胞周期阻滞。此作用可以不依赖于 P53 蛋白。细胞可以通过抑制 CDK1 的脱磷酸化作用,使其处于抑制状态,或者通过将 CDK1－cyclinB1 复合物滞留在胞质中,使其不能进入细胞核发挥作用。故 DNA 损伤阻止细胞进入有丝分裂期。

纺锤体组装检查点的作用是监测纺锤体形成过程中染色体不正确的组合,在有丝分裂中期引发周期阻滞,以阻止有丝分裂后期启动、胞质分裂和 DNA 再复制。此现象最初是在芽殖酵母中发现的。几种哺乳动物纺锤体检查点相关蛋白最近也被广为研究。例如,Mad 和 Bub 蛋白在微管黏附作用缺陷时被激活,抑制有丝分裂后期启动复合物(anaphase promoting complex,APC),阻止有丝分裂中后期的周期进展。

检查点对细胞周期进程进行严格的监督,使 DNA 复制和有丝分裂准确无误地进行,保证遗传的稳定性。它们的缺失将导致细胞在没有正确完成前一时相就进入下一时相。细胞将出现严重的遗传性损伤甚至癌变,最终导致机体死亡。

四、 细胞周期有关的其他基因及产物

(一) 细胞分裂周期基因与细胞周期

在细胞内有一类与细胞周期运转和调控有关的基因,称为细胞分裂周期基因(cell division cycle,cdc)。*cdc* 基因产物可以调节细胞周期的进程。细胞增殖周期的有序性与 *cdc* 基因在细胞周期的不同阶段表达有关。例如,Hartwell 在芽殖酵母中已确定了一些 *cdc* 基因的表达顺序及可能的生物学功能:在细胞周期开始的主要控制点起作用的是 *cdc28*;而 *cdc8* 作用于 DNA 合成起始;纺锤极体(SPB)的复制被 *cdc31* 所控制;*cdc24* 控制酵母的出芽。

Nurse 在裂殖酵母(*Schizosaccharomyces pombe*)中找到的 *cdc2* 基因和芽殖酵母的 *cdc28* 基因具有同源性。哺乳动物(包括人类)和 cdc2 同源的基因产物是相对分子质量 34 000 的蛋白质(P34)。它的基因序列和 *cdc2/cdc28* 之间有 63% 是相同的。酵母细胞的 cdc13 和人细胞中编码 P56 的基因是同源的。

(二) 癌基因和抑癌基因和细胞周期

在正常细胞的基因组中,含有与病毒癌基因(v－oncogene)相似的原癌基因(proto-oncogene)。原癌基因编码的蛋白质产物包括生长因子、生长因子受体、细胞内信号及细胞核的结合蛋白质等,都与调节细胞的增殖和分化活动有关。原癌基因的产物是正常细胞增殖所必不可少的,但是它们一旦发生突变成为癌基因,就会使细胞转化为异常的增殖状态,引起细胞生长失控,最终转为恶性。

用正常的细胞和肿瘤细胞融合形成的杂种细胞,其恶性程度明显下降,甚至完全消失。说明在正常细胞中含有抑制细胞恶性增殖的抑癌基因(tumor suppression oncogene)。其产物可以抑制细胞的生长和分裂。当抑癌基因发生变异或丢失,解除了对细胞增殖的抑制作用之后,就成为诱发肿瘤的重要因素。*P53* 基因和 *Rb* 基因是两类与人类恶性肿瘤关系最为密切的抑癌基因。

第四节　减数分裂和生殖细胞的发生

多细胞生物的新个体是由卵细胞和精子细胞结合产生的受精卵开始的。经过一系列不断的有丝分裂和复杂的细胞分化等过程逐渐地生长和发育,最后形成与亲代相似的个体。这种繁殖方式必须有 2 个生殖细胞的结合,然后经过细胞分裂、细胞分化,才能生长、发育为新个体。因此,这种繁殖方式被称为有性繁殖,为双亲遗传。减数分裂是有性生殖生物的生殖细胞在形成过程中的一种特殊分裂方式,也叫成熟分裂。

一、 减数分裂过程

减数分裂过程包括 1 次 DNA 复制和 2 次细胞分裂,分别称为减数分裂Ⅰ和减数分裂Ⅱ(图 11 - 11)。之前还包括减数分裂前间期。

（一） 减数分裂前间期

减数分裂前间期(pre-meiosis interphase)是指为减数分裂做准备的阶段,需要经过较长的生长过程,进行足够的物质积累,最后形成初级生殖母细胞。该阶段也分为 G1、S 和 G2 期。与有丝分裂间期相比,有 3 方面不同:①S 期明显延长;②染色体只在一侧有动粒,所以在第 1 次减数分裂时姐妹染色单体不分离,共同进入一个子细胞;③G2 期具有细胞增殖的限制点(R 点)。有些种类的生物及人的卵母细胞长期停滞在 G2 期,只有接受性激素刺激后才能进行第 1 次减数分裂。

（二） 第 1 次减数分裂

减数分裂Ⅰ的分裂时间比减数分裂Ⅱ的分裂时间长。在此时间内,同源染色体配对和遗传物质交换重组为其主要特征。减数分裂Ⅰ进一步可细分为前期Ⅰ(包括细线期、偶线期、粗线期、双线期和终变期)、中期Ⅰ、后期Ⅰ和末期Ⅰ。

1. 前期Ⅰ　此期的时间非常长,变化也

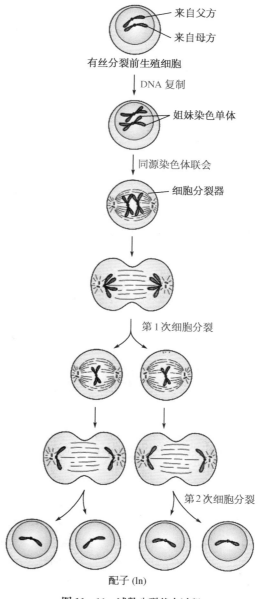

来自父方
来自母方

有丝分裂前生殖细胞

DNA 复制

姐妹染色单体

同源染色体联会

细胞分裂器

第 1 次细胞分裂

第 2 次细胞分裂

配子 (1n)

图 11 - 11　减数分裂基本过程

非常复杂。根据细胞核的形态变化可划分为细线期（leptotene stage）、偶线期（zygotene stage）、粗线期（pachytene stage）、双线期（diplotene stage）和终变期（diakinesis）。

（1）细线期：染色体呈细丝状，相互交织成网状。染色质丝开始凝缩。在此期之前 DNA 已经复制。每一条染色质丝中含有 2 条染色单体，但是在光学显微镜下仍呈细线状。在细线上可见深染的、由染色质丝盘曲而成的染色粒。染色体端部开始与核膜附着斑相连，这有利于同源染色体配对。

（2）偶线期：同源染色体发生配对现象，称为联会（synapsis）。联会的结果每对染色体形成一个紧密相伴的二价体（bivalent）。

（3）粗线期：染色体进一步螺旋化，变粗变短，在光学显微镜下可以看到每一条染色体包含两条染色单体，互称姐妹染色单体。每个二价体都由 2 条同源染色体组成。这样 1 个二价体有 4 条染色单体，称为四分体（tetrad）。同源染色体的染色单体之间互称为非姐妹染色单体。在此期间，发生同源染色单体的横向断裂，并在断裂处发生同源染色体非姐妹染色单体之间的交换。

（4）双线期：染色体进一步螺旋化而缩短。同源染色体之间的联会复合体解体。同源染色体相互排斥趋向分离，使互换后的染色体出现交叉（chiasma）。一般认为，交叉是同源染色体的非姐妹染色单体交换的形式。

（5）终变期：染色体更加变粗变短。交叉明显但交叉数量逐渐减少。交叉移行到染色体的末端。核仁、核膜消失，纺锤体开始形成。

前期Ⅰ和有丝分裂的前期相比，有以下两点区别：①同源染色体配对。在减数分裂的前期，染色体的一侧产生特殊的侧体结构，对同源染色体之间的识别起作用，使随机分布在中的同源染色体相互配对。两个侧体之间立即形成轴体结构，像拉锁一样使同源染色体紧密相连。同源染色体配对是偶线期的主要特征。侧体和轴体总称为联会复合体，是同源染色体配对过程中的临时性结构，在进入中期Ⅰ之前消失。②染色体交叉交换。在粗线期，四分体（tetrad）（包含 2 条同源染色体，因其各含 2 条紧密染色单体，故共 4 条染色单体）中相互靠近的非姐妹染色单体间可发生多处点状的局部连接，形成彼此的交叉和互换。结果，在同源染色体的基因之间可产生部分重新组合。

2. 中期Ⅰ和后期Ⅰ 中期每对同源染色体都以四分体的形式排列在纺锤体的中央，构成中期板。每个四分体的动粒分别与从相对的两极发出的动粒微管连接。后期，同源染色体之间彼此分离，随机地分配给两个子细胞。每个子细胞只获得了 1 对同源染色体中的 1 条，即二分体（dyad）。

经过减数分裂前期的染色体交叉交换，再经过中、后期的随机组合，所产生的子细胞的基因组分与母细胞有很大差别，融入了父源和母源的遗传特性。

3. 末期Ⅰ 大多数生物类型在第 1 次减数分裂的末期不发生染色体去凝集和核膜重建过程，到达两极的染色体仍保持浓缩状态。此时，每条染色体虽然具有 2 条染色单体，但染色体的数目已减少了一半，为单倍体（n）。以人为例，原先为 23 对染色体，现在只有 23 个发生了重组（交换）的二分体。

（三）减数分裂间期

完成第 1 次减数分裂后,细胞进入短暂的分裂间期。此阶段没有新的 DNA 合成,只进行动粒的组装和中心粒复制。间期持续的时间随不同的生物种类而有较大差异。

（四）第 2 次减数分裂

减数分裂Ⅱ的过程和有丝分裂基本相同。前期有纺锤体形成,动粒微管连接到染色体的动粒上,牵引染色体运动。染色体排列成中期板,细胞即进入短暂的中期,然后便发生着丝粒断裂,姐妹染色单体彼此分离,分别向纺锤体的两极移动,以至最终细胞一分为二等后期和末期事件。

经过上述的两次减数分裂,由 1 个母细胞分裂成 4 个子细胞。子细胞的染色体数目只有母细胞的 1/2,成为单倍体的生殖细胞。

二、生殖细胞的发生

精子和卵子在形成过程中,虽然是来自不同性别的亲代,经历的过程也有一定的差异,但却有一个共同的特点,即经过一系列的有丝分裂后,在成熟期中都要进行减数分裂。

人类精子和卵子的形成过程,它们都要经历增殖期、生长期、成熟期,精子细胞的产生还要经过变形期。一个精母细胞经过 2 次减数分裂,产生 4 个均一的、具有生理功能的精子(图11-12);1 个卵母细胞经第 1 次减数分裂形成 1 个很大的次级卵母细胞(几乎含有卵母细胞的所有细胞质)和 1 个很小的第 1 极体(只有细胞核)。第 2 次减数分裂又产生 1 个很大的卵细胞和 1 个很小的第 2 极体,同时第 1 极体也一分为二。所以 1 个卵母细胞经过 2 次减数分裂产生 1 个卵细胞和 3 个极体,极体的功能尚不明确。

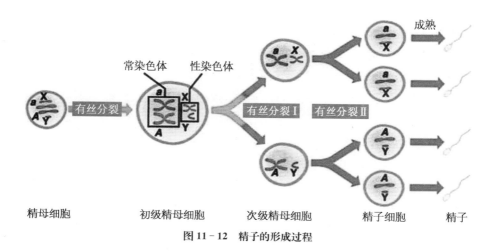

图 11-12　精子的形成过程

三、减数分裂的生物学意义

减数分裂具有重要的生物学意义,体现在:①保持世代间遗传物质的恒定;②同源染色体的联会互换和分离;③非同源染色体自由组合;④同一染色体上基因的连锁。

第五节　细胞周期与肿瘤

过去的 10 年里,细胞周期调控机制和肿瘤的发生、发展的研究取得了一系列的重大突破。人们越来越清楚地认识到,肿瘤是一种细胞周期疾病。除了对细胞周期调控机制的许多细节、协同问题的深入研究外,更有许多生物学问题,汇合到细胞周期调控中来或与细胞周期调控机制联系起来,如 DNA 损伤、细胞凋亡、细胞分化,乃至肿瘤的转移。

肿瘤发生的主要原因是细胞周期失调后导致的细胞无限制增殖。细胞周期驱动机制失控和细胞周期监控机制受损是其发生、发展的主要方面。Cyclins 的过度表达、CKI 表达不足和突变使细胞周期的驱动失控,使细胞无限制增长;G1/S、G2/M 检查点异常,使机体探测 DNA 损伤功能降低,如发现不了 DNA 损伤会导致基因缺失、易位、染色体重排等。这些累积的突变基因破坏了细胞周期的驱动机制,细胞进入失控性生长的境界(癌变)。

肿瘤在许多方面不同于正常细胞,如去分化、侵袭性、药物不敏感性等。这些区别不单源于失控性细胞生长,而且来自细胞进化的过程。多年来的研究证明,肿瘤是一种多基因病,它包括 3 层含义:一是肿瘤发源于遗传物质 DNA(或基因)的改变;二是这种改变是多步骤完成的多个基因变化的细胞进化过程;三是所有的基因变化最终导致的失控性生长。

视网膜母细胞瘤是一种常见于儿童的视网膜恶性肿瘤,预后极差。视网膜母细胞瘤抑制基因(Rb)是在细胞周期中起重要的调节作用的抑癌基因,其产物 Rb 蛋白随着细胞周期不同时相的变迁进行着磷酸化和脱磷酸化的过程。当 Rb 蛋白磷酸化不足时可出现 cyclin D1 基因表达过度增强,cyclin D1 蛋白的合成与活化又导致 Rb 蛋白磷酸化。当 cyclin D1 蛋白过度表达或功能性 Rb 蛋白减少时,既不能与 E2F 形成复合体,也不能提供 Rb 蛋白本身磷酸化抑制 cyclin D1 基因的转录,可使细胞持续性增殖。另外,Rb 基因尚可调节一些与细胞增殖有关的基因的转录,如 C - fos、TGF - β_1、TGF - β_2 和 neu 等。当 Rb 基因发生异常时,细胞进入过度增殖状态而发生癌变。已发现 Rb 基因异常(主要为突变和杂合性丢失)和蛋白表达异常除与视网膜母细胞瘤相关外,还与食管癌、膀胱癌、肺癌、前列腺癌等多种恶性肿瘤的发生、发展密切相关。

$P53$ 是最常见的肿瘤抑制基因。正常情况下,细胞中 $P53$ 的含量很低;在 DNA 损伤或其他应激条件下,细胞中 $P53$ 的含量增加。$P53$ 可以激活 $P21$ 等基因的转录,$P21$ 能与 G1/S - CDK 和 S - CDK 复合物结合并抑制其活性,使细胞停滞在 G1 期,在 DNA 进行复制前赢得充足的时间对受损的 DNA 进行修复。当 DNA 大范围损伤时,$P53$ 则诱导细胞走向凋亡。在人类肿瘤细胞中,$P53$ 最容易发生突变。最常见的突变形式是点突变和错义突变。这些突变使得 $P53$ 的分子构象发生变化,从而使其失去活性。这样,DNA 受损的细胞便可通过限制点进入 S 期,继续进行细胞周期运转,使染色体的复制与分离发生异常,导致肿瘤抑制基因丢失、原癌基因活化及染色体的数目和整倍性发生改变,最终成为失控性生长的肿瘤细胞。

(郭　锋)

第十二章　细　胞　分　化

地球上绝大多数的动物,特别是高等动物,都是以有性生殖的方式繁衍后代。有性生殖的个体发育都是从精子与卵子结合成受精卵后进入有丝分裂(卵裂)的过程。受精卵经过细胞分裂产生的后代子孙细胞不仅出现了可见的形态变化,而且各种细胞所执行的功能也发生了差异。细胞后代在形态、结构和功能上发生稳定性差异的过程称为细胞分化(cell differentiation)。从受精卵发育为正常成体动物过程中,细胞多样性的出现是细胞分化的结果。细胞分化的分子基础是细胞基因在空间和时间上的严格有序的表达。每一种特定类型的细胞只使用一小部分基因中的遗传信息。在基因选择性激活、转录和翻译过程中的任一环节的微小错误将可能导致细胞分化异常,甚至癌变。

第一节　细胞分化的基本概念

细胞分化是指同一来源的细胞经过分裂逐渐产生形态结构、生理功能和蛋白质合成等方面都有稳定差异的过程。常将细胞的形态结构、生理功能和生化特征作为识别细胞分化的3项指标。所有高等动物都由同一来源的受精卵发育而成。在发育过程中,通过细胞增殖使数量增加,在分裂的基础上细胞逐渐分化,出现形态结构各异、生理功能各不相同的细胞。例如,神经细胞伸出长的突起,具有传导神经冲动和贮存信息的功能;肌细胞呈长条形,具有收缩和舒张的功能;红细胞呈双凹面的扁圆盘状,具有携带氧气和完成气体交换的功能等。各种细胞能够合成各自特有的专一性蛋白质。例如,红细胞合成血红蛋白,肌细胞合成收缩蛋白,表皮细胞合成角蛋白等。所以,细胞分化的关键在于特异蛋白质的合成。

一、 细胞的决定和分化

通常情况下,细胞在发生可识别的形态变化之前,已经受到约束而向着特定的方向分化。这时,细胞内部已经发生了变化,确定了未来的发育命运。细胞从分化方向确定开始到出现特异形态特征之前这一时期,称为决定(determination)。虽然此时借助一般形态学方法尚不能察觉它的特点,但其命运已经确定,故"决定"又称为"化学分化"。决定之后,分化的方向一般不再改变。细胞分化的显著特点是细胞分化的稳定性。特别是在高等生物细胞中,细胞分化的一个普遍原则是:一个细胞一旦转化为一个稳定的类型后,就不能逆转到未分化状态。例如,将两栖类神经胚时期的神经板移植到另一胚胎的腹部,移植块仍可发育为神经组织。因此,可以判断在神经胚时期,神经组织的发育已经决定。不仅如此,细胞决定还具有遗传的稳定性。典型的例子是果蝇成虫盘细胞移植实验。成虫盘是幼虫体内已决定的尚未分化的细胞团,在变态期之后,不同的成虫盘可以逐渐发育为果蝇的腿、翅、触角等成体结构。研究表明,如果将成虫盘移植到一个成体果蝇腹腔内,它(成虫盘)可以不断增殖并一直保持于未分化状态。即使在果蝇腹腔中移植多次,繁殖 1 800 代之后再移植到幼虫体内,被移植的成虫盘细胞在幼虫变态时,仍能发育成相应的成体结构。这说明果蝇成虫盘细胞的决定状态是非常稳定并可遗传的。

细胞分化是发育生物学的一个核心问题和热点问题。细胞分化是一种持久性的变化,发生在生物体的整个生命进程之中,但在胚胎时期达到最大限度,成为最重要的过程之一。一个细胞在不同的发育阶段可以有不同的形态和功能,这是在时间上的分化;同一种细胞的后代,由于所处的环境不同,可以有相异的形态和功能,这是在空间上的分化。目前,对细胞分化的研究,已经从单纯的形态学研究,进入到细胞及分子水平。从分子层次的意义上来看,细胞分化意味着细胞内某些特异性蛋白的优先合成,如红细胞中的血红蛋白、肌细胞中的肌动蛋白和肌球蛋白等。为了诱发这种合成,特定细胞中的某些基因,必须在一定时间内被激活进行转录。因此,只有了解细胞中的基因调控机制,才能从分子水平上解释细胞的分化现象。

二、 多细胞生物的细胞分化

细胞分化为生物多样性提供了基础。单细胞生物的细胞仅有时间上的分化,如噬菌体的溶菌型和溶源型、原核生物和原生生物的细胞多型性等。之所以出现不同类型的细胞,有的是发育的需要,有的则是为适应生存条件。另一方面,多细胞生物的细胞不仅有时间上的分化,而且由于在同一个体上的各个细胞所处的位置不同,因而发生功能上的分工,所以又有空间上的分化。具体表现在一个生物体的前端和后端、内部和外部、背面和腹面等部位,可以有不同类型的细胞。

细胞分化是多细胞生物个体形态发生的基础。生物形态发生时,各部分细胞基因表达有一定的时空关系。这种时空关系早已由生物体的遗传性规定了严格的程序和模式。通过遗传的调节机制,决定任何一个细胞在何时、何处、何种情况下,表达哪一个基因。因此,细胞分化是基因的调控作用。只不过这种调控属于高级的调控作用,较基因对代谢和感应的调控要深刻得多,从而使得细胞在形态上和功能上产生不可逆的质变。

基因的表达需要一定的条件,细胞分化也有其环境因素。一般说来,低等生物及植物体比较容易受外界环境的影响;而高等动物则因其胚胎发育的外环境及成体发育的内环境比较恒定,所以细胞的分化更多地由基因直接支配。

细胞和组织的差异是机体多细胞生物细胞分化的必然结果。任何一种多细胞的动物有机体都面临着血液循环、骨骼支持和运动等各方面的问题。如果有机体的各部分在形态和功能上不发生特化,就无法解决这些问题。例如,没有鞭毛细胞的多孔动物无法正常生活。高等动物任何一部分或某一种细胞的过量与不足都将引起疾病,甚至死亡。

第二节 细胞的分化潜能

一、全能细胞的分化潜能

细胞全能性（cell totipotency）是指单个细胞在一定条件下增殖、分化，发育成为完整个体的能力。具有这种能力的细胞称为全能细胞（totipotent cell）。此种现象在植物和低等动物中较常见。例如，胡萝卜的单个根细胞经过体外培养后，可分裂成许多细胞，生长成一个完整的胡萝卜植株。利用细胞的全能性可进行无性繁殖。

一个全能细胞应该具有表达其基因组中任何一种基因的能力，亦即能分化为该种生物体内任何一种类型的细胞。理论上，每个配备了完整基因组的细胞，包括体细胞和生殖细胞，都应该是全能性的。但实际往往是体细胞表达基因的能力比性细胞要低得多。生殖细胞，尤其是卵细胞，尽管分化程度很高，仍然具有较大的潜在全能性。在某些条件下可进行孤雌生殖，由一个卵细胞分化成所有各种类型的细胞。两性生殖细胞的结合产物——受精卵则表现出最高的全能性。任何一个生物体（无性繁殖后代除外）都由合子起源。由此，个体中的每一个形态和功能各异的细胞都是合子产生后代的分化产物。

二、胚胎细胞的分化潜能

哺乳动物的胚胎发育经历基本相同的分化过程。受精后胚胎的早期发育主要包括卵裂（cleavage）、胚泡（blastocyst）形成和宫内植入（implantation）3 个阶段。随着分裂和分化的不断进行，卵裂球细胞数目越来越多，细胞之间的分化差异也越来越大。

在绝大多数情况下，受精卵通过细胞分裂直到形成囊胚之前，细胞的分化方向尚未决定。从原肠胚细胞排列成三胚层后，各胚层在分化潜能上开始出现一定的局限性。倾向于只发育为本胚层的组织器官。例如，外胚层（ectoderm）发育成神经、表皮等；中胚层（mesoderm）发育为肌、骨等；内胚层（endoderm）发育成消化道及肺的上皮等。内、中、外 3 个胚层的分化潜能虽然进一步被局限，但仍具有发育成多种表型的能力。这时的细胞可称为多能细胞（pluripotent cell）。经过器官发生，各种组织、细胞的发育命运最终决定在形态上特化，功能上专一化。胚胎发育过程中逐渐由全能局限为多能，最后成为稳定型单能（unipotency）的趋向，是细胞分化的普遍规律。因此，胚胎发育中的细胞分化可以视为分化潜能逐渐降低的过程。

三、成体细胞的分化潜能

许多研究表明，高等动物分化末端的细胞仍然保持着全套的基因组，并在一定特殊条件下可表现出全能性，即细胞核全能性。1964 年，Gurdon 成功地将非洲爪蟾的肠上皮细胞核移入去核的爪蟾卵细胞中，发育得到了蝌蚪。说明分化成熟的体细胞核完整地保存着卵和精子细胞核的全部遗传信息，而卵细胞质则可能对细胞的决定和分化起着关键性的作用。1996 年 7 月，苏格兰 Roslin 研究所的科学家 Wilmut 等利用体细胞克隆技术将取自羊乳腺

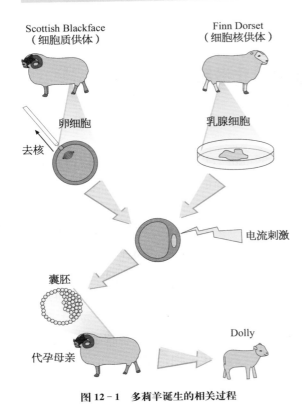

Scottish Blackface
（细胞质供体）

Finn Dorset
（细胞核供体）

卵细胞

乳腺细胞

去核

电流刺激

囊胚

Dolly

代孕母亲

图 12-1 多莉羊诞生的相关过程

细胞的细胞核植入另一羊的去核的卵细胞中，培育出了世界上第 1 只克隆动物——多莉（Dolly）羊（图 12-1 为多莉羊诞生的相关过程），再次证明了细胞核全能性。

Dolly 没有父亲，却有 3 个"生母"。科学家从 1 只母羊（Scottish Blackface）体内取出 1 个未受精的卵细胞，在体外用极细的玻璃针管先将卵细胞中的细胞核吸出，使之成为无核卵细胞。然后，将无核卵母细胞与取自另一只泌乳量高、品质良好的母羊（Finn Dorset）的乳腺细胞的细胞核进行融合，形成一个含有新遗传物质的卵细胞，经电流刺激，让卵细胞误认为它已经受精了，开始启动生命机制，分裂发育成胚胎。当胚胎生长到一定程度时再将它植入第 3 只"代孕母亲"的黑脸母羊（Scottish Blackface）子宫中，由它孕育并产下克隆羊 Dolly。Dolly 长得很像提供乳腺细胞核的 Finn Dorset 母羊，这是容易理解的。因为从遗传的角度来说，提供乳腺细胞核的母羊才是 Dolly 的母亲。

移植的细胞核来自已经高度分化的乳腺细胞（体细胞）。科学界普遍认为高等动物成熟的体细胞已经高度分化，不可能再像胚胎细胞那样进行进一步分化。在这一点上，Dolly 的诞生颠覆了传统的科学理念，具有开创性的里程碑意义。它揭示了体细胞在去核卵细胞细胞质中能重新启动编程，宣告人类从此已经进入高等动物体细胞可以进行无性繁殖（克隆）的新时代，被认为是 20 世纪生命科学研究的一项重大突破。细胞分化究竟在染色体水平造成了什么变化？如果有变化，是否真正不可逆？卵细胞质对移入的外来细胞核究竟起了什么作用，如何起作用？分化的细胞核又是如何接受卵细胞质的影响，调整基因的表达顺序？上述体细胞克隆技术能否用于"克隆人"和医疗？由此引起的社会后果将会怎样？这些问题涉及科学和伦理学，成为研究和争论的焦点。

第三节　细胞分化的分子基础

一、细胞分化的本质

（一）基因的差异表达是细胞分化的普遍规律

大量研究发现，细胞分化的本质是基因组中不同基因的选择性表达。多细胞生物在个体发育过程中,其基因组 DNA 并不全部表达,而是按照一定的时空顺序,在不同细胞和同一细胞的不同发育阶段发生差异表达(differential expression)。这就导致了所谓的奢侈蛋白(luxury protein),即细胞特异性蛋白质的产生,如红细胞中的血红蛋白、皮肤表皮细胞中的角蛋白和肌细胞的肌动蛋白和肌球蛋白等。编码奢侈蛋白的基因称为奢侈基因(luxury gene),又称组织特异性基因(tissue-specific gene),是特定类型细胞中为其执行特定功能蛋白质编码的基因。不同奢侈基因的选择性表达赋予了分化细胞的不同特征。当然,一个分化细胞的基因表达产物不仅仅是奢侈蛋白,也包含由持家基因表达的持家蛋白。持家基因(house-keeping gene)也被称为"管家基因",在生物体各类细胞中都表达,为维持细胞存活和生长所必需的蛋白质编码的基因,如细胞骨架蛋白、染色质的组蛋白、核糖体蛋白及参与能量代谢的糖酵解酶类的编码基因等。

(二) 基因组改变是细胞分化的特例

早期的研究结果显示,一些分化的细胞,如果蝇的卵巢滤泡细胞,在其分化过程中基因组发生了量的变化,表现为特定基因的选择性扩增;在果蝇的其他一些细胞,如卵巢滋养细胞、唾腺细胞和马尔皮基管细胞的发育过程中,还呈现出基因组扩增现象,染色体多次复制,形成多倍体(polyploid)和多线体(polyteny)。与上述情况相反,一些细胞在分化过程中则发生遗传物质(染色质或染色体)的丢失。典型的例子是来源于对马烟虫(*Ascaris equorum*)发育过程的研究。在马烟虫个体发育中,只有生殖细胞得到了完整染色体,而体细胞中的染色体则是部分染色体片段,其余的染色体丢失了。在其他的一些例子中,还可观察到完整的染色体或完整的核丢失。例如,在摇蚊发育中,许多体细胞丢失了最初 40 条染色体中的 38 条;而哺乳动物(除骆驼外)的红细胞及皮肤、羽毛和毛发的角化细胞则丢失了完整的核。

在脊椎动物和人类免疫细胞发育研究中发现,执行抗体分泌功能的 B 细胞分化的本质是由于编码抗体分子的基因发生了重排(rearrangement)。抗体分子由 2 条轻链和 2 条重链组成。轻链和重链的氨基酸序列均含有两个区域:1 个恒定区(constant region)和 1 个可变区(variable region)。其恒定区由 C 基因编码,可变区分别由 V、J 基因(轻链)和 V、D、J 基因(重链)编码。以轻链基因为例,在 B 细胞分化期间,胚细胞 DNA 通过体重组(somatic recombination),部分 V 基因片段、部分 J 基因片段和恒定区 C 基因连接在一起,组成产生抗体 mRNA 的 DNA 序列。重链和轻链都有数百个 V 基因片段。因机体免疫应答需要可选择性地与 C 基因组合成多种 DNA 序列,从而产生多种多样的抗体分子。基于以上事例,人们对细胞分化的机制曾提出过一些假说,如基因扩增、DNA 重排和染色体丢失等。但这些现象并不是细胞分化的普遍规律。

二、 细胞分化的调控

一个生物体的绝大多数细胞都有相同的遗传潜能。同一个体内已经分化的那些细胞,是通过表达不同基因群来决定它们的蛋白质含量和合成的。基因表达涉及转录、翻译和翻译后修饰。所以细胞分化的调控可以在转录水平、翻译水平及翻译后修饰等调节水平上进行。转录是细胞分化中所有基因表达的第 1 步,细胞分化的调控主要发生在转录水平。

(一) 转录水平的调控

1. 奢侈基因和管家基因 根据基因和细胞分化的关系,可以把基因分为两类。一类称为管家基因(housekeeping gene),是维持细胞最低限度的功能所不可缺少的基因,但对细胞分化一般只有协助作用。管家基因在各类细胞的任何时间内都可以得到表达。其产物管家蛋白(housekeeping protein)是维持细胞生命活动所必需的,如膜蛋白、核糖体蛋白、线粒体蛋白、细胞周期蛋白、糖酵解酶、核酸聚合酶等。另一类称为奢侈基因,是指与各种分化细胞的特殊性状有直接关系的基因。丧失这类基因对细胞的生存并无直接影响。奢侈基因只在特定的分化细胞中表达并受时期的限制,其编码产物称奢侈蛋白,如红细胞中的血红蛋白、表皮细胞中的角蛋白、肌细胞中的肌动蛋白和肌球蛋白等。

2. 基因的顺序表达活性 基因活性不仅由于细胞类型的不同有很大变化,即使在同一类型的细胞中,由于发育阶段不同,基因活性也不一样。例如,在人体发育的各个阶段中,血红蛋白(hemoglobin,Hb)的组成就各不相同。血红蛋白是人体红细胞中氧的载体,是由 4 条珠蛋白(haptoglobin,Hp)肽链组成的异四聚体。但在人体发育的各个阶段中,肽链四聚体的组成发生显著的变化。在胚胎早期,ε 珠蛋白基因首先表达。血红蛋白含 1 对 α 链和 1 对 ε 链。因此,早期胚胎的血红蛋白中多为 $\alpha_2\varepsilon_2$;随后,ε 珠蛋白基因关闭,γ 珠蛋白基因表达,四聚体为 $\alpha_2\gamma_2$;到胎儿出生前后,γ 珠蛋白基因表达逐渐下降,β 珠蛋白基因表达逐渐升高,到出生后 12~18 周,主要是 β 珠蛋白基因表达,四聚体为 $\alpha_2\beta_2$,并有少量 γ 和 δ 珠蛋白基因表达;而成人的血红蛋白珠蛋白肽链保持为 $\alpha_2\beta_2$。上述肽链的氨基酸序列基本相同,但稍有差别。胎儿的血红蛋白与成体的血红蛋白相比,对氧具有更高的亲和力,便于从母体血液中获得氧。不同的珠蛋白肽链分别由相应的结构基因所编码。用重组 DNA 技术已将珠蛋白基因定位在不同的染色体上。珠蛋白基因包括决定珠蛋白 α 链、β 链、γ 链、δ 链、ε 链和 ζ 链的基因。其中,α 链和 ζ 链基因各 2 份位于第 16 号染色体上(每个体细胞中有 4 个 α 链基因);其余珠蛋白链基因均位于第 11 号染色体上,从 5′端到 3′端依次为 $\varepsilon-^G\gamma-^A\gamma-\delta-\beta$。在人体发育与生长的不同时期,上述基因依次表达而合成相应的珠蛋白链,最后与血红素一起构成血红蛋白。各型珠蛋白的出现先后顺序与其编码基因的活化顺序一致(图 12-2)。不同类型的珠蛋白在发育过程中的依次出现和消失是基因差别表达的结果。不同类型的血红蛋白合成的调节发生在转录水平上。

3. 非组蛋白与基因的选择性转录 染色质重组实验表明,非组蛋白与基因选择性表达有着密切关系。取兔的胸腺和骨髓细胞的染色质,用重组的染色质做模板,加入 RNA 聚合酶和各种前体核苷酸便可合成 mRNA。结果发现,胸腺非组蛋白不但能与胸腺 DNA 重组染色质转录胸腺 mRNA,也能与骨髓 DNA 重组染色质转录胸腺 mRNA;同样,骨髓非组蛋白不但能与骨髓 DNA 重组染色质转录骨髓 mRNA,也能与胸腺 DNA 重组染色质转录骨髓 mRNA。说明特异的非组蛋白可能决定着相应的特定基因的转录,即调节细胞中基因转录的因素是非组蛋白。

4. 同源框基因 影响转录水平上的基因调控因素很多,比较重要的还有同源框基因(homeobox gene,*Hox*)。同源框基因是最初发现于果蝇、爪蟾形态发生调节蛋白的一种

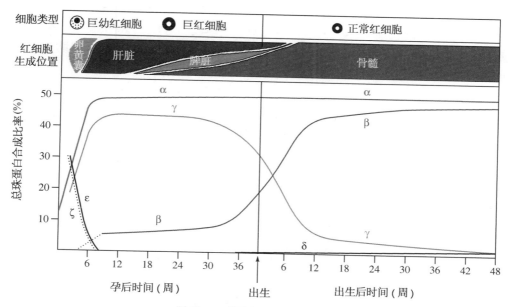

图 12-2 珠蛋白基因的顺序表达

DNA 结合区。从酵母菌到人类,都含有这一高度保守的同源异型基因(homeotic genes)序列,表明所有生物物种中所含有的同源框基因都是由同一原始基因以串联重复的方式演化而来的。因此,凡是含有同源异型基因序列的基因,均称为同源框基因(homeobox gene)。同源框基因表达产生的蛋白质则称为同源域蛋白(homeodomain protein)。目前已克隆了约170 个不同脊椎动物的同源框基因。脊椎动物的同源框基因一般用 Hox 符号表示。其中人类的基因是以大写斜体表示,如 *HOXA4*;小鼠的基因则以第 1 个字母"H"表示,如 *Hox-a4*。脊椎动物的同源框基因可分为两类:一类为连锁群同源框基因,如果蝇的 *HOM-C*。人类的是 4 个分别位于第 7、第 17、第 12 及第 2 号染色体上的同源框基因连锁群 *HOXA*、*HOXB*、*HOXC* 及 *HOXD*,至少包含了 39 个同源框基因,每一个连锁群由 9~11 个基因组成。另一类为非连锁群同源框基因或散在的同源框基因(unlinkage homeobox genes; dispersed homeobox genes),散布存在于整个基因组中。同源框基因的 3′端外显子有约 180 bp 的同源序列,在从无脊椎动物到脊椎动物的形态发生中与前后体轴结构的发育有密切的关系。小鼠同源框基因 *Hox-a1* 和 *Hox-a3* 控制胚胎前部的发育。若 *Hox-a3* 发生突变,将导致头颈部骨骼畸形和胸腺缺乏,类似人类的先天性 Di-George 综合征。

5. DNA 甲基化 DNA 甲基化(DNA methylation)是指 DNA 分子上的胞苷上加上甲基形成甲基胞嘧啶的现象,特别多见于 CG 序列中。DNA 甲基化位点阻碍了转录因子结合。因此,甲基化程度越高,DNA 转录活性越低。哺乳动物的 DNA 甲基化现象较为普遍,大约70% 的 CG 序列有甲基化发生,而持续表达的管家基因多为非甲基化状态。

(二) 翻译水平的调控

翻译水平的调控与转录水平的调控不同,很少有选择性翻译,即在分化细胞内并无专门翻译某种 mRNA 而不翻译其他 mRNA 的调节机制。相反,翻译调控通常是通过调节细胞的整体翻译水平来实现的。热休克(heat shock)反应就是一个例子。热休克反应不但影响转录的起始,也使大部分翻译停止,与此同时热休克蛋白的 mRNA 翻译加速,帮助其他蛋白的正确折叠和正确定位,直到蛋白质合成恢复正常,热休克反应停止。

为了检验细胞对基因表达是否在翻译水平进行调节,分别把兔、小鼠和鸭的编码珠蛋白的 mRNA 注入爪蟾的受精卵,发现这些 mRNA 是稳定的,并且在受精卵发育的第 8 天中,都发现有兔、鼠或鸭的珠蛋白合成。这说明爪蟾受精卵对外来的不同 mRNA 一律翻译,没有选择性。类似的实验也证明,无论是未分化的卵母细胞,还是已分化的肌肉、神经细胞,都没有对不同的 mRNA 进行选择性翻译的机制。异源 mRNA 功能甚至还能遗传给下一代。有实验观察到,海胆的未受精卵存在着未活化的 mRNA(母体 mRNA),不能翻译,称为蒙面信使。只有在受精后,这些 mRNA 才可能翻译。因而能否通过这一机制实现翻译水平的调节,即选择性翻译,从而导致细胞分化,仍然处于研究之中。

(三) RNA 选择性剪接水平的调控

最新研究证实,细胞分化不仅受到转录水平和翻译水平的调控,还受到 RNA 的选择性剪接的调控。哺乳动物基因组中包含的基因数量是有限的,但是通过改变基因(包括内含子和外显子)转录物的加工方式,将转录物的内含子和外显子剪除或保留,就形成了不同的成熟 mRNA 和不同的蛋白质产物。这样使相对有限的蛋白质编码基因能生成数量众多的蛋白质。也就是说,同一个基因能以组织特异性或发育阶段特异性的方式生成多种蛋白质异构体。

为阐明选择性剪接与细胞多能性的相关性,多伦多大学的 Han 等以人类和小鼠的胚胎干细胞(ES cell)、诱导多能干细胞(iPS cell)等多能干细胞为研究对象,与其他各种已经高度分化的细胞作对比,定性和定量地分析它们之间各种基因的选择性剪接的差异。研究表明,多能干细胞与已分化细胞之间多个选择性剪接事件存在差异,包括已知的多能因子 FOXP1 在胚胎干细胞中的特异性 mRNA 剪接事件。同时,他们也发现一些剪接调控子的表达水平在多能细胞和分化细胞之间存在显著的差异。例如,MBNL1 和 MBNL2 在 ES 细胞中以非常低的水平表达,而在分化细胞中表达水平则高得多。进一步研究发现,ES 细胞转录物的选择性剪接位点高度富集 MBNL1 和 MBNL2 结合位点,证明这些调控子的结合模式的变化可以用来控制成熟 mRNA 蛋白质编码区域(外显子)的剪除或者纳入。

三、 影响细胞分化的因素

影响细胞分化的因素,包括内在及外在因素。因此,研究细胞内在及外在因素和基因之间的调节体系,也就成为探索细胞分化问题的重要途径。

(一) 诱导

细胞的诱导(induction)是一部分细胞对邻近细胞的形态发生影响,并决定其分化方向的作用。诱导现象在动物的胚胎发育过程中是普遍存在的。例如,将蝾螈胚体(供体)的胚孔背唇移植到另一个蝾螈原肠胚体(受体)的囊胚腔中,植入的移植物被原肠形成运动推挤到宿主的腹部外胚层下面,参加宿主的发育,结果受体胚胎最终发育成具有 2 个神经系统的双头畸胎(图 12 - 3),有的还能发育成 2 个完整个体的联体。这表明蝾螈胚体的外胚层进行神经分化需要脊索中胚层的诱导。大量的实验已证明羽毛、鳞、腺体、肌、血液、肾等所有组织器官的分化都离不开诱导作用。脊椎动物的器官形成是一系列多级胚胎诱导的结果。

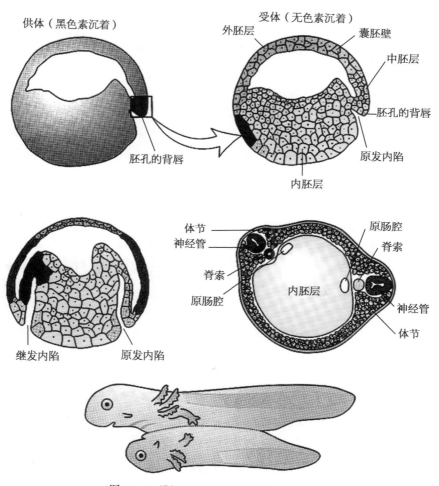

图 12 - 3　蝾螈胚孔背唇移植形成的双头畸胎

诱导作用不是由细胞本身引起的,而是由一些化合物引起的。经煮沸或用乙醇杀死的背唇,甚至其他无关的物质如豚鼠肝、蛇肾、HeLa 细胞等都有神经诱导作用。现已知道,背唇能合成并释放某种蛋白质产生诱导。诱导物质包括大分子的蛋白质、核蛋白,也可以是苯丙氨酸、胞嘧啶核苷酸等小分子。但这些诱导物质究竟是如何调节反应细胞的基因活动,仍不清楚。

(二) 抑制

细胞的抑制(inhibition)是在胚胎发育中,分化的细胞受到邻近的细胞产生的抑制物质的影响,其作用与诱导相对。例如,把发育中的蛙胚置于含有成体蛙心的碎片的培养液中时,胚胎就不能产生正常的心脏。同样,用成体蛙脑的碎片培养蛙胚也不能产生正常的脑。这说明,已分化的细胞(上述成蛙的心脏和脑)可以产生某种物质,抑制邻近的细胞往相同的方向分化,以使发育的器官间相互区别而避免重复发生。在成熟的机体内也有这种抑制现象。

胚胎发育过程不只是依赖某些细胞对其他细胞的诱导和抑制,还依赖两群细胞之间的相互作用。例如,只要胚胎发育中肢体内部的中胚层发生分化,在中胚层上方就必须有外胚层覆盖;另一方面,外胚层的继续发育则依赖其下方的中胚层的持续作用。也就是说,两部分组织之间除了诱导和抑制作用中存在的物质单向刺激和抑制外,还发生适当的物质交换。

(三) 识别

细胞之间有相互辨别的能力,即相互识别。有人将蝾螈的原肠胚置于无 Ca^{2+}、Mg^{2+} 的溶液中,使胚胎的外、中、内 3 个胚层的细胞各自分散开,然后再把它们混合在一起培养,结果各胚层的细胞均具有自我挑选、相互黏着的能力,依然形成外胚层在外,内胚层在内,中胚层位于两者之间的胚胎。这说明同类细胞具有相互识别的能力。

细胞黏着性的差异,可能是造成细胞相互识别的原因。相似的两种细胞依赖其表面存在的特殊物质,才能发生相互间的黏着。一旦黏在一起,它们细胞膜的各个部分就可以紧密结合成细胞间传递离子、电荷及一定大小的大分子的通道。癌细胞缺少具有黏性的细胞表面物质,细胞之间不能黏着,也就不能相互识别。因此,失去控制分裂能力的癌细胞会不停地迁移和增生。

(四) 激素

随着多细胞生物发育的复杂化和体积的增大,细胞的相互作用就不仅限于近邻细胞之间,远距离细胞之间也有相互作用。这种远距离相互作用往往是通过激素实现的。激素携带着特定的生物信息到达靶细胞,对靶细胞的发育和分化有十分重要的作用。

如两栖类动物幼体临近变态时,垂体分泌甲状腺素,促进甲状腺的生长和分化。甲状腺向血液中分泌甲状腺素。甲状腺素达到一定浓度即可使蝌蚪变态,使蝌蚪尾退化,促进肢芽生长和分化。若割除甲状腺的蝌蚪就不能变态发育成为成体蛙。

在脊椎动物中存在两大类激素:脂溶性的小分子甾体类激素(如蜕皮素、性激素等)和蛋白质类的多肽激素(如胰岛素、干扰素、抑素等)。甾体类激素为脂溶性,分子小,可直接穿过靶细胞的细胞膜进入细胞质内,在那里与特异性的受体分子非共价结合。激素-受体复合体激活后进入细胞核内,在一定位点与染色质结合,从而激活特定的基因,即诱导特定的mRNA 转录。蛋白质类的多肽激素为水溶性的,相对分子质量比甾体类激素大得多,不能通过靶细胞的质膜这道屏障。因此,多肽激素只是作为第一信使与靶细胞质膜的表面受体结合。通过信号传递产生第二信使(如 cAMP、IP_3 等),激活细胞质内的蛋白激酶系统。被激活的蛋白激酶进一步作用于核内遗传物质,引起对基因转录的调控作用。

除了以上两大类激素外,还有许多类似激素的蛋白质可以从某种细胞中释放出来,对周围或较远的细胞发挥作用。例如,表皮生长因子可以影响上皮发育;神经生长因子使神经细胞长出突起;肿瘤细胞中也有各种生长因子,可以抑制或刺激细胞的生长和增殖。

（五）环境

生物体暴露于自然环境之中，环境中各种物理、化学因素都对有机体的发育有较大的影响，如温度、阳光、空气、水源等。环境因素可以造成细胞分化的改变。

第四节　细胞分化与肿瘤

肿瘤细胞是从生物体内正常细胞演变而来的。正常细胞转变为恶性肿瘤的过程称为癌变或恶性病变。正常细胞一旦恶性变，它们的许多生物学行为，包括形态、功能、代谢和增殖都会发生深刻的可遗传的变化。因此，肿瘤细胞的恶性变（malignancy）可视为细胞的异常分化。肿瘤细胞除了具有其来源细胞的部分特性外，主要表现出低分化和高增殖细胞的特点。肿瘤细胞是当前细胞生物学研究的一个重要领域。

一、肿瘤细胞的增殖特点

正常细胞在体外培养瓶中贴壁生长，增殖的细胞达到一定密度，汇合成单层以后即停止分裂，称密度依赖性抑制（density dependent inhibition，DDI）；肿瘤细胞则失去了这种接触抑制（contact inhibition）。它们的增殖并不因细胞密度增殖到相互接触而停止，以至在培养瓶中形成多层堆积。在体内，肿瘤细胞不但增殖失控形成新的肿块（瘤），而且侵袭破坏周围的正常组织，进入血管和淋巴管中，转移到身体的其他部位滋生继发性的肿瘤。这些继发性的肿瘤又可侵袭和破坏植入部位的组织。通常把恶性增殖并且有侵袭性（invasiveness）和广泛转移（metastasis）能力的肿瘤细胞称为癌细胞。癌细胞在宿主体内广泛地播散，而宿主却缺乏阻止其生长的有效机制。这使得恶性肿瘤成为高度危险而往往难以治愈的疾病，最终导致患者死亡。

体外培养细胞在连续传代培养 50 代以后，细胞将逐渐解体死亡，这种现象称为 Hayflick 界限（Hayflick limit）。但是，体外培养的癌细胞，失去了正常细胞的最高分裂数的限制，成为"永生"（immortal）的细胞系。

二、肿瘤细胞的分化

肿瘤细胞来源于正常细胞，某些分化特点可以与其来源细胞相同。例如，骨髓瘤细胞分泌球蛋白，并且与肿瘤来源的正常细胞所分泌的球蛋白种类相同。但更多见的是肿瘤细胞缺少这种分化特点，甚至完全缺如，表现为去分化（dedifferentiation）。分化程度低或未分化的肿瘤细胞缺乏正常分化细胞的功能。例如，胰岛细胞瘤可不合成胰岛素；结肠肿瘤可不合成黏蛋白；肝癌细胞不合成血浆白蛋白等。高度恶性的肿瘤细胞，其形态结构显示迅速增殖细胞的特征：细胞核大，核仁数目多，细胞质以大量的游离核糖体为主。这些都与活跃地合成细胞增殖所必需的结构物质有关。至于细胞膜上的癌胚抗原，现在认为是胚胎时曾活动过的，但细胞分化后被关闭的基因，在细胞恶性变时又重新开放。因此，也可以把肿瘤细胞看作是在已分化的基础上更进一步的分化,即所谓恶性分化。

三、癌基因与抑癌基因

癌症是由携带遗传信息的 DNA 的病理变化而引起的疾病。与遗传病不同,癌症主要是体细胞 DNA 突变,而不是生殖细胞 DNA 突变。癌基因(oncogenes)是控制细胞生长和分裂的正常基因的一种突变形式,能引起正常细胞癌变。癌基因最早发现于诱导肿瘤的劳氏肉瘤病毒(Rous sarcoma virus,属反转录病毒科)。它携带 Src 基因。该基因对病毒繁殖不是必要的,但当病毒感染鸡体后可引起细胞癌变。后来人们发现在鸡的正常细胞基因组中也有一个与病毒 Src 基因同源性很高的基因片段。

目前已鉴别出几十种病毒癌基因。用核酸分子杂交技术已经确定它们同宿主细胞 DNA 的某些序列几乎完全一致。因此,大多数学者认为反转录病毒所携带的癌基因可能是由于这类病毒特殊的增殖方式而从宿主细胞中捕获的,是细胞基因的拷贝。这些进化保守的基因几乎存在于一切脊椎动物包括人类的细胞中。它们的正常表达产物是细胞的增殖和分化所需要的;当这类正常的基因发生某种改变后,便具有使正常细胞发生恶性变的作用。把正常细胞中与病毒癌基因相对应的这类 DNA 序列称为原癌基因(proto-oncogene)。原癌基因是具有潜在致癌能力的基因,或称细胞癌基因(cellular oncogene,C‐onc)。

正常细胞的原癌基因受到致癌因素(包括物理因素、化学因素和生物因素)或其他癌基因的影响,会转变成能致癌的癌基因。这一变化称为癌基因的激活。癌基因被激活后,表达产生量或质异常的癌蛋白,从而引起细胞正常生理功能的紊乱,进而癌变。目前发现,癌基因的蛋白质产物都是在功能上涉及对细胞的增殖和分化加以调控的蛋白质,包括生长因子、生长因子受体、酶或其他调控蛋白等。

细胞信号转导是细胞增殖与分化过程的基本调节方式,而信号转导通路中蛋白因子的突变是细胞癌变的主要原因。如人类各种癌症中约 30％的癌症是信号转导通路中的 ras 基因突变引起的。癌基因的产物常常是正常细胞不表达,或表达量很少,或表达产物活性不能调控的一类蛋白质。然而人们注意到,在视网膜母细胞瘤(retinoblastorma)的细胞中,是由于一种称为 Rb 的基因突变失活而导致肿瘤发生。随后又发现 p53 等基因均有类似的现象。这类基因称为抑癌基因(tumor suppressor gene)。抑癌基因实际上是正常细胞增殖过程中的负调控因子。它编码的蛋白质往往在细胞周期的检验点上起阻止周期进程的作用。如果抑癌基因突变,丧失其细胞增殖的负调控作用,则导致细胞周期失控而过度增殖。

通过细胞增殖相关基因和抑制细胞增殖相关基因的协同作用,共同调控细胞的正常增殖进程。肿瘤细胞的基本特征之一是细胞增殖失控,恰恰也是这两大类基因的突变,破坏正常细胞增殖的调控机制,形成具有无限分裂潜能的肿瘤细胞。

四、癌细胞的逆转和诱导分化治疗

癌细胞能否逆转为正常细胞是受到人们普遍关注的问题。因为迄今对恶性肿瘤的治疗基本上仍停留在手术治疗、放射治疗和化学治疗 3 个传统的手段上,没有太大的突破。肿瘤细胞的生物学特点之一是增殖旺盛、分化不良。肿瘤的恶性程度越大，分化越差，因而可以认为肿瘤细胞是正常细胞表型在其成熟的特殊阶段受到阻碍的结果。临床上发现有的肿瘤可自然消退不治而自愈，有的肿瘤可被药物诱导分化。例如，维A酸（retinoic acid，RA）、全反式维A酸（all-trans retinoic acid，ATRA）和小剂量砒霜（即三氧化二砷 As_2O_3）应用于临床治疗急性早幼粒细胞性白血病（acute promyelocytic leukemia，APL），能诱导分化受阻的幼稚粒细胞分化成熟，白血病完全缓解，收到常规化疗和放疗前所未有的疗效，而且避免了化疗和放疗杀伤正常分裂细胞的不良反应。目前在实验条件下许多药物（如二甲基亚砜、环六亚甲基双乙酰胺、正丁酸、双丁酰环腺苷酸等）可以使癌细胞失去恶性表型特征，进行诱导分化。这些研究对于癌症的防治是十分有意义的。例如，用环六亚甲基双乙酰胺处理小鼠畸胎瘤B7-2克隆细胞后，引起细胞的形态结构和长瘤率的显著变化，并提高纤维凝结蛋白的合成，说明B7-2细胞已被诱导分化为原始内胚层样细胞。又如，用双丁酰环腺苷酸处理体外培养的人胃腺癌细胞株 MGC80-3 后，观察到癌细胞体积逐渐增大，趋向扁平分散状态，细胞贴壁较牢，细胞表面电荷发生显著变化，细胞表面微绒毛减少，核质比值变小，核形规则，核仁体积缩小，异染色质减少，线粒体形态较一致，高尔基复合体发达，中间纤维增多等接近正常人胃黏膜原代培养细胞的超微结构特征，而且细胞倍增时间加长，细胞生长缓慢。异种移植于 BALB/c 小鼠皮下，其诱导细胞长瘤率大大降低。另一些实验表明，从同类正常组织中提取的 RNA 能使癌细胞趋向分化，或失去可移植性。例如，正常肝细胞 RNA 可诱导肝癌细胞产生为正常肝细胞所具有的酶，并使它向恶性较低的方向分化。这些实验说明癌细胞的诱导分化是可能的，而对细胞分化的分子机制的深入研究，将有助于阐明癌变的本质和寻找预防、根治癌症的途径。

第五节　干　细　胞

干细胞（stem cell）是指一类具有自我更新和分化潜能的细胞，可以分化产生多种"专职"细胞。在个体发育的不同阶段的不同组织中均存在干细胞。随着发育过程的延伸，干细胞的数量和分化潜能均逐渐降低。

一、干细胞生物学

根据干细胞的分化潜能可将其分为全能干细胞（totipotent stem cell）、多能干细胞（pluripotent stem cell）、专能干细胞（multipotent stem cell）及单能干细胞（unipotent stem cell）。所谓全能干细胞是指具有受精卵全能性的细胞，可分化为胚胎和胎盘的滋养层细胞，进一步分化形成一个完整的个体。在人的发育过程中，精卵受精后产生了一个单细胞的受精卵，受精卵经几次分裂发育成相同的全能细胞，其中每一个细胞都可以发育成一完整的人体。多能干细胞是受精9天后，这些细胞经数次分裂发育成囊胚，囊胚具有外层细胞和内细胞团（inner cell mass，ICM）。外层细胞形成胎盘和支持组织，内细胞团可以分化成3个胚层,即可形成各器官系统。虽然内细胞团可以形成每一种组织,但它不能形成完整的胎儿。因为这类内细胞团不能形成胎盘和支持组织,因此被称为多能干细胞。多能干细胞进一步特化产生具有特殊功能的细胞群体,即专能干细胞。专能干细胞分化潜能较之多能干细胞分化潜能低,但也具有多项分化功能,如造血干细胞分裂分化产生红细胞、白细胞、血小板,皮肤干细胞产生各种类型的皮肤细胞。单能干细胞分化潜能最低,仅能产生一种类型细胞,如表皮干细胞(epidermal stem cell)和睾丸中的精原干细胞(spermatogonial stem cell)。

根据细胞来源将干细胞分成胚胎干细胞和成体干细胞。前者是指源自囊胚内细胞团的胚胎干细胞(embryonic stem cell,ES)和来源于早期胎儿原始生殖嵴的生殖干细胞(embryonic germ cell,EG)。成体干细胞(adult stem cell)是指组织和器官特异性干细胞。过去人们认为,只有不断更新的组织才存在这种干细胞,如血液、小肠黏膜、表皮等。但近年来的研究结果表明,一些认为成熟后不再进行分裂的组织,如在脑和肝脏中,也存在着干细胞。研究发现成体干细胞广泛存在于各种组织,包括骨髓、外周血、皮肤、胃肠道上皮、脑、脊髓、血管、骨骼肌、肝、胰、角膜、视网膜、牙髓及脂肪等。有关成体干细胞的来源尚未定论,目前有两种看法:一种认为成体干细胞是个体发育中残留下来的胚胎干细胞;另一种认为是成体干细胞在特殊情况下,如外伤,经过重新编程后形成。

干细胞的特点包括:①属非终末分化细胞,终身保持未分化和低分化特征,具有多向分化潜能;②干细胞具有无限的增殖分裂能力,能够进行自我更新;③干细胞可连续分裂几代,也可在较长时间内处于静止状态。

(一) 干细胞的形态和生化特征

干细胞在形态上有一些共性,通常干细胞为圆形或椭圆形,体积较小,核质比相对较大,均具有较高的端粒酶(telomerase)活性。不同类型干细胞的形态特征有所不同,生化标志特点也各有差异。例如,各种干细胞其表面标记性分子就有很大差异。这种差异对于寻找和鉴定干细胞有重要意义。然而,干细胞的生存环境可影响其形态和生化特征,不能仅根据干细胞的形态和生化特征来寻找干细胞。具有增殖、自我更新能力及在适当条件下表现出一定的分化潜能才是干细胞的本质特征。

(二) 干细胞的增殖特性

1. 干细胞增殖的缓慢性 干细胞具有无限的增殖分裂能力。但是干细胞分裂较慢,这有利于其对特定的外界信号做出反应,以决定是进入增殖还是进入分化程序,同时又有利于减少干细胞内基因突变的危险。实际上,在干细胞进行分化的时候,干细胞并非直接分化成为有功能的分化细胞,其必须经过一个快速的增殖期,产生过渡放大细胞(transit amplifying cell),又称快速自我更新细胞(rapidly self-renewing cells,RS cells)。过渡放大细胞是介于干细胞和分化细胞之间的过渡细胞,分裂较快,经若干次分裂后产生分化细胞,其作用是可以通过较少的干细胞产生较多的分化细胞。

2. 干细胞增殖的自稳定性 生物体器官组织的自我更新必须通过干细胞的增殖来完成。对于许多干细胞而言,其寿命可伴随生物体个体发育整个过程。在生物体个体发育的漫长的一生中,干细胞不断自我更新并可维持自身数目恒定,这就是干细胞的自稳定性(self-maintenance），是干细胞的基本特征之一。干细胞通过两种分裂方式来维持其自稳定性，即对称分裂和不对称分裂。

对称分裂（symmetry division）是指干细胞分裂时产生同型的细胞，如 2 个子细胞全是干细胞，或全是分化细胞。

不对称分裂（asymmetry division）是指细胞分裂时产生异型的细胞，如 2 个子细胞一个是干细胞，而另一个是分化细胞。不对称分裂是无脊椎动物干细胞维持自身数目恒定的方式，其受一系列基因的控制。由于细胞质中的调节分化蛋白不均匀地分配，使得一个子细胞不可逆地走向分化的终端成为功能专一的分化细胞，另一个子细胞保持亲代的特征，仍作为干细胞保留下来。在大多数哺乳类动物的可自我更新组织中，干细胞分裂产生的 2 个子细胞既可能是 2 个干细胞，也可产生 2 个特定的分化细胞；当组织处于稳定状态时干细胞通常进行不对称分裂，既产生 1 个子代干细胞，又产生 1 个特定分化细胞。高度进化的哺乳动物对其干细胞分裂的调控是多角度、多层次的、十分精确的，以保持干细胞数目的恒定。

（三）干细胞的分化特征

如前所述，根据干细胞的分化潜能可将其分为全能干细胞、多能干细胞、专能干细胞及单能干细胞。胚胎干细胞属多能性干细胞，其进一步分化产生成体干细胞。成体干细胞为专能干细胞，其分化潜能受限。一直以来，成体干细胞被认为只能向一种类型或与之密切相关的细胞分化，如神经干细胞只能向神经系统（神经元、神经胶质细胞）分化，而不能分化成其他类型细胞。最近一系列的实验研究结果对这一观点提出了挑战。成体干细胞可能具有更广泛的分化潜能。例如，骨髓干细胞在适当条件下可分化为肌细胞、肝细胞、肾细胞、心肌细胞，甚至神经元。这提示这种已部分特化，具有特殊功能的专能干细胞具有较大的可塑性。这样由一种组织类型的干细胞在适当条件下分化为另一种组织类型细胞的现象，称为干细胞的转分化（trans-differentiation）。

目前有关干细胞转分化的机制，尚未研究清楚。有人认为，移植的成体干细胞可能与植入的新器官组织中的细胞发生细胞融合，形成四倍体细胞，从而获得了转分化的能力。但也有实验证明，干细胞的转分化能力与细胞融合无关。例如，Jiang Y 等证明在体外来源于骨髓的单个整倍体专能干细胞可分化成为 3 个胚层的细胞，而这些专能干细胞并未与这 3 个胚层的细胞共同培养，提示干细胞转分化机制的复杂性。

干细胞向其前体细胞的逆向转化称为干细胞的去分化（dedifferentiation）。去分化现象在植物细胞中很常见，这也是植物组织培养的理论基础。但是对于高等动物细胞是否存在逆向分化一直存在争论。目前有少量证据表明，造血干细胞植入鼠卵泡的内细胞团后，成体鼠造血干细胞分化发生逆转，提示干细胞的去分化现象的存在。

目前，有关干细胞可塑性的机制知之甚少，有关转分化和去分化的生理学意义尚未知晓。但是研究干细胞转分化和去分化的意义非常重要。这对于体外培养诱导干细胞的定向分化，用于细胞治疗具有重要意义。

（四）干细胞增殖与分化的微环境

干细胞生长、增殖、分化受到外界信号（如生长因子、基质或外部环境）及内部核因子等生存微环境影响。我们将一系列的干细胞与细胞外所有物质共同构成的一个细胞生长的微环境称为干细胞龛(stem cell niche)。由于干细胞龛直接影响干细胞将来发育成什么细胞，因此人们对干细胞龛的研究特别感兴趣。干细胞龛在体内可维持干细胞处于未分化状态，其三维空间环境可支持和控制干细胞的自我更新及其后代分化细胞的产生。目前研究得较多的细胞外基质因子β-整合素(β-integrin)，其高表达对于表皮干细胞的维持是至关重要的。整合素具有将干细胞置于组织中正确的位置上，否则会脱离其生存的微环境而分化或凋亡。而整合素的激活和表达受到一系列的基因及胞间基质中蛋白质的调节。干细胞能否维持其未分化的状态，或增殖或分化，均依赖于干细胞龛对它的调控作用。细胞分泌的因子、细胞间的相互作用及细胞外基质成分均对干细胞的生存及发育起到重要的调控作用。例如，将小鼠的内胚层细胞移植入另一只小鼠的胰腺的分散细胞中，内胚层细胞可转变为胰腺细胞的前体细胞。由此可见，干细胞被移植到新的环境后，干细胞的特性会发生改变，而带有新环境的烙印，形成与新环境相关的干细胞，从而体现出干细胞的可塑性(plasticity)。

二、干细胞的种类

(一) 胚胎干细胞

胚胎干细胞(embryonic stem cells，ES 细胞)是指从早期囊胚内细胞团经体外培养、分离、克隆得到的具有发育多能性的细胞。胚胎干细胞具有以下特点：①体外培养可以无限增殖；②可以长期保持原始未分化的状态；③可以分化成为衍生于 3 个胚层的各类组织细胞，包括生殖细胞。

1. 胚胎干细胞的获得　胚胎干细胞获得方法并不局限于取自内细胞团这一种方法。实际上，一些早期胚胎细胞可以重新获得多分化能力，如小鼠卵黄囊细胞可以在体外诱导分化成为多能性干细胞。目前获得具有胚胎干细胞分化潜力的多能干细胞的方法主要有以下几种(图 12-4)：①源自体外受精胚胎桑葚胚期的细胞；②源自体外受精胚胎囊胚期的内细胞团细胞；③源自终止妊娠的胎儿的原始生殖细胞团；④源自存在于成人体内的成体干细胞；⑤源自去核卵细胞经体细胞核移植后产生的融合细胞进一步分裂发育成囊胚的内细胞团细胞。

受精卵发育到囊胚阶段，外表是一层扁平细胞，称为滋养层，可以发育成胚胎的支持组织，如胎盘等。中心的腔称囊胚腔，腔内一侧的细胞群被称为内细胞团。内细胞团在进一步形成内、中、外 3 个胚层时开始分化。每个胚层将分别分化形成组成人体的各种细胞，由这些细胞构成各种组织器官，形成完整的个体。内细胞团发育成完整的个体，必须要有滋养层细胞的存在。脱离了滋养层细胞，内细胞团不能发育成一个完整的个体。因此，这些细胞被认为具有多能性，而并不像受精卵那样具有全能性。将囊胚中的内细胞团通过免疫外科法或机械切割法分离出来接种到制好的饲养层上，用合适的培养基，并添加白血病抑制因子(leukemia inhibitory factor，LIF)。几天后离散长成的集落，接种到新的培养基上，几天后挑选干细胞集落进行传代可获得胚胎干细胞系。

2. 胚胎干细胞的主要特征　胚胎干细胞都具有相似的形态特点，与早期胚胎细胞相似，细胞较小，核质比高，细胞核明显，有 1 个或多个核仁，染色质较分散，细胞质内除游离核糖体

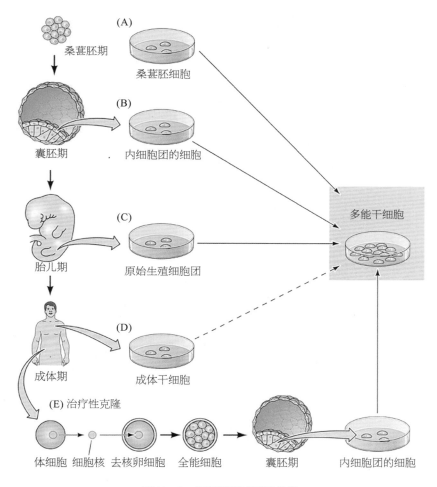

桑葚胚期

(A)
桑葚胚细胞

囊胚期

(B)
内细胞团的细胞

胎儿期

(C)
原始生殖细胞团

成体期

(D)
成体干细胞

(E) 治疗性克隆

体细胞　细胞核　去核卵细胞　全能细胞　囊胚期　内细胞团的细胞

多能干细胞

图 12‑4　多能干细胞的获取途径

外,其他细胞器很少;体外培养细胞呈多层集落状生长,紧密堆积在一起,无明显细胞界限。ES、EG 细胞的染色体均为稳定的二倍体核型(图 12‑5)。

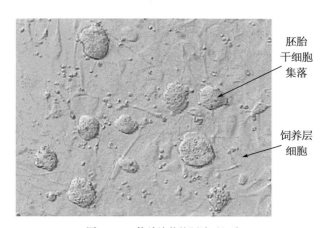

胚胎
干细胞
集落

饲养层
细胞

图 12‑5　体外培养的胚胎干细胞

胚胎干细胞为未分化的多能性细胞。它表达早期胚胎细胞、畸胎瘤细胞的表面抗原。*Oct-4* 为目前广泛用于鉴定胚胎干细胞是否处于未分化状态的重要的标记分子。观察发现,它最早表达于胚胎 8 细胞时期,一直到细胞发育至桑葚胚时期,在每个卵裂球中都可检测到大量的 *Oct-4* 的表达产物。这之后,*Oct-4* 的表达局限于内细胞团细胞。由此可见,*Oct-4* 为细胞是否具有多能性的标记分子。胚胎干细胞表达包括:SSEA-1、SSEA-3、SSEA-4 等种属阶段性胚胎细胞表面抗原(stage-specific embryonic antigen,SSEA);另外,还有一些其他的标记分子,如碱性磷酸酶、发生(genesis)、TRA-1-60、TRA-1-81、GCTM-2、CD30 等。端粒酶具有反转录酶的活性,正常体细胞缺乏此酶,细胞每分裂一次,端粒即减少 50~100 bp,以致细胞逐渐衰老,而胚胎干细胞端粒酶持续高水平表达。因此,这些细胞在分裂后保持端粒长度,维持细胞的不死性。肿瘤细胞的永生性也与端粒酶的存在直接相关。

3. 胚胎干细胞的分化潜能　Thomson 等将从囊胚分离的 5 个胚胎干细胞分别注入患严重联合性免疫缺陷的棕色小鼠皮下,每个小鼠都产生胚胎组织瘤,瘤组织包括胃(内胚层)、骨和软骨组织、平滑肌和横纹肌(中胚层)、神经表皮、神经节和复层鳞状上皮(外胚层),证明了人胚胎干细胞具有分化为外、中、内 3 个胚层的能力,可分化产生多种组织细胞。对于 ES 细胞的多能性还可利用大鼠胚胎干细胞的 3 个试验证实:①体内分化。将胚胎干细胞注射到严重免疫缺陷小鼠的皮下或肾囊中,在注射部位可形成畸胎瘤。检测畸胎瘤组织可观察到来源于 3 个胚层的不同的细胞类型。②体外分化。若采用悬浮培养,将抑制胚胎干细胞分化的因素去除后,胚胎干细胞先形成类胚体(embryoid body,EB),类胚体中包含 3 个胚层发育形成的多种细胞类型。③嵌合体的形成。将供体的胚胎干细胞注入受体胚泡中,然后转移到假孕母体子宫中进一步发育,可得到嵌合体动物。该动物身体中既可观察到供体的组织细胞,又有受体的组织细胞,即嵌合体动物的各种组织器官是由供体的胚胎干细胞和受体胚泡共同发育而来的。

由表 12-1 可以看出 ES 细胞的生物学特征在不同种属哺乳动物之间存在很大的差异。以上所建胚胎干细胞系中,只有小鼠 ES 细胞具有生殖系嵌合能力,猴 ES 细胞没有生殖系嵌合能力,而人 ES 细胞由于伦理道德的约束无法进行胚胎嵌合实验。因而从严格意义上讲,只有小鼠 ES 细胞能称之为 ES 细胞,而其他动物 ES 细胞只能称为类 ES 细胞。

表 12-1　小鼠、猴、人胚胎干细胞生物学特点

生物学特点		小鼠 ES 细胞	猴 ES 细胞	人 ES 细胞
集落形态		呈山丘状	扁平	扁平
细胞表面抗原	SSEA-1	+	-	-
	SSEA-3	-	+	+
	SSEA-4	-	+	+
	TRA-1-60	-	+	+
	TRA-1-81	-	+	+
碱性磷酸酶		+	+	+
体外形成胚体		+	+	+

生物学特点	小鼠 ES 细胞	猴 ES 细胞	人 ES 细胞
体内形成畸胎瘤	+	+	+
生殖系嵌合	+	−	未检测

TRA：肿瘤拒绝抗原（tumor rejection antigen）

4. 胚胎干细胞增殖与分化的分子机制　ES 细胞增殖有两层含意：其一是分裂扩增；其二是保持未分化状态。

小鼠 ES 细胞体外培养时，需要白血病抑制因子（LIF）来维持其增殖状态。LIF 作用于质膜上的白血病抑制因子受体（leukemia inhibitory factor receptor，LIFR）gp130 异源二聚体，使 JAK 激活，继而磷酸化 LIFR 和 gp130 上的酪氨酸残基，gp130 上的酪氨酸残基被磷酸化后，有两条信号传导途径与 ES 细胞的增殖相关。一条途径是可激活 STAT3 转录因子，促进 ES 细胞增殖；另一条途径是激活各细胞中广泛表达的磷酸酯酶 SHP-2，SHP-2 与底物 Gab1 结合，激活 ERK 信号途径，抑制 ES 细胞增殖，促进 ES 细胞分化。实验表明，STAT3 激活是 ES 细胞增殖必不可少的，而 SHP-2/ERK 信号途径对 ES 细胞增殖起间接或负调控作用。

胚胎干细胞研究的另一个主要目的就是按照人的意愿来控制人的 ES 细胞株和 EG 细胞株向特定的细胞转化，并将这些转化的细胞应用于临床治疗。目前，研究人员在 ES 细胞的定向分化中已取得了很大的进展。例如，现在已经可以使人的 ES 细胞定向分化为神经元、心肌细胞、血管内皮细胞、类胰岛细胞等。很显然，人们一旦掌握了胚胎干细胞定向分化的规律，必将引起生物医学领域的一场重大革命。

对于胚胎干细胞定向分化的策略就是改变细胞的微环境。目前主要从 3 个方面进行：①在体外培养时改变培养条件，包括向培养基中加入不同种类的生长因子及化学诱导剂。生长因子有表皮生长因子（EGF）、血小板衍生生长因子（PDGF）、碱性成纤维细胞生长因子（bFGF）、血管内皮生长因子（VEGF）、转化生长因子-β₁（TGF-β₁）、肝细胞生长因子（HGF）、神经生长因子（NGF）等；维 A 酸（retinoic acid）、二甲基亚砜（DMSO）则是最常用的化学诱导剂。不同的生长因子和化学诱导剂可单独或配伍使用。诱导物不同，干细胞的分化方向亦不同。另外，可以使干细胞与其他细胞一起培养，并加入不同类型的细胞来诱导细胞分化。②通过转染或其他方法导入外源性基因来激活细胞的特化分化，但必须在明确导入基因定向分化的方向，且选择合适的导入时间及准确的导入位置的条件下才能达到细胞的定向分化目的。③体内的定向分化，是指将胚胎干细胞移植到动物体内的某一部位，在体内微环境中，干细胞诱导分化为该部位相应的特异性细胞。例如，Deacon 等将小鼠 ES 细胞直接移植到帕金森病（Parkinson's disease，PD）大鼠模型的心脏和纹状体，成功地分化为相应的心肌细胞和神经元。

5. 胚胎干细胞的应用前景

（1）干细胞是研究早期胚胎发育的良好模型。单细胞的受精卵是如何形成一个完整个体的，这是一个在胚胎生物学研究领域中由于涉及伦理等方面的问题，而一直不能深入研究的课题。只有阐明胚胎发育机制，明确各种先天缺陷的原因，并从中获得纠正其发生的途径，才能对各种先天缺陷进行有效的预防，胚胎干细胞可作为研究胚胎早期发育的模型。胚胎干细胞系的建立，首先解决了长期悬而未决的早期胚胎模型问题。经实验研究发现，通过对胚胎干细胞的体外培养，将人的胚胎干细胞悬浮培养，可生成胚体。胚体内包含内、中、外3个胚层。这同胚胎早期发育极其相似。采用基因芯片技术，比较胚胎干细胞及不同发育阶段的干细胞和分化细胞的基因转录与表达，可以确定胚胎发育及细胞分化的分子机制，发现新的人类基因。这种研究不会引起与胚胎实验相关的伦理问题，因而人 ES 细胞提供了在细胞和分子水平上研究人体发育过程中的极早期事件的良好材料和方法。在此过程中分离鉴定各种关键的基因及蛋白质分子，并对早期胚胎发育机制进行研究将会带来突破性的进展。

（2）干细胞是研究人类疾病的良好模型。对于各种人类疾病的研究，往往需建立疾病的动物模型来探讨发病机制及影响因素，以寻求预防治疗疾病的方法及途径。许多疾病的研究因缺少有效的体外模型而进展缓慢，如艾滋病、丙型肝炎，其致病病毒只能在人类及黑猩猩的细胞中才能生长，这就限制了对该病的研究。而胚胎干细胞的出现即可解决这些问题。因为干细胞具有分化为体内各种组织细胞的潜能，研究者可根据不同疾病，利用干细胞建立相应的疾病模型，进而更深入地研究疾病的发生机制及影响因素，以寻求最佳的治疗、预防手段。

（3）干细胞的临床应用：小鼠 ES 细胞体外可以分化成各种体细胞，其分化能力几乎等同于内细胞团。1998 年 11 月，Thomson 在 *Science* 杂志上报道，他们已获得具有无限增殖并具有多向分化能力的人 ES 细胞。理论上，在一定的诱导条件下，可将人 ES 细胞分化成某一类群的细胞，并将这些细胞移植到患有某种疾病的患者体内，替代发病的细胞，从而治愈某种疾病，如"帕金森"小鼠（图 12-6）。由于 ES 细胞可以无限增殖，因而可以获得大量的细胞用于移植治疗，从而有望解决目前细胞或器官移植治疗方面材料有限的矛盾。

用 ES 细胞进行移植治疗同器官移植一样也存在免疫排斥的现象，目前可以通过两种方法来避免免疫排斥。一是创建"万能供者细胞"，即敲除（knockout）或用患者主要组织相容性复合物分子（MHC）基因替换所建人 ES 细胞中的 MHC 基因，从而躲避受者免疫系统的监视，从而达到防止免疫排斥效应发生的目的；二是从患者身上任何部位取下一些体细胞，通过核移植技术，将其体细胞的细胞核显微注射到去核的人卵细胞中。这种包含与患者完全相同的遗传物质的杂合卵细胞在体外发育成囊胚，从这些囊胚中分离人 ES 细胞，经诱导分化为某类体细胞。这种分化细胞理论上同患者的主要组织相容性复合物分子（MHC）完全相同，因而不会产生免疫排斥反应。这种方法又称治疗性克隆。对于患有先天性遗传方面的疾病，可先通过核移植方法获得同患者基因型相同的 ES 细胞。在细胞水平上通过遗传修饰，纠正 ES 细胞内引发疾病的基因，获得正常的 ES 细胞，再用于移植治疗，从而为基因治疗提供一个新思路。

（4）胚胎干细胞的其他用途：由于胚胎干细胞具有在体外高度增殖和多向分化的潜能。因此，它可作为生物医学领域中非常重要的研究手段而被广泛应用。

胚胎干细胞可用于转基因动物模型的建立，并可以结合基因敲除、基因功能获得性突变

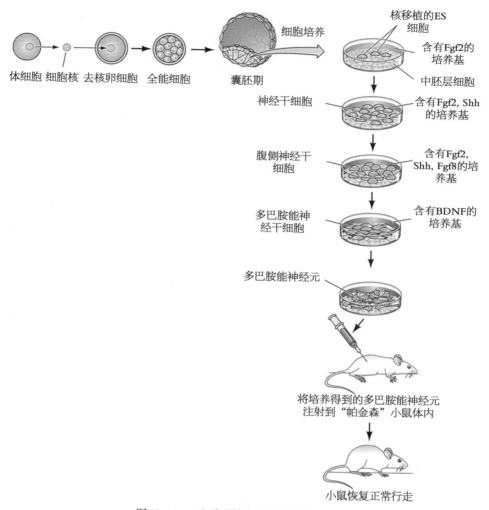

图 12 - 6　ES 细胞移植治疗帕金森病模式图

等基因重组技术,对特定基因进行功能性研究。用 ES 细胞作为基因载体生产转基因动物主要有两种方法:一种通过基因打靶技术,将目的基因同源重组进 ES 细胞基因组,将携带外源基因的 ES 细胞注射到囊胚,获得生殖系嵌合动物,其后代个体中则含有目的基因,从而获得转基因动物;另一种可以通过夹心法,ES 细胞在中间,同 2 个四倍体胚胎嵌合,发育到囊胚后移植到受体,四倍体细胞组成胎儿的胚外组织,而正常二倍体 ES 细胞则发育成胎儿。用整合有外源基因的 ES 细胞同四倍体嵌合也可以获得转基因动物。目前,这两种方法在小鼠上已获得成功,通过同四倍体嵌合在牛上也获得成功。

　　利用胚胎干细胞可以建立用于药物研制和筛选的动物模型。目前新药研究中细胞水平上的药物筛选只能在动物细胞株或人类异常细胞系,如在癌细胞系上进行。很多时候这些细胞系并不能真正代表正常的人体细胞对药物的反应。而胚胎干细胞则可以经过定向分化获得药物研制和筛选所需的各类正常人体细胞。这为药物研究人员在细胞水平提供了一种新的研究手段用于新药的药理、药效、毒理及药代动力学等方面的研究。

另一方面,胚胎干细胞可以用于动物克隆。ES 细胞可以无限传代增殖,而且不改变其基因型和表现型的特点。以 ES 细胞作为核供体进行核移植可以在短时间内获得大量基因型和表现型完全相同的个体。目前,体细胞克隆已经是一种成熟的技术,但体细胞克隆存在很大的缺点:供体核进入去核卵中后要重编程,重编程的结果直接影响克隆后代的健康,体细胞为高度分化的细胞,重编程的过程非常复杂,现在的体细胞克隆后代往往存在生理和免疫缺陷。而 ES 细胞为未分化的细胞,理论上讲,以 ES 细胞为供体,核重编程较为容易,因而可以获得健康的克隆后代。

(二) 成体干细胞

生物体组织需要干细胞来维持正常的更新和损伤后修复。在已经充分发育的组织中也确实存在着这类干细胞,我们称之为成体干细胞。成体干细胞(adult stem cell)即为存在于不同组织中的未分化细胞,它保持自我更新的能力和具有分化为该组织特定形态特征和独特功能的各种类型细胞的能力。最典型的例子就是造血干细胞,它能分化为各种血细胞。过去认为具有成体干细胞的组织主要是造血干细胞和上皮干细胞。最近研究表明,以往认为不能再生的神经组织仍然存在神经干细胞。目前,越来越多的在各种组织中包括脊髓、脑、血管、骨骼肌、肝胰、视网膜等均发现成体干细胞,说明成体干细胞普遍存在。但成体组织中干细胞数量稀少,如骨髓中只有 $1/15\ 000\sim1/10\ 000$ 的造血干细胞,再加上不同组织的成体干细胞存在的部位不一,并缺乏形态及细胞表面标记,尤其是成体组织中成体干细胞的来源到目前为止尚无定论。因此,其分离与鉴定均较胚胎干细胞困难得多。随着研究的深入,各种组织成体干细胞的分离与鉴定技术逐步走向成熟,也研究出许多鉴定成体干细胞的标记(表 12-2)。

表 12-2 几种成体干细胞的生物学特征

成体干细胞类型	存在部位	细胞形态	表面标记
造血干细胞	骨髓	类似小淋巴细胞	$CD34^+$、$CD38$、$CD38Lin\text{-}HLA\text{-}DR^+$、$D45RA^+$、$CD71^-$ 等
间充质干细胞	骨髓腔、脐带血、外周血、肌肉、骨、软骨、脂肪、血管	类似成纤维细胞	SH2、SH3、CD29、CD44、CD71、CD90、CD160、CD120a 等
神经干细胞	侧脑室室管膜下区、海马、嗅球小脑、脊髓、大脑皮质		表皮生长因子、成纤维生长因子、巢素蛋白、CD133
表皮干细胞	表皮基底细胞层、毛囊膨胀部位	未分化特点	K5、K4、K19
肝脏干细胞	门管区肝组织、门管区肝管周围、Hering 管	卵圆细胞? 小干细胞?	α-甲胎蛋白、核糖激酶、醛缩酶、丙酮酸激酶同工酶
胰脏干细胞	胰腺导管周围	类似小淋巴细胞	TH GLUT-2、CK20、CK19、PDX-1、Bcl-2波形蛋白
肠黏膜干细胞	肠腺基部或近基部		K8、K18、K19 等

注:?:仍有疑义

1. 造血干细胞 造血干细胞(haematopoietic stem cell,HSC)是第 1 种被认识的组织特异性干细胞,骨髓中 $10\ 000\sim15\ 000$ 个细胞中才有 1 个造血干细胞。迄今,HSC 还没有特异的形态特征,目前主要是通过其表面标志来分离纯化造血干细胞,其主要分选标志为 CD34$^+$ 和 CD38 等。

造血干细胞是体内各种血细胞的唯一来源。它主要存在于骨髓、外周血、脐带血中。造血调控的最新理论认为,正常情况下 HSC 只进行不对称性分裂,在一个 HSC 分裂所产生的两个子细胞中只有一个立即分化为造血祖细胞(haematopoietic progenitor cell,HPC),而另一个仍保持 HSC 的全部特征不变。这样的不对称分裂无论进行多少次,人体内原有 HSC 的数量始终不变。可见 HSC 的这种自我更新决定了它不能自我扩增,但它不断产生 HPC,而 HPC 一旦产生,立即出现对称分裂。随着对称分裂的 HPC 增多,其自我更新能力愈加下降,晚期 HPC 则全部进行对称分裂,并边增值边分化。因此,HSC 能够在体内长期或永久地重建造血,而 HPC 不能。

造血(hematopoiesis)是一个极其复杂和精细的动态调控过程。在哺乳动物的胚胎发育中,血细胞首先出现在卵黄囊,称为胚胎有核红细胞。随胚胎发育,这些前体细胞进一步迁移至造血环境中,如大动脉、性腺嵴和中期肾,再进一步迁移至胎肝。在胎肝中,一些造血干细胞分化成为功能定向的 HPC,其可产生髓系和淋巴系细胞。出生前,造血干细胞移位至骨髓。可见造血干细胞到祖细胞再到外周血细胞的这种分化调节过程相当复杂,依赖于各种造血生长因子、造血基质细胞、细胞外基质等多种因素的相互作用与平衡,并涉及细胞的增殖分化、发育成熟、迁移定居、衰老凋亡和癌变等生命科学中的许多基本问题。这也是基础研究的主要热点。

造血干细胞是在临床治疗中应用较早的干细胞。造血干细胞移植是干细胞移植中成功的先行者。从骨髓中分离、纯化造血干细胞进行移植已成功地应用于临床。造血干细胞移植技术治疗白血病,就是首先应用超大剂量化疗和放疗手段,最大限度杀灭患者体内的白血病细胞,但同时也全面摧毁其免疫和造血功能。然后将正常人造血干细胞输入患者体内,重建造血和免疫功能,达到治疗疾病的目的。但是,造血干细胞并不能在人群中随意移植,正如输血需要配 ABO 血型一样,造血干细胞移植需先进行人白细胞抗原(human leukocyte antigen,HLA)配型。HLA 是人体细胞表面的"主要组织相容性复合物"(major histocompatibility complex),只有两个个体 HLA 配型相同,才能进行造血干细胞移植,否则会发生移植物抗宿主反应(GVHD)或移植排斥反应,严重者可危及患者生命。骨髓库既是将志愿者 HLA 分型资料储存于电脑,有患者需要供体时,将其 HLA 资料经计算机检索配型,由配型相合者捐献骨髓或外周血用于移植。目前发现,脐带血中含有丰富的造血干细胞,可用于造血干细胞移植,如能建立脐血细胞库,变"废"为"宝",将会使大批患者受益。脐血干细胞移植的长处在于无来源的限制,对 HLA 配型要求不高,不易受病毒或肿瘤的污染。

除了可以治疗急性白血病和慢性白血病外,造血干细胞移植也可用于治疗重型再生障碍性贫血、地中海贫血、恶性淋巴瘤、多发性骨髓瘤等血液系统疾病及小细胞肺癌、乳腺癌、睾丸癌、卵巢癌、神经母细胞瘤等多种实体肿瘤。对急性白血病无供体者,也可在治疗完全缓解后采取其自身造血干细胞用于移植,即自体造血干细胞移植进行治疗。而且许多研究报道证明,造血干细胞在体内可向肝脏细胞、神经组织细胞、肌肉细胞及心肌血管内皮细胞分化,并可在体内迁移至损伤部位,参与组织和器官的修复与再生。

2. 间充质干细胞 在人类、鸟类、啮齿类等生物的骨髓中,可分离出一种骨髓间充质干细胞(mesenchymal stem cells,MSC)。过去认为,骨髓只有一项功能——替换血液中的红细胞和白细胞。而骨髓间充质细胞被认为仅仅在支持血细胞产生中发挥作用。近来,人们才明确地意识到骨髓间充质干细胞是成体干细胞。MSC 具有干细胞的共性,即具有自我更新及多向分化的能力。间充质干细胞形成于发育中的骨髓腔,在尚未建立造血功能的骨髓中,间充质干细胞分裂旺盛;在具有造血功能的骨髓中,间充质干细胞是静止的。人的间充质干细胞属于专能性干细胞,可分化为多种间充组织,如骨、关节、肌腱、肌肉和骨髓基质等。

一般认为 MSC 只存在于骨髓中,但最近的研究发现从人的骨骼肌中也分离出了 MSC。它同样可以分化为骨骼肌管、平滑肌、骨、软骨及脂肪。此外,也有人分别从骨外膜和骨小梁及脐带血中分离出 MSC,其特性与造血干细胞相似。目前尚无 MSC 的特异性标志,它可表达间质细胞、内皮细胞和表皮细胞的表面标记,其中 CD29、CD44、CD105、CD144 是 MSC 的重要标记物。利用它进行组织工程学研究有如下优势:①取材方便。间质干细胞可取自自体骨髓,简单的骨髓穿刺即可获得,也可从脐带血中分离 MSC,且在体外容易分离培养和扩增。②对机体无害。由于间充质干细胞取自自体,由它诱导而来的组织在进行移植时不存在组织配型及免疫排斥问题。③由间充质干细胞分化的组织类型广泛,理论上能分化为所有的间质组织类型,因此成为细胞治疗的理想工程细胞:将它分化为骨、软骨或肌肉、肌腱,在治疗创伤性疾病中具有应用价值;将它分化为心肌组织,则有可能构建人工心脏;将它分化为真皮组织,则在烧伤中有不可限量的应用前景。

3. 神经干细胞 传统观点认为,哺乳类动物和人中枢神经系统的神经元在出生后不久就丧失了再生能力,成人脑细胞一旦受损是不能再生的。然而近来的研究发现,在中枢神经系统中部分细胞仍具有自我更新能力及分化产生成熟脑细胞的能力。这些细胞称为神经干细胞。

目前,对神经干细胞的生物学特性知之甚少。神经干细胞存在于胚胎神经系统及成年脑的某些特定部位,其特征性的生物学标记为神经巢蛋白(nestin)。神经巢蛋白是细胞的骨架蛋白。但不同区域的神经干细胞可能有着不同的生物学特性。例如,作为神经干细胞的室下带(subventricular zone,SVZ)细胞,可表达神经胶质纤维酸性蛋白(glial fibrillary acidic protein,GFAP),具有星形胶质细胞样的超微结构和多个突起。而从中枢神经系统的任何区域分离培养的神经干细胞在培养状态下具有共同的形态特性,往往呈球形生长,常可见到增殖的细胞,具有多潜能分化能力。

神经干细胞具有干细胞的特性,可以在分化前的培养过程中无限增殖。神经干细胞是一种单能干细胞,受不同因子影响,可以进一步被诱导分化为 3 类主要的中枢神经系统类型——神经元、星形胶质细胞和少突胶质细胞。神经干细胞在表皮生长因子的作用下可持续进行细胞分裂;而在成纤维细胞生长因子 2 的作用下,胎鼠的海马、脊髓及嗅球组织均能诱导产生多潜能的神经干细胞。由于神经元、星形胶质细胞、少突胶质细胞都可以用作特定细胞移植材料,所以如何充分利用神经干细胞多分化潜能,便成为研究的热点。

尽管在体外可以分离和培养神经干细胞,但是仍有许多关键性问题尚未解决。目前,对神经干细胞的研究集中在以下几个方面:①确定人类是否也具有神经干细胞;②进一步研究神经干细胞生物学特征及分离、纯化和扩增的条件;③人类神经干细胞在脑内的定位及怎样在原位诱导神经干细胞增殖分化以补充因疾病和损伤所丢失的神经细胞;④人类神经干细胞是否也可向其他胚层的细胞转化等。

中枢神经系统疾病中有很多是因为某种特定的脑细胞发生退行性死亡,导致一些重要的神经递质、蛋白质因子或某些重要结构的匮乏所致。因此,在成功地培养了神经干细胞之后,人们很自然地想到利用它直接进行移植治疗,或利用病毒载体,携带目的基因,导入神经干细胞,将筛选得到的体外高效表达目的基因的克隆进行移植,进行细胞治疗。神经干细胞移植的研究虽然起步较晚,但却是当前研究的热点。这与人类社会老龄化带来的老年性疾病的上升趋势有关。例如,阿尔茨海默病、帕金森病、脑卒中等疾病,均伴有脑或脊髓相应部位特定神经元的死亡,而利用干细胞移植治疗这些疾病的动物模型已获成功。神经干细胞移植还可治疗脊髓损伤、脑外伤等。神经干细胞移植的一个特点是移植入中枢神经系统后不具有免疫排斥反应,脑和脊髓由于血-脑屏障的存在使之成为免疫系统中较为特殊的器官。

4. 表皮干细胞　皮肤是一种更新非常快的组织。其中,人的表皮每月更新一次,头皮表层细胞每 24 h 即全部丢失;另一方面,皮肤又很容易受到损伤。为满足更新和创面愈合的紧急需要,必须依赖其特异性干细胞——表皮干细胞不断增殖、分化产生再生。表皮干细胞是一种在成年期还能维持很高的自我更新能力,并能产生子代细胞进行终末分化的细胞。表皮干细胞存在于皮肤皮脂腺开口处与立毛肌毛囊附着处之间的毛囊外根鞘处。表皮干细胞持续增殖分化可取代外层终末分化细胞,从而进行组织结构的更新,使外层细胞的死亡脱落与基底干细胞的分裂维持一定的平衡。

表皮干细胞的生物学特性有以下特点:①具有分化潜能;②能无限地增殖分裂;③可连续分裂,也可较长时间处于静止状态;④通过两种方式复制和分裂,即对称分裂和非对称分裂。

干细胞在整个增殖过程中处于相对静止状态。当受到损伤等情况时,干细胞的分裂方式会发生改变,它们的增殖速度提高,以适应机体的需要。由此可见,表皮干细胞最显著的两个特征是它的慢周期性(slow cycling)与自我更新能力。

表皮干细胞的标志物主要是整合素。干细胞主要是通过表达整合素实现对基膜各种成分的黏附。整合素包括 α 和 β 两种亚基。β_1 整合素表达下降可引起基底细胞对基膜的黏附性减少,从而促使基底细胞的定向分化。表皮干细胞低分化能力的维持与周围看护细胞和细胞外基质密切相关,而整合素家族中即包括多种细胞外基质受体,如层粘连蛋白受体、纤维连接蛋白受体和胶原受体。整合素不仅介导表皮干细胞与细胞外基质的黏附,也调控终末分化的启动。整合素功能和表达的下调确保角朊细胞选择性地由基底层定向排出。在正常的表皮内整合素的表达局限于基底层。整合素在控制表皮分化和形态发生中的作用提示整合素功能和表达的差异可以为增殖的基底细胞的不同亚群提供标记。不同部位皮肤,整合素阳性细胞的分布区域有所不同。例如,包皮和头皮的毛囊间表皮,整合素位于真皮乳头的顶端,即真皮最接近皮肤表面处;而手掌部位则位于深部网状层的顶端,即表皮投射至皮肤的最深处存在整合素。在头皮毛囊向外开口于皮肤处,则呈袖套样分布于毛囊外根鞘周围。

角蛋白(keratin)在表皮干细胞的鉴定中具有重要意义。皮肤中表达角蛋白 19(keratin 19,k19)的细胞定位于毛囊隆突部。它不仅具有干细胞的特性,而且高表达 α、β 整合素,故认为角蛋白 19 可以作为表皮干细胞的一个表面标志。

表皮干细胞的临床应用还在研究中。利用表皮干细胞进行的表皮培养、细胞治疗及基因治疗等策略都因各自存在的问题而不能很好地实现。但表皮干细胞的研究对诸如大面积烧伤、广泛性瘢痕切除和外伤性皮肤缺损等治疗上具有很大的应用前景。

除了上述提到的几种成体干细胞以外,人们还发现存在于肠干细胞、肝干细胞、胰腺干细胞、肌肉干细胞、视网膜干细胞等。对人类成体干细胞的研究表明,这些专能干细胞在细胞疗法的研究中具有极大的应用价值。如果能从患者身上分离出成体干细胞,诱导其分化并进行特化发育,而后将它们回植入患者体内,就可以避免因异体移植而出现的排斥现象。使用成体干细胞进行治疗,还可以降低,甚至避免使用来源于人体胚胎或胎儿干细胞所带来的伦理问题。

尽管成体干细胞的应用显示出了广阔的前景,但仍受到一些因素的限制。首先,虽然多种不同类型的专能干细胞已得到确定,但尚未能在人体所有组织和细胞中分离鉴定出成体干细胞。其次,成体干细胞在数量上是非常少的,很难分离和纯化,且随年龄增长其数目会减少。例如,成人脑组织中的神经干细胞,仅在切除癫痫患者部分脑组织后的反应性修复中才能看到,而在正常成人的脑组织中很难获取。因此,这种干细胞的实际应用价值就比较低。再次,如果尝试使用患者自身的干细胞进行自体移植治疗,那么首先必须从患者体内分离干细胞,然后进行体外培养,直至有足够数量的细胞才可用于治疗。而对于某些急性病症来说,恐怕就没有足够的时间来培养细胞了。由此可见,研究成体干细胞在体外保持长期增殖和定向诱导其分化的机制极其重要。

(三) 诱导多能干细胞

2006 年,由 Yamanaka 的小组创立的诱导多能干细胞(induced pluripotent stem cell,iPS cell)技术是生命科学史上重要的里程碑。近年来,这项技术的在细胞重编程的机制研究、疾病机制的探索等领域产生了许多突破性进展。

1. **iPS 细胞简史** Yamanaka 将多个候选基因导入目标细胞,即小鼠胚胎成纤维细胞(MEF)和鼠尾成纤维细胞(TTF)。在小鼠胚胎干细胞(ES)的培养条件下培养,发现同时导入 4 种基因组合(即 *Oct4*、*Sox2*、*c-Myc* 和 *Klf4*)的时候,目标细胞获得了多能干细胞系。该细胞系在形态、生长特性、表面标记物等方面与 ES 细胞非常相似(图 12-7)。这种细胞被命名为诱导多能干细胞。之所以称为"诱导"是因为细胞起初并不具备多能干细胞的分化潜能,需要被外源物质,即上述的 4 种基因诱导。将 iPS 细胞注射到免疫缺陷的裸鼠皮下可以得到包含三胚层细胞的畸胎瘤,证明它有类似 ES 细胞的分化潜能。

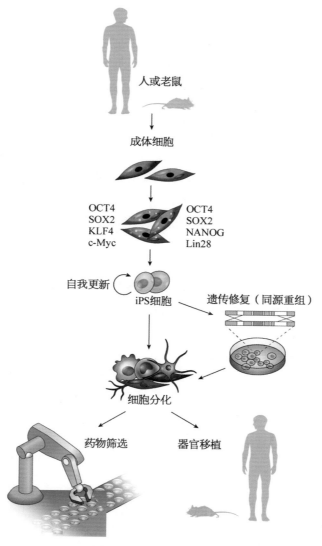

图 12 - 7 iPS 细胞制作流程

　　2007 年,两个研究小组同时宣布:人类的体细胞被成功诱导为多能干细胞。Takahashi
等利用病毒载体携带 *Oct4*、*Sox2*、*c - Myc* 和 *Klf4*,实现了人类皮肤成纤维细胞的重编程。
Thomson 等则独立筛选出 4 种基因 *Oct4*、*Sox2*、*Nanog* 和 *Lin28*,转入胎儿成纤维细胞获得
类 ES 的细胞。随后,邓宏魁的研究小组又从上万种的化合物中筛选出了几种化合物,发现
用它们加上仅仅 *Oct4* 一种因子便可以使体细胞重新编程。这个发现有助于减少使用病毒载
体的频率,大大增加了 iPS 细胞技术的便捷性。

　　目前,iPS 细胞的建立主要包括 3 个主要步骤:将多能性相关基因导入已分化细胞中;通
过药物或形态学特征对转染的细胞进行筛选;对 iPS 细胞进行鉴定,证明其多能性。iPS 细
胞的建立方法在不断改善的过程中,很多研究成功地将其应用于人类细胞的研究和疾病动

物模型的治疗,对未来医学研究和临床应用具有很大价值。

2. iPS 细胞的实现机制　Oct4 和 Sox2 是典型的多能干细胞特异转录因子。Oct4 只在未分化的胚胎干细胞(ES 细胞)、胚胎癌细胞(EC 细胞)和胚胎生殖细胞(EG 细胞)中表达。当这些细胞被诱导分化为体细胞时,Oct4 表达下降。所以 Oct4 是在动物胚胎发生中一个关键的调控因子,而且可能在维持细胞的全能性中起着重要的作用。Sox2 的表达不局限在多能性细胞,它对早期胚胎发育和抑制分化起着重要作用。Sox2 在胚胎发育过程中存在两个表达高峰,即囊胚内细胞团(ICM)和神经干细胞时期。Sox2 在这两种细胞中的高表达与维持细胞的未分化状态密切相关。$c-Myc$ 是 Lif/STAT3 和 Wnt 信号通路的主要的下游基因。这两条信号通路对于维持多能性很重要。$c-Myc$ 可以激活转录,调节包括细胞分裂和增殖相关基因的表达,从而打开整个染色质结构。$Klf4$ 的表达可以维持 Oct4 的表达水平,并抑制 ES 细胞的分化。$Klf4$ 的表达还促进小鼠 ES 细胞的自我更新,而在体细胞中表达可抑制 DNA 的复制,阻滞细胞周期处于 G1/S 期。因此,它在细胞增殖和分化之间起开关作用。细胞重编程的可能过程为:最初 c-Myc 将异染色质激活,促进其他因子(如 Klf4),Sox2 和 Oct4 结合开放的染色质,对靶基因的转录进行调节,诱导细胞进入多能状态。

3. iPS 细胞的应用前景　iPS 细胞在基础研究和医学应用领域都有很大的意义。在基础研究方面,iPS 细胞为研究细胞重编程提供了一个新视角,为发育生物学、基因与蛋白质功能分析等领域提供了重要的模型。在医学应用方面,iPS 细胞为干细胞治疗提供了有力的工具。利用 iPS 细胞可以产生具有个体特异性且无伦理争议的多能干细胞,可以用于组织移植来治疗各类疾病,同时由于是自体细胞,所以最大限度地避免了排斥反应。虽然 iPS 细胞的安全性仍在研究中。例如,iPS 细胞的重编程可能导致细胞癌变,但 iPS 细胞技术为研究疾病机制和开发新疗法奠定了重要的基础。

三、细胞治疗

人类干细胞再生研究通过人类干细胞培养,再生人体组织和器官作为替代组织治疗疾病来体现其巨大的医学价值。给一些严重疾患,诸如帕金森病、糖尿病、慢性心脏病、晚期肾病、肝病及恶性肿瘤等患者带来生的希望,这一切须通过组织工程完成。组织工程学既是融合了生命科学和工程学的基本原理、基本理论、基本技术和基本方法,在体外构建一个有生物活性的种植体,植入体内修复组织缺损,替代器官功能;或作为一种体外装置,暂时替代器官功能,达到提高生存质量,延长生命活动的目的。它的科学意义不仅在于为解除患者痛苦提供了一种新的治疗方法,更主要的是提出了复制"组织""器官"的新思想。它标志着"生物科技人体时代"的到来,是"再生医学的新时代",是一场"深远的医学革命"。

组织工程学的研究领域涉及生物医学科学、材料学和工程学。按组织器官的构筑方式可分为两大类:组织再生工程(tissue regenerative engineering)和组织替代工程(tissue substitute engineering)。组织再生工程通过自体细胞在人工细胞外基质(extracellular matrix,ECM)、生长因子等环境下,进行分裂、增殖、分化以重新构筑患者自己的组织。这种技术历史不长,但是发展很快,如再生皮肤、再生软骨等已在临床上应用。它将成为人体组织工程今后发展的主流。组织替代工程由异体或异种细胞与免疫隔离膜一起构建一种能替代患者受损、缺失器官的功能性组织器官。这种组织器官的构筑体是由"生物体"和"非生物体"材料结合而成,故称为杂合性人工器官(hybrid artificial organs),或称为生物型人工器官(bio-artificial organs)。这一技术领域已有 20 多年的历史,杂合型的胰脏和肝脏已经接近开发成功,有望不久实现产业化。要运用组织再生工程的方法使结构及功能极其复杂的胰脏、肝脏、脑组织得以再生和重筑,还需要相当长的时间。因此,组织替代是具有现实意义的人体组织工程。

　　干细胞技术及干细胞生物学的飞速发展,为组织工程学和再生医学的发展提供了理论和技术上的保障。在实验室能够培育出干细胞,利用干细胞可以培育出各种新鲜而健康的组织,然后将其植入人体,从而为坏死的肝、脑、骨、皮肤、神经细胞等生成"替代组织"。利用干细胞技术,可以再造多种正常的甚至更年轻的组织器官,来替代病变或衰老的组织器官,可以广泛地用于用传统医学方法难以医治的多种顽症,如癌症、心肌坏死性疾病、自身免疫疾病、肝脏病、肾脏病和帕金森病、阿尔茨海默病、脊髓损伤、皮肤烧伤等修复与治疗等。利用干细胞作为载体,结合基因治疗,也可以治疗众多遗传性疾病。同时,利用干细胞治疗疾病较传统方法具有较高的安全性,不需要完全了解疾病发病的确切机制;还可能应用自身干细胞移植,避免产生免疫排斥反应。

　　从早期胚胎中提取的胚胎干细胞,理论上讲可以培育出人体的任何器官。但胚胎干细胞有无法避开的伦理问题,在社会各界存在广泛争议。许多人指责胚胎干细胞研究有违人类道德,必须及早禁止。而近年来兴起的诱导多能干细胞技术由于细胞取自于自身的成体细胞,成功地避免了伦理道德的陷阱,而且可以在不同的条件下诱导出各种组织和器官。

　　用干细胞治疗人类疾病已不再只是纸上谈兵。成体干细胞的研究时间不长,但用其治疗疾病已开始进入临床试验。目前应用自体的骨髓干细胞治疗心肌梗死,用间质干细胞治疗造血功能低下和帕金森病已在临床应用中取得了良好效果。尤其是诱导多能干细胞技术的引入,为干细胞治疗提供了新的强有力的工具。干细胞及其衍生组织和器官的临床应用,是 21 世纪的最伟大的医学成果之一,势必会掀起一场对传统医疗观念和治疗手段的革命。

（朱　顺）

第十三章　细胞衰老

衰老是生命的基本现象。衰老过程发生于生物界的整体水平、种群水平、个体水平、细胞水平及分子水平等不同层次。生命要不断更新,种族要不断繁衍,这种过程就是在生与死的矛盾中进行的。从细胞水平来看,死亡是不可避免的。因此,渴望长寿或永生只能是人类一个古老的愿望。近年来,世界人均寿命延长,老年人所占人口比例逐年增大,探讨人类衰老、细胞衰老的机制及其有效防护措施已成为一个重要研究课题。

第一节　细胞衰老

衰老(ageing, senescence)又称老化,通常是指在正常状况下生物发育成熟后,随年龄增加,自身功能减退,内环境稳定能力与应激能力下降,结构、组分逐步退行性变,趋向死亡,不可逆转的现象。

一、细胞寿命

机体的细胞不断衰老与死亡,同时又不断地有细胞增殖与新生,呈动态平衡。对多细胞生物而言,细胞的寿命、衰老、死亡与机体的寿命、衰老和死亡是不同的概念。机体内个别细胞,甚至是某些器官组织中的许多细胞衰老与死亡,只要不发生在重要器官或组织,并不影响机体的生命。其实,机体内有些细胞的衰老、死亡与更新是很频繁的,如表皮细胞、部分血细胞等;相反,如果与生命活动密切相关的细胞大量衰老或死亡,如心肌细胞、神经细胞等,就会影响机体的寿命。但从某种意义上讲,机体衰老是以细胞总体的衰老为基础的,并且细胞衰老与机体衰老有一定的关系。例如,利用 6 岁母羊乳腺细胞核通过移核技术出生的克隆羊 Dolly 与同龄羊相比,提前出现了衰老现象。

体内各种细胞本身寿命差异很大。一般来说能够保持继续分裂能力的细胞不容易衰老,如造血干细胞、肠隐窝干细胞、表皮生发层细胞等;而分化程度高又不分裂的细胞,如成熟红细胞等寿命则相对较短,容易发生衰老和死亡。各种细胞寿命差异如表 13 - 1 所示。

表 13 - 1　不同动物细胞的寿命

细胞寿命	常见细胞类型
接近或等于动物自身寿命的细胞	神经元、脂肪细胞、肌细胞、骨细胞、肾上腺髓质细胞、肾髓质细胞

细胞寿命	常见细胞类型
更新缓慢，更新时间＞30 d，短于动物自身寿命的细胞	呼吸道上皮细胞、肝细胞、胃壁细胞、唾腺细胞、肾皮质细胞、皮肤结缔组织细胞
快速更新，更新速度＜30 d 的细胞	皮肤表皮细胞、角膜上皮细胞、红细胞、口腔上皮细胞、胃肠道上皮细胞、白细胞

与活体细胞有一定寿命一样，离体细胞也有一定的寿命。其寿命长短并不取决于培养的天数，而是取决于培养细胞的平均代数，亦即群体倍增次数（number of population doublings，NPD）。细胞的寿命或群体倍增次数的最高值也被称为 Hayflick 界限（Hayflick's limit）。体外培养实验充分证明，成纤维细胞在体外培养中细胞的平均代数越多，该动物寿命相应地也越长，衰老速度亦相对缓慢（表 13 - 2）。

表 13 - 2 体外培养的胚胎成纤维细胞的平均培养代数与寿命关系

动 物	细胞群体倍增次数	平均最大寿命（年）
龟	125	约175
人	60	110
马	82	46
鸡	35	30
袋鼠	46	16
小鼠	28	3.5

从表 13 - 2 可以看出，通过对某动物成纤维细胞在体外培养中群体倍增的次数可大致估计该动物的寿命长短。在同一种动物中，由于个体健康状况及年龄等的差异，亦可导致体外培养成纤维细胞平均寿命的不同。例如，一个人的胚胎成纤维细胞可传 40～60 代，出生至 15 岁则只可培养 20～40 代，15 岁以上则减至 10～30 代（表 13 - 3）。又如，早老症（Hutchinson-Gilford progeria syndrome）患者，在临床上表现为少年秃发、老年容貌、早发性动脉粥样硬化等症状，平均寿命仅 16 岁左右；相应地，这种患者的成纤维细胞在体外只能传 2～10 代（图 13 - 1）。

表 13 - 3 胎儿肺与成人肺的不同群体倍增次数

胎儿肺		成人肺		
细胞株	NPD	细胞株	NPD	供者年龄
WI - 1	51	WI - 1000	29	87
WI - 3	35	WI - 1001	18	80
WI - 11	57	WI - 1002	21	69
WI - 16	44	WI - 1003	24	67
WI - 18	53	WI - 1004	22	61
WI - 19	55	WI - 1005	16	58
WI - 23	39	WI - 1006	14	58
WI - 44	63	WI - 1007	20	26
平均	48	范围	14～29	
范围	35～63			

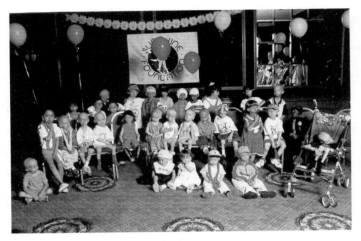

图 13 - 1　早老症患者

二、 细胞衰老的表现

细胞衰老主要表现为对环境变化适应能力的降低和维持细胞内环境恒定能力的降低。不仅形态学结构发生改变,分子水平的变化也显而易见。

首先,在结构上表现为退行性变化,细胞数目减少、细胞体积缩小。细胞内水分减少,从而使得原生质硬度增加,造成细胞收缩、失去正常形态。而在原生质改变的同时,细胞核也发生固缩,结构不清,染色质加深,细胞核与细胞质比率减小或核消失。细胞内出现色素或蜡样物质,如脂褐素等沉积,皮肤细胞中这类物质沉积便形成人们所常说的"老年斑"。人们发现新生小鼠的神经元 100% 无脂褐素,而 24 月龄者约 20% 神经元中有脂褐素。原因是脂褐素一般存在于细胞溶酶体内,组成成分约为 60% 的蛋白质,25% 的脂类和 10% 的糖。细胞衰老时,溶酶体的功能降低,从而不能将摄入细胞的大分子物质分解成可溶性分子排出,继而堆积在胞质内而形成;也有人认为这是由于溶酶体内缺少某些脂类代谢所需要的酶造成的。

其次,伴随着细胞的衰老,细胞内各种大分子的组成也发生改变。例如,蛋白质合成下降,细胞内蛋白质发生糖基化、氨甲酰化、脱氨基等修饰反应,导致蛋白质稳定性、抗原性、可消化性下降;自由基使蛋白质多肽断裂、交联而变性;氨基酸由左旋变为右旋;酶分子的活性中心被氧化,金属离子 Ca^{2+}、Zn^{2+}、Mg^{2+}、Fe^{2+} 等丢失,酶分子的二级结构、溶解度、等电点发生改变,总的效应是酶失活。从总体上 DNA 复制与转录在细胞衰老时均受抑制,但也有个别基因会异常激活,端粒 DNA 丢失,线粒体 DNA 特异性缺失,DNA 氧化、断裂、缺失和交联,甲基化程度降低。mRNA 和 tRNA 含量降低。脂类的不饱和脂肪酸被氧化,引起膜脂之间或与脂蛋白之间交联,膜的流动性降低。

此外,衰老时细胞集落形成率下降,每单位时间进入 S 期的细胞数减少。衰老细胞增殖速度下降可能不是由于分裂周期时间的普遍延长,而是由于极为缓慢地通过 G1 期的细胞数目增多或是完全停止,细胞周期循环的 G0 期细胞增多,而其他细胞仍以正常的速度进行循环。

第二节 端粒、端粒酶与细胞衰老

端粒、端粒酶在细胞衰老中的作用随着人们认识的深入逐渐被揭示。2009 年,诺贝尔生理学或医学奖授予 Elizabeth Blackburn、Carol Greider 和 Jack Szostak,以表彰他们发现了端粒和端粒酶保护染色体的机制。

一、端粒

端粒(telomere)是位于真核细胞线状染色体末端、由 6 个碱基重复序列(TTAGGG)的 DNA 片段和端粒结合蛋白组成的一小段 DNA -蛋白质复合体。

正常细胞 DNA 复制时的方向必须从 $5'→3'$ 方向,且需要有 RNA 引物存在。早在 20 世纪 70 年代,科学家对 DNA 复制时新链 5′端的 RNA 引物被切除后空缺是如何被填补的提出了疑问:如果不填补且不是 DNA 每复制一次就短一点? 以后随链复制为例,当 RNA 引物被切除后,冈崎片段之间是由 DNA 聚合酶Ⅰ催化合成的 DNA 填补,然后再由 DNA 连接酶将它们连接成一条完整的链。但 DNA 聚合酶Ⅰ催化合成 DNA 需要自由 3′—OH 作为引物,最后余下子链的 5′无法填补,于是染色体就短了一点。但有端粒存在的情况下,在染色体进行复制时,丢失的部分只是一段高度重复的 DNA,即一部分端粒。用这种方法保证了染色体的完整复制,这是端粒的主要作用之一。当然,因为染色体是互补配对进行复制的,所以在 DNA 的 5′端也有端粒的序列,以保证子代 DNA 的 3′端在下次复制时不会丢失重要序列。1990 年,Harley 等发现体细胞染色体的端粒 DNA 会随细胞分裂次数增加而不断缩短。DNA 复制一次端粒就缩短一段,当缩短到一定程度至 Hayflick 点时,细胞停止复制,而走向衰亡。资料表明,人的成纤维细胞端粒每年缩短 14～18 bp。可见,染色体的端粒有细胞分裂计数器的功能,能记忆细胞分裂的次数。随着细胞增殖次数的增加,端粒不断缩短,一旦端粒缩短到某一阈限长度时,就会发出一个警报,指令细胞进入衰老,于是分裂也就停止了,造成正常体细胞寿命有一定界限。因此,端粒被称作"生命时钟控制器"。如果未来人类找到了它的控制开关,人类或能实现"青春常驻"。

但是在生殖细胞中,端粒的长度不随细胞分裂而缩短,推测是由于生殖细胞中富含端粒酶的缘故。

二、端粒酶

端粒酶(telomerase)是由 RNA 和蛋白质组成的复合物,在细胞中负责端粒的延长,是一种反转录酶。其 RNA 组分为模板,蛋白组分具有催化活性。在催化过程中,端粒酶以其中的 RNA 为模板,以端粒 DNA 为引物,在 DNA 的 3′末端延伸、合成端粒重复序列,使由于每次细胞分裂而逐渐缩短的端粒长度得以补偿,进而稳定端粒的长度。

端粒的长度与端粒酶的活性有密切关联。在精原细胞和肿瘤细胞(如 HeLa 细胞)中有较高的端粒酶活性,而正常体细胞中端粒酶的活性很低,呈抑制状态。1998 年,Wright 等将人的端粒酶亚基基因经转染引入正常的人二倍体细胞,发现表达端粒酶的转染细胞分裂旺盛,端粒长度明显增加,细胞寿命比正常细胞至少长 20 代,且核型正常。此外,研究发现提前衰老的克隆羊"Dolly"的端粒长度较同龄羊缩短 20%。

端粒酶在保持端粒稳定、基因组完整、细胞长期的活性和潜在的继续增殖能力等方面有重要作用。端粒酶的存在,就是把 DNA 克隆机制的缺陷填补起来,即把端粒修复延长,可以让端粒不会因细胞分裂而有所损耗,使得细胞分裂克隆的次数增加。

端粒酶的活性在真核细胞中可检测到。但是,在正常人体细胞中,端粒酶的活性受到相当严密的调控,只有在造血细胞、干细胞和生殖细胞等这些必须不断分裂克隆的细胞中,才能检测到具有活性的端粒酶。对于终末分化细胞来说,必须负责身体中各种不同组织的需求,完成其特定的功能,于是端粒酶的活性就会逐渐消失。

端粒酶在细胞中的主要生物学功能是通过其反转录酶活性复制和延长端粒 DNA 来稳定染色体端粒 DNA 的长度,以维持细胞的寿命。

第三节　细胞衰老机制

关于衰老机制有很多假说,而这些假说间又相互重叠、相互补充,甚至有些假说非常相似。例如,有一种"DNA 修复说"就与"体细胞 DNA 突变说"大同小异,只不过前者重点在于细胞防御体系而不在于损伤本身。再有"蛋白错误假说"与"体细胞 DNA 突变说"又相互重叠。由此,我们可以通过各种学说大致把握衰老机制的全貌。

一、遗传决定说

众所周知,在一定环境条件下,一个种内所有个体的寿命非常一致。例如,一个特殊品系大鼠的群体寿命为 3 年;果蝇只能活 30 d;而人的最长寿命可达 100 多岁。这些现象表明衰老是由遗传基因控制的。在遗传决定说的基础上,研究者从基因组水平上又提出多种学说进行补充和加强。

（一）**体细胞突变学说**

该学说认为在生物体的一生中,随机的和自发的突变能损伤某些分裂后细胞的基因和染色体,并逐渐增加它的突变负荷。这种突变的增加和功能基因的丧失减少了功能性蛋白质的产生。当细胞内的突变负荷超过临界值时,细胞发生衰老死亡。

（二）**"差误"学说**

该学说认为随着年龄增长,机体细胞内不但 DNA 复制效率下降,而且常会发生核酸、蛋白质、酶等大分子的合成差错,而且这种差错与日俱增,导致细胞功能降低,并因此逐渐衰老、死亡。

（三） 密码子限制学说

密码子限制学说是以一个假说作为基础，即细胞中翻译的保真度或精确度取决于对 mRNA 中三联密码子破译的能力。tRNA 与 aa-tRNA 合成酶对于翻译的精确性起着关键作用。随着年龄的增长，由于 tRNA 和合成酶发生变化，翻译作用可能丧失了精确性，从而引起衰老。

（四） 基因调节学说

这一学说将衰老归因于达到生殖成熟期后基因表达作用所发生的变化。该学说认为，分化和生长的出现是由于这个时期所特有的某些基因发生了有顺序的激活或阻遏作用。分化和生长期基因的产物或副产物在达到临界水平时，可以刺激生殖期某些基因表达。例如，类固醇性激素有维持机体生殖的能力，可是由于不断生殖，某些因子被消耗，同时又不能及时获得补充，生殖受到阻遏。如果有某种机制能够不断补充生殖耗尽的因子，同时能够防止由于生殖作用而导致的某些抑制因子的积累，机体就可以保持较长的生殖期和较长的寿命。

（五） 细胞有限分裂学说

L. Hayflick（1961）报道，人的纤维细胞在体外培养时增殖次数是有限的。后来许多实验证明，正常的动物细胞无论是在体内生长，还是在体外培养，其分裂次数总存在一个"极限值"。此值被称为 Hayflick 极限，亦称最大分裂次数。

以上几种假说在一定程度上解释了生物学研究中有关衰老的一些问题，并均有一定数量的实验支持和证实，但都未能全面地对衰老现象进行阐明，而且或多或少存在着一些缺陷。

二、 自由基学说

由于电离辐射或者在细胞发生的氧化还原反应中，细胞能产生诸如自由基之类的物质。所谓自由基是指那些在外层轨道上具有不成对电子的分子或原子基团，它是一种高度活化的分子。当这种分子与其他物质反应时会夺取电子，可能引起一些极重要的生物分子失活，因而自由基对细胞和组织会产生十分有害的生物学效应。机体中具有清除这类自由基的机制和功能，但随着年龄的增加，细胞清除能力下降，这些自由基分子的积聚会对细胞的质膜和内膜系统，包括核被膜，尤其是线粒体的膜系统造成严重损害。

三、 神经内分泌-免疫调节学说

神经内分泌系统与免疫系统被认为与机体衰老有着密切的关联。其中，下丘脑被认为是人体的"衰老生物钟"。下丘脑的衰老是导致神经内分泌器官衰老的中心环节。该学说认为神经细胞及激素起主要调节作用。随年龄增长下丘脑及垂体功能变化，影响各内分泌器官的靶细胞功能。Frank 及 Finch 等认为下丘脑-垂体轴功能降低，通过促激素减少或对靶组织直接调控失调加速衰老。随年龄增加，神经递质单胺类含量及代谢均发生改变，如多巴胺调节功能紊乱，影响了自主神经功能及代谢。神经-内分泌调节酶合成随年龄增加而减少。

四、其他学说

除上述学说外,还有钙调蛋白学说、微量元素学说及微循环理论等,这都表明衰老是一个多因子过程。例如,钙调蛋白学说认为钙调蛋白是一种进化稳定性化合物,在衰老时含量明显下降,因而推测与衰老有关。再如一系列的研究表明,微量元素与生长、发育及衰老密切相关,它们作为辅酶和酶的活性中心,在细胞代谢中起着特殊的作用,尤其是其中锌的作用非常重要。

（杨　玲）

第十四章　细　胞　死　亡

　　细胞生命活动的终结称为细胞死亡(cell death)。细胞死亡如同细胞的生长、增殖、分化一样是细胞的基本生命现象。引起细胞死亡的因素很多,但不外乎内因和外因这两类。内因主要是由于发育过程或衰老所致的自然死亡,而外因则是指外界物理、化学、生物等各种因子的作用超过了细胞所能承受的限度或阈值引起的细胞死亡。根据细胞死亡的模式不同,可将细胞的死亡形式分为细胞凋亡(也称为 1 型细胞死亡)、自噬性细胞死亡(也称为 2 型细胞死亡)和细胞坏死(也称为 3 型细胞死亡)3 种类型。过去一直强调细胞凋亡是由遗传(基因)决定(或参与)的程序化过程,所以也称为程序性细胞死亡(programmed cell death, PCD)。然而越来越深入的研究显示上述 3 种死亡方式均有基因所编码的蛋白质信号通路的参与,所以程序性(programming)也许是所有细胞死亡形式必需的。

　　必须指出的是,细胞死亡的 3 种形式是人为分类的,说明任何细胞死亡形式之间都可能存在信号调控上的某种联系;另一方面,也有研究显示,细胞死亡的在形式上不是固定不变的,如凋亡可以转变为坏死。因此,细胞采取何种死亡方式(或转换死亡方式)可能与环境因子强度、作用的时间、作用的方式及细胞对环境因子如何应答有关。

第一节　细　胞　坏　死

　　细胞坏死(necrosis)是极端的物理、化学或其他严重的病理性因素诱发的细胞死亡,是病理性细胞死亡。坏死细胞的膜通透性增高,致使细胞肿胀,细胞器变形或肿大,早期核无明显形态学变化,最后细胞破裂。坏死的细胞裂解释放出内含物,引起炎症反应;在愈合过程中常伴随组织器官的纤维化,形成瘢痕。长期以来学界一直认为细胞坏死是被动的过程。但近年来的研究也认为有些蛋白质参与了细胞坏死过程的信号调控。如研究表明,受体作用蛋白激酶- 3(receptor-interacting serine-threonine protein kinase - 3, RIP3)可能是决定TNF - α 诱导的细胞坏死的关键蛋白。一般情况下,RIP3、RIP1 和混合谱系激酶功能域样蛋白(mixed lineage kinase domain-like protein, MLKL)一起形成起始的坏死(necrosome initiation),在 TNF - α 诱导下,RIP3 使 MLKL 在 357 位的苏氨酸和 358 丝氨酸磷酸化,形式活化的坏死(necrosome activation)再进一步介导细胞坏死(图 14 - 1)。这些研究显示细胞坏死也是程序性的,所以也称为坏死凋亡(necroptosis)。

　　细胞坏死是机体对外界病理性刺激做出的重要反应,细胞通过自身的死亡并通过炎症反应来消除病理性刺激对机体的影响,但也可能因此诱发相关疾病的发生。

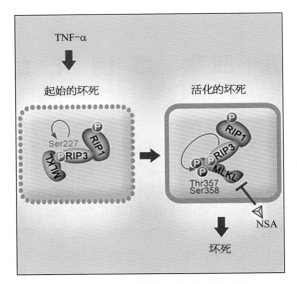

图 14-1　RIP3 信号通路介导的细胞坏死

第二节　细　胞　凋　亡

细胞凋亡(apoptosis)是借用古希腊语,意指细胞像秋天的树叶凋落一样的死亡方式。1972 年,Kerr 最先提出这一概念,认为细胞凋亡是一个主动的、由基因决定的、自主结束生命的过程。秀丽隐杆线虫(C. elegans)是研究个体发育和细胞凋亡的理想材料。其生命周期短,细胞数量少。线虫的成体若是雌雄同体有 959 个体细胞,约 2 000 个生殖细胞;如果是雄虫,有 1 031 个体细胞,约 1 000 个生殖细胞。神经系统由 302 个细胞组成,它们来自于 407 个前体细胞,而这些前体细胞中有 105 个发生了细胞程序性死亡。用体细胞突变的方法发现在 C. elegans 细胞凋亡中有 14 个基因起作用,其中 ced-3、ced-4 和 ced-9 在细胞凋亡的实施阶段起作用,ced-3 和 ced-4 诱发凋亡,ced-9 抑制 Ce3、Cd4,使凋亡不能发生。

2002 年,英国人 S Brenner、美国人 HR Horvitz 和英国人 JE Sulston 因利用 C. elegans 研究器官发育的遗传调控和细胞程序性死亡方面的开创性突出贡献获 2002 年度诺贝尔生理学或医学奖。

一、细胞凋亡的生物学意义和病理学意义

(一) 细胞凋亡的生物学意义

细胞凋亡是生物界普遍存在的一种生物学现象,是在生物进化过程中形成的,由基因控制的、自主的、有序的细胞死亡方式,对于机体维持自身稳定具有重要的生物学意义。

1. **发育过程中清除多余的细胞** 哺乳动物在胚胎发育过程中会出现祖先进化过程中曾经出现过的结构,如鳃、尾、前肾、中肾等。当发育至某个阶段,这些区域的细胞通过自然凋亡被清除,有利于器官的形态发生。例如,哺乳动物手指和脚趾在发育早期是连在一起的,指(趾)间的蹼状结构通过细胞凋亡而被清除,使单个指(趾)分开(图 14-2A);蝌蚪发育成蛙的变态过程中,蝌蚪的尾部的细胞要通过细胞凋亡来清除(图 14-2B);乳腺泌乳细胞在婴儿断乳后很快凋亡,代之以脂肪细胞。

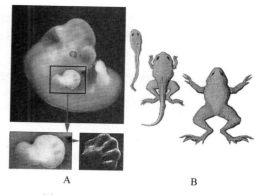

图 14-2 个体发育过程中的细胞凋亡

A. 细胞凋亡在指(趾)形成中的作用;
B. 蝌蚪发育过程尾部细胞的凋亡

在脊椎动物神经系统发育过程中,一般要先产生过量的神经细胞,然后通过竞争从靶细胞释放的数量有限的生存因子而获得生存机会。那些得不到生存因子的神经细胞将通过细胞的自然凋亡而被清除。一般认为,这种竞争方式有利于提高调节神经细胞与靶组织联系的精确度。在脊椎动物神经系统发育过程中,15%~85%的神经细胞要通过细胞凋亡被清除(图 14-3)。

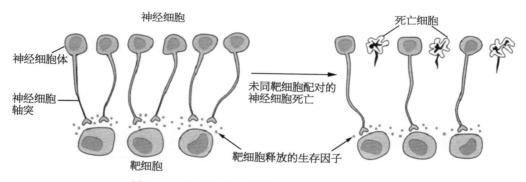

图 14-3 程序性细胞死亡对发育中神经细胞数量的调节

2. **清除正常生理活动过程中无用的细胞** 人体内每天会有上万亿个的细胞发生生理性的死亡。例如,人体内衰老的血细胞要通过凋亡被清除,以维持血细胞的正常新旧交替;人类免疫系统的 T、B 细胞分化过程中,95%的前 T、前 B 细胞通过细胞凋亡而被清除。细胞凋亡是维持机体正常生理功能和自身稳定的重要机制。

3. **清除病理活动过程中有潜在危险的细胞** DNA 受到损伤又得不到修复的有癌变危险的细胞、病毒感染的细胞可通过细胞凋亡途径被清除。

(二)细胞凋亡的病理学意义

细胞凋亡在个体发育、维持机体生理功能及细胞数量稳定中起非常重要的作用,是保持机体内环境平衡的一种自我调节机制。如果这种动态平衡失调,将导致畸形或引起疾病,如在发育过程中凋亡异常引起的并指(趾)、肛门闭锁、两性畸形等。另外,一些神经系统退行性疾病,如阿尔茨海默病(Alzheimer 病)、帕金森病(Parkinson 病)等都与神经细胞凋亡有关。现已证实,细胞凋亡与生物的发育、遗传、进化、病理及肿瘤的发生均有密切的关系。

二、 细胞凋亡的形态学和生物化学特征

(一) 形态变化

电镜下细胞凋亡的形态学变化是多阶段的,表现为:①细胞表面微绒毛、细胞突起和细胞表面皱褶消失,形成光滑的轮廓,从周围活细胞中分离出来;②细胞内脱水,细胞质浓缩,细胞体积缩小,核糖体、线粒体聚集,结构更加紧密;③染色质逐渐凝聚成新月状附于核膜周边,嗜碱性增强,细胞核固缩呈均一的致密物,进而断裂为大小不一的片段;④细胞膜结构不断出芽、脱落,形成数个大小不等的由膜包裹结构,称为凋亡小体(apoptotic body),内可含细胞质、细胞器和核碎片,有的不含核碎片;⑤凋亡小体被具有吞噬功能的细胞(如巨噬细胞、上皮细胞等)吞噬、降解。凋亡发生过程中,细胞膜保持完整,细胞内容物不释放出来,所以不引起炎症反应(图 14-4)。

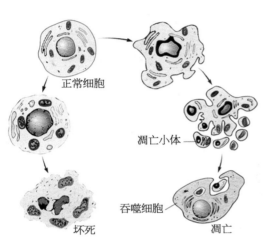

图 14-4 细胞凋亡与细胞坏死的形态学比较

(二) 生化变化

细胞凋亡时,细胞发生一系列生化改变。主要表现为以下几个方面。

1. 细胞膜磷脂酰丝氨酸 在凋亡发生早期,细胞膜上往往出现一些标志性生物化学变化,有利于邻近细胞或巨噬细胞识别和吞噬。首先是细胞膜上的磷脂酰丝氨酸(PS)由细胞膜内侧外翻到细胞膜外表面。这一特征可以作为早期凋亡细胞的特殊标志。暴露于细胞膜外的磷脂酰丝氨酸可以用荧光素标记的膜联蛋白-Ⅴ(Annexin-Ⅴ)来进行检测。

2. 胱冬裂酶(caspase)构成的级联反应 胱冬裂酶是一组存在于胞质溶胶中的结构上相关的半胱氨酸蛋白酶,能特异地断开天冬氨酸残基后的肽键,是参与细胞凋亡过程的重要酶类。凋亡过程中由这些蛋白酶构成一系列级联反应,使靶蛋白活化或失活而介导各种凋亡事件。

3. 染色质裂解为特定的 DNA 片段 在细胞凋亡后期,由于细胞核酸内切酶的活化,使染色质核小体之间的连接处断裂,裂解成长度为 $180 \sim 200$ bp 及其整倍数的 DNA 片段(图 14-5)。从凋亡细胞中提取的 DNA 在琼脂糖凝胶电泳中呈现梯状 DNA 图谱(DNA ladder)。而细胞坏死时 DNA 被随机降解为任意长度的片段,琼脂糖凝胶电泳呈现弥散性(smear)DNA 图谱。但是近年来发现,有些发生凋亡的细胞其染色质 DNA 并不降解,表明 DNA 降解并不是细胞凋亡的必需标志。

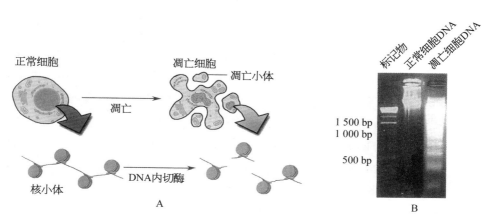

图 14 - 5　细胞凋亡中染色质裂解为特定的 DNA 片段

A. 细胞凋亡中 DNA 内切酶的活化,形成长度 180～200 bp 及其整倍性片段；B. 在 DNA 电泳中形成梯状带

（三）细胞凋亡和坏死的区别

细胞凋亡与坏死是多细胞生物的两种不同的死亡形式。它们在形态、代谢、分子机制、结局和意义等方面都有本质的区别(表 14 - 1)。但细胞凋亡在一定情况下可转化为坏死。

表 14 - 1　细胞凋亡与细胞坏死的区别

特　征	细胞凋亡	细胞坏死
诱导因子	特定诱导凋亡信号	毒素、缺氧、缺乏 ATP 等
组织分布	单个细胞	成片细胞
组织反应	细胞吞噬、凋亡小体	细胞内溶物溶解释放
形态学		
细胞	皱缩、与邻近细胞的连接丧失	肿胀
细胞膜	完整、鼓泡、凋亡小体形成	溶解或通透性增加
细胞器	完整	受损
细胞核	皱缩、片段化	分解
溶酶体	完整	破裂
线粒体	肿胀、通透性↑、细胞色素 c 释放	肿胀、破裂
生化		
DNA	断裂成 180～200 bp 整倍数片段	
	电泳呈梯状带	电泳呈涂片状
酶	胱冬裂酶激活	无胱冬裂酶活性
能量需求	依赖 ATP	不依赖 ATP

（四）细胞凋亡发生过程的形态学分期

从形态学角度,细胞凋亡的发生过程可分为以下几个阶段:①凋亡诱导期。凋亡诱导因素作用于细胞后,通过复杂信号转导途径将信号传入细胞内,由细胞决定生存或死亡。②执行期。决定死亡的细胞将按预定程序启动凋亡,激活凋亡所需的各种酶类及降解相关物质,形成凋亡小体。③消亡期。凋亡的细胞被邻近的、具有吞噬能力的细胞所吞噬并降解。从细胞凋亡开始,到凋亡小体的出现仅数分钟,而整个细胞凋亡过程可能延续 4～9 h。

三、 影响细胞凋亡的发生的因素

细胞凋亡是一个复杂的过程,受到机体内、外多种因素的影响。其具体的分子机制尚不完全清楚。据现有的研究发现能诱导细胞凋亡的因素多种多样。同一组织和细胞受到不同凋亡诱因的作用,其反应结果不尽相同;而同一因素对不同组织和细胞诱导凋亡的结果也各不相同。目前,多数研究者认为细胞凋亡相关因素分诱导性因素和抑制性因素两大类。

(一) 细胞凋亡诱导因素

凋亡是一个程序化的过程。该程序虽然已经预设于活细胞之中,正常情况下它并不"随意"启动,只有当细胞受到来自细胞内外的凋亡诱导因素作用时才会启动。因此,凋亡诱导因素是凋亡程序的启动者。常见的诱导因素如下。

1. **激素和生长因子** 失衡生理水平的激素和生长因子是细胞正常生长不可缺少的因素,一旦缺乏,细胞会发生凋亡;相反,某些激素或生长因子过多也可导致细胞凋亡。例如,强烈应激引起大量糖皮质激素分泌,后者诱导淋巴细胞凋亡,致使淋巴细胞数量减少。

2. **理化因素** 射线、高温、强酸、强碱、乙醇、抗癌药物等均可导致细胞凋亡。例如,电离辐射可产生大量氧自由基,使细胞处于氧化应激状态,DNA 和大分子物质受损,引起细胞凋亡。

3. **免疫因素** 在生长、分化及执行防御、自稳、监视功能中,免疫细胞可释放某些分子导致免疫细胞本身或靶细胞的凋亡。例如,细胞毒 T 细胞(CTL)可分泌颗粒酶(granzyme),引起靶细胞凋亡。

4. **微生物因素** 细菌、病毒等致病微生物及其毒素可诱导细胞凋亡。例如,HIV 感染时,可致大量 $CD4^+$ T 细胞凋亡。

5. **其他** 缺血与缺氧、神经递质(如谷氨酸、多巴胺)、失去基质附着等因素都可引起细胞凋亡。在肿瘤治疗中,单克隆抗体、反义寡核苷酸、抗癌药物等均可诱导肿瘤细胞凋亡。

(二) 细胞凋亡抑制因素

体内外一些因素是细胞凋亡的抑制因素。

1. **细胞因子和神经生长因子** 细胞因子白细胞介素 2(IL-2)、神经生长因子等具有抑制凋亡的作用,当从细胞培养基中去除这些因子时,依赖它们的细胞会发生凋亡;反之,如果在培养基中加入所需要的细胞因子,则可促进细胞内存活基因的表达,抑制细胞凋亡。

2. **某些激素** ACTH、睾酮、雌激素等对于防止靶细胞凋亡,及维持其正常存活起重要作用。例如,当腺垂体被摘除或功能低下时,肾上腺皮质细胞失去 ACTH 刺激,可发生细胞凋亡,引起肾上腺皮质萎缩;如果给予生理维持量的 ACTH,即可抑制肾上腺皮质细胞的凋亡。睾酮对前列腺细胞,雌激素对子宫平滑肌细胞也有类似的作用。

3. **其他** 某些二价金属阳离子(如 Zn^{2+})、药物(如苯巴比妥)、病毒(如 EB 病毒)、中性氨基酸等均具有抑制细胞凋亡的作用。

四、 细胞凋亡是一系列蛋白质参与的过程

细胞凋亡是级联式基因表达的结果。已经发现多种基因编码的产物参与凋亡的发生与

调控。细胞内部的基因直接调控凋亡的发生和发展,细胞外部因素通过信号转导通路影响细胞内基因的表达,间接调控细胞的凋亡。

(一) 线虫和哺乳动物细胞的凋亡相关基因

研究表明,在线虫和哺乳动物细胞中有许多高度保守的凋亡相关基因的对应同源物。

1. 线虫细胞凋亡基因 秀丽隐杆线虫(*C. elegans*)在发育过程中,共产生 1 090 个体细胞,其中 131 个要发生程序性细胞死亡。研究人员利用一系列突变体发现了线虫发育过程中控制细胞凋亡的关键因子。已经发现 15 个基因与线虫细胞凋亡有关(图 14 - 6),可分为4 组。

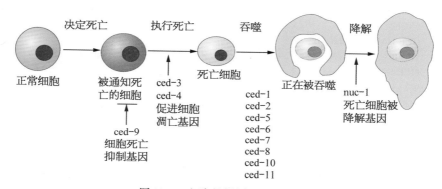

图 14 - 6　细胞凋亡途径及相关基因

第 1 组是与细胞凋亡直接相关的基因,分别为 *ced - 3*、*ced - 4* 和 *ced - 9*。其中 *ced - 3* 和 *ced - 4* 促进细胞凋亡,只要它们被激活,则导致细胞的程序性死亡;而 *ced - 9* 激活时,*ced - 3* 和 *ced - 4* 被抑制,从而保护细胞免于凋亡。因此,*ced - 3*、*ced - 4* 被称为细胞死亡基因(cell death gene), *ced - 9* 被称为死亡抑制基因(cell death suppresser gene)。第 2 组是与死亡细胞吞噬有关的基因,共 7 个基因,即 *ced - 1*、*ced - 2*、*ced - 5*、*ced - 6*、*ced - 7*、*ced - 8* 和 *ced - 10*,这些基因突变会导致细胞吞噬作用的缺失。第 3 组是核酸酶基因- 1,即 *nuc - 1*。它主要控制 DNA 裂解。该基因发生突变,则 DNA 降解受阻,但不能抑制细胞死亡,表明核酸酶并非细胞凋亡所必需。第 4 组是影响特异细胞类型凋亡的基因,包括 *ces - 1*、*ces - 2*(ces 表示线虫细胞存活的调控基因)及 *egl - 1* 和 *her - 1*。它们与某些神经细胞和生殖系统体细胞的凋亡有关。

2. 人和哺乳动物细胞凋亡相关基因及其产物 研究表明在哺乳动物中有与线虫主要死亡基因产物相对应的同源物。

(1) caspase 家族:*Ced - 3* 的同源物是一类半胱氨酸蛋白水解酶(cysteine aspartic acid specific protease),简称胱冬裂酶(caspase)家族。caspase 家族的共同特点是富含半胱氨酸,被激活后能特异地切割靶蛋白的天冬氨酸残基后的肽键。

caspase 通过裂解特异性底物调控细胞凋亡。已发现的 caspase 家族成员共有 15 种(表14 - 2),每种 caspase 作用底物不同,其中 caspase - 1、4、11 参与白细胞介素前体活化,不直接参加凋亡信号的传递;其余的 caspase 根据在凋亡级联反应中的功能不同,可分为两类:一类是凋亡上游的起始者,包括 caspase - 2、8、9、10、11;另一类是凋亡下游的执行者,包括 caspase - 3、6、7。起始者主要负责对执行者前体进行切割,从而产生有活性的执行者;执行者负责切割细胞核内、细胞质中的结构蛋白和调节蛋白。

表 14 - 2 哺乳动物细胞 Caspase 家族成员及其在细胞凋亡过程中的功能

名称及别名	在细胞凋亡过程中的功能
caspase - 1(ICE)	IL - 前体的切割;参与死亡受体介导的凋亡
caspase - 2(Nedd - 2/ICH1)	起始 caspase 或执行 caspase
caspase - 3(apopain/CPP32/Yama)	执行 caspase
caspase - 4(Tx/ICH2/ICErel - Ⅱ)	炎症因子前体的切割
caspase - 5(ICE rel - Ⅲ/TY)	炎症因子前体的切割
caspase - 6(Mch2)	执行 caspase
caspase - 7(ICE LAP3/Mch3/CMH - 1)	执行 caspas
caspase - 8(FL ICE/MACH/Mch5)	死亡受体途径的起始 caspase
caspase - 9(ICE LAP6/Mch6)	起始 caspase
caspase - 10(Mch4/FLICE2)	死亡受体途径的起始 caspase
caspase - 11(ICH3)	IL - 前体的切割,死亡受体途径的起始 caspase
caspase - 12	内质网凋亡途径的起始 caspase
caspase - 13	未知
caspase - 14	未知
caspase - 15	未知

在正常细胞中,caspase 是以无活性状态的酶原形式存在,细胞接受凋亡信号刺激后,酶原分子在特异的天冬氨酸残基位点被切割,形成由 2 个小亚基和 2 个大亚基组成的有活性的胱冬裂酶四聚体(图 14 - 7A),少量活化的起始胱冬裂酶切割其下游胱冬裂酶酶原,使得凋亡信号在短时间内迅速扩大并传递到整个细胞,产生凋亡效应(图 14 - 7B)。

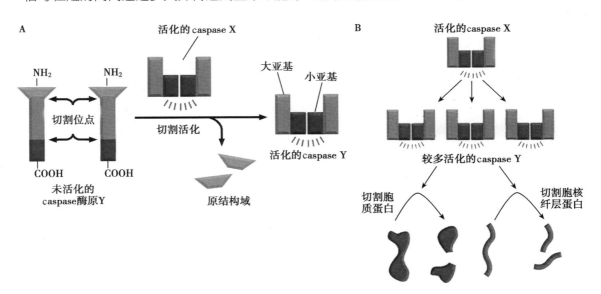

图 14 - 7 细胞凋亡过程中胱冬裂酶级联效应

A. 胱冬裂酶酶原的活化;B. 胱冬裂酶级联效应

目前已知的执行胱冬裂酶作用底物有 280 余种。胱冬裂酶对于这些底物的切割使得细胞出现凋亡的一系列形态和分子生物学特征。例如,活化的胱冬裂酶-3 可降解 CAD(DNA 酶)的抑制因子,使 CAD 活化,将 DNA 切割成长度为 180～200 bp 及其整倍数的 DNA 片段;活化的胱冬裂酶 6 作用底物是核纤层蛋白(lamin A)、角蛋白(keratin 18),能导致核纤层和细胞骨架的崩解等。胱冬裂酶在细胞凋亡途径中发挥关键作用,将其作为治疗相关疾病的靶标分子的药物研究已引起人们极大的重视。

(2) Bcl-2 蛋白家族:Bcl-2 基因是线虫死亡抑制基因 ced-9 的同源物,最初发现于人 B 细胞瘤/白血病-2(B cell lymphoma/leukemia-2,bcl-2)而得名。Bcl-2 蛋白家族在线粒体凋亡通路中居核心地位而备受关注。当线粒体凋亡通路被激活时,线粒体外膜被破坏,线粒体膜间腔的细胞色素 c 释放到细胞质中触发胱冬裂酶级联反应,引发细胞凋亡。而 Bcl-2 可以诱导、直接引发或抑制线粒体外膜的通透化,调控细胞的凋亡。

Bcl-2 家族蛋白在结构上非常相似,都含有一个或多个 BH(Bcl-2 homology)结构域。大多定位于线粒体外膜上,或受信号刺激后转移到线粒体外膜上。根据其功能可以分为两大类:一类是抑制凋亡的 Bcl-2,主要有 Bcl-2,Bcl-xL,Bcl-w,Mcl-1 等,这类蛋白拥有 BH-4 结构域,能阻止线粒体外膜的通透化,保护细胞免于凋亡;另一类是促进细胞凋亡的 Bcl-2,主要有 Bax、Bak,Noxa 等,这类蛋白缺少 BH-4 结构域,能够促进线粒体外膜的通透化,促进细胞凋亡。实验证明,如果细胞中 Bax 和 Bak 的基因突变,细胞能够抵抗大多数凋亡诱导因素的刺激,是凋亡信号途径中关键的正调控因子。而抑制凋亡因子 Bcl-2 和 Bcl-xL 能够与 Bax、Bak 形成异二聚体,通过抑制 Bax、Bak 的寡聚化来抑制线粒体膜通道的开启。

(3) p53 基因:因编码一种相对分子质量为 53 000 的蛋白质而得名,是一种抑癌基因。其表达产物 P53 蛋白是基因表达调节蛋白。当 DNA 受到损伤时,P53 蛋白含量急剧增加并活化,刺激编码 Cdk 抑制蛋白 p21 基因的转录,将细胞阻止在 G1 期,直到 DNA 损伤得到修复。如果 DNA 损伤不能被修复,p53 持续增高引起细胞凋亡,避免细胞演变成癌细胞。一旦 p53 基因发生突变,p53 蛋白失活,细胞分裂失去抑制,发生癌变。人类癌症中约有一半是由于该基因发生突变失活所致。因此,p53 是从 DNA 损伤到细胞凋亡途径上的一种分子感受器(molecular sensor)以一种"分子警察"的身份监视细胞 DNA 状态,是细胞的一种防护机制。

(4) Fas 和 Fasl:Fas 是广泛存在于人和哺乳动物正常细胞和肿瘤细胞膜表面的凋亡信号受体,是肿瘤坏死因子(TNF)及神经生长因子(NGF)受体家族成员。而 Fas 配体 Fasl(Fas ligand)主要表达于活化的 T 细胞,是 TNF 家族的细胞表面 II 型受体。Fasl 与其受体 Fas 组成 Fas 系统。两者结合将导致携带 Fas 的细胞凋亡。Fas 和 Fasl 对免疫系统细胞的死亡起重要作用。Fas 系统参与清除活化的淋巴细胞和病毒感染的细胞,而 Fas 和 Fasl 可因基因突变而丧失功能,致使淋巴细胞积聚,产生自身免疫性疾病。

(二) 诱导细胞凋亡的信号通路

细胞凋亡是一个极其复杂的生命活动过程。目前,在哺乳动物细胞中了解比较清楚的凋亡信号通路有 2 条：一条是细胞表面死亡受体介导的细胞凋亡信号通路；另一条是以线粒体为核心的细胞凋亡信号通路（图 14 - 8）。

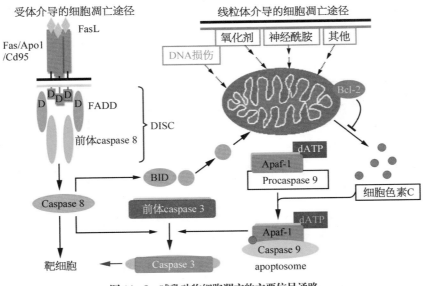

图 14 - 8　哺乳动物细胞凋亡的主要信号通路

1. 死亡受体介导的细胞凋亡信号　通路细胞外的许多信号分子可以与细胞表面相应的死亡受体结合，激活凋亡信号通路，导致细胞凋亡。哺乳动物细胞表面死亡受体是一类属于 TNF/NGF 受体超家族。TNFR - 1 和 Fas/Apo - 1/CD95 是死亡受体家族的代表成员。它们的胞质区都含有死亡结构域（death domain，DD）。当死亡受体 Fas 或 TNFR 与配体结合后，诱导胞质区内的 DD 结合 Fas 结合蛋白（FADD），FADD 再以其氨基端的死亡效应结构域（DED）结合 caspase - 8 前体，形成 Fas-FADD-Pro-caspase - 8 组成的死亡诱导信号复合物（DISC），caspase - 8 被激活，活化的 caspase - 8 再进一步激活下游的死亡执行者 caspase - 3、6、7，从而导致细胞凋亡。

2. 线粒体介导的细胞凋亡信号通路　当细胞受到内部（如 DNA 损伤、Ca^{2+} 浓度过高）或外部的凋亡信号（如紫外线、γ 射线、药物、一氧化氮和活性氧等）刺激时，线粒体外膜通透性改变，使线粒体内的凋亡因子，如细胞色素 c（Cytc）、凋亡诱导因子（AIF）等，释放到细胞质中，与细胞质中凋亡蛋白酶活化因子 Apaf - 1 结合，活化 caspase - 9，进而激活 caspase - 3，导致细胞凋亡。

研究证实，线粒体在细胞凋亡中处于凋亡调控的中心位置。很多 Bcl - 2 家族的蛋白，如 Bcl - 2、Bax、bcl - xL 等都定位于线粒体膜上。Bcl - 2 通过阻止 Cytc 从线粒体释放来抑制细胞凋亡；而 Bax 通过与线粒体上的膜通道结合促使 Cytc 的释放而促进凋亡。

活化的 caspase - 8 一方面作用于 Pro-caspase - 3，另一方面催化 Bid（Bcl - 2 家族的促凋亡分子）裂解成 2 个片段。其中含 BH3 结构域的 C 端片段被运送到线粒体，引起线粒体内 Cytc 高效释放。Bid 诱导 Cytc 释放的效率远高于 Bax。

线粒体释放的凋亡诱导因子 AIF 除了可以诱导 Cytc 和 caspase9 释放外,还被转运入细胞核诱导核中的染色质凝集和 DNA 大规模降解。

3. **其他凋亡信号通路** 内质网和溶酶体在细胞凋亡中也起重要作用。内质网与细胞凋亡的联系表现在两个方面:一是内质网对 Ca^{2+} 的调控;二是 caspase 在内质网上的激活。研究表明,很多细胞在凋亡早期会出现胞质内 Ca^{2+} 浓度迅速持续升高,这种浓度的升高由细胞外 Ca^{2+} 的内流及胞内钙库(内质网)中 Ca^{2+} 的释放所致。胞质内高浓度的 Ca^{2+} 一方面可以激活胞质中的钙依赖性蛋白酶[如钙激活蛋白酶(calpain)],另一方面可以影响线粒体外膜的通透性促进细胞的凋亡。位于内质网膜上的凋亡抑制蛋白 Bcl-2 具有维持胞质内 Ca^{2+} 浓度稳定,抑制凋亡的作用。胞质内 Ca^{2+} 浓度的升高等因素可以激活位于内质网膜上的caspase-12,活化的 caspase-12 被转运到胞质中参与 caspase-9 介导的凋亡过程。

五、 细胞凋亡的异常将导致疾病发生

过去认为细胞凋亡是个体发育过程中维持机体自稳的一种机制,是生长、发育、维持机体细胞数量恒定的必要方式,具有一定的生物学意义。随着研究的深入,人们进一步认识到,细胞凋亡与疾病的发生有一定的关系,具有重要的临床意义。

在健康的机体中,细胞的生生死死总是处于一个良性的动态平衡中。如果这种平衡被破坏,人就会患病。如果该死亡的细胞没有死亡,就可能导致细胞恶性增长,形成癌症。如果不该死亡的细胞过多地死亡,如受艾滋病病毒的攻击,不该死亡的淋巴细胞大批死亡,就会破坏人体的免疫能力,导致艾滋病发作。

细胞凋亡之所以成为人们研究的一个热点,在很大限度上决定于细胞凋亡与临床的密切关系。这种关系不仅表现在凋亡及其机制的研究中,还体现在免疫疾病的发病机制研究中,特别是细胞凋亡与肿瘤及心血管疾病之间的密切关系备受人们重视,由此出现了疾病新疗法。

(一) 细胞凋亡与心血管疾病

当细胞凋亡规律失常时,就可能发生先天性心血管疾病。有证据表明,导致心律失常的右心室发育不良性心肌病与心肌细胞过度凋亡有关;在急性心梗的早期和再灌注期,发现有大量的凋亡细胞;扩张性心肌病、心律失常、主动脉瘤等疾病则证明凋亡现象明显活跃,导致组织细胞失常;实验表明,血管内皮细胞凋亡具有促凝作用,能促发和加重动脉粥样硬化病变;高血压病则因凋亡血管重塑,使血管变得僵硬,压力负荷增加,高血压恶化的同时又促使心功能不全。

(二) 细胞凋亡与肿瘤

一般认为,恶性转化的肿瘤细胞是因为失控生长,过度增殖所致。从细胞凋亡的角度看则认为是肿瘤的凋亡机制受到抑制不能正常进行细胞死亡清除的结果。肿瘤细胞中有一系列的癌基因和原癌基因被激活,并呈过度表达状态。这些基因的激活和肿瘤的发生发展之间有着极为密切的关系。癌基因中一大类属于生长因子家族,也有一大类属于生长因子受体家族。这些基因的激活与表达,直接刺激了肿瘤细胞的生长。这些癌基因及其表达产物

也是细胞凋亡的重要调节因子。许多种类的癌基因表达以后，即阻断了肿瘤细胞的凋亡过程，使肿瘤细胞数目增加。因此，从细胞凋亡角度来理解肿瘤的发生机制，是由于肿瘤细胞的凋亡机制、肿瘤细胞减少受阻所致。因此，通过细胞凋亡角度和机制来设计对肿瘤的治疗方法就是重建肿瘤细胞的凋亡信号传递系统，即抑制肿瘤细胞的生存基因的表达、激活死亡基因的表达。

（三）　细胞凋亡与自身免疫病

自身免疫疾病包括一大类难治的、免疫紊乱而造成的疾病。自身反应性 T 细胞及产生抗体的 B 细胞是引起自身免疫病的主要免疫病理机制。正常情况下，免疫细胞的活化是一个极为复杂的过程。在自身抗原的刺激作用下，识别自身抗原的免疫细胞被活化，从而通过细胞凋亡的机制而得到清除。但如这一机制发生障碍，那么识别自身抗原的免疫活性细胞的清除就会产生障碍。有人观察到在淋巴增生突变小鼠中 Fas 编码的基因异常，不能翻译正常的 Fas 跨膜蛋白分子，如 Fas 异常，由其介导的凋亡机制也同时受阻，便造成淋巴细胞增殖性的自身免疫疾患。

（四）　细胞凋亡与神经系统的退行性病变

目前知道阿尔茨海默病（AD）是神经细胞凋亡的加速而产生的。阿尔茨海默病是一种不可逆的退行性神经疾病。淀粉样前体蛋白（APP）、早老蛋白-1（PS1）、早老蛋白-2（PS2）的突变导致家族性阿尔茨海默病（FAD）。研究证明 PS 参与了神经细胞凋亡的调控，PS1、PS2 的过表达能增强细胞对凋亡信号的敏感性。

第三节　自噬性细胞死亡

细胞自噬（autophagy）现象于 19 世纪 50 年代首次被发现，并于 1963 被 de Duve 等正式命名。自噬是真核细胞内普遍存在的一种通过包绕隔离受损的或功能退化的细胞器（如线粒体）及某些蛋白质和大分子物质，与溶酶体融合并水解膜内成分的现象。在营养缺乏的情况下，细胞获得营养物质；在细胞受到损伤（或衰老）时，细胞通过自噬可清除受损或衰老的细胞器；在细胞受到微生物感染或毒素侵入时，细胞通过自噬可清除这些微生物或毒素。因此，对于细胞来说，自噬是保护细胞的一个有效机制。然而，在一些细胞的死亡进程中，并未观察到细胞凋亡或坏死的特征，而显示出细胞自噬的特征，说明自噬与细胞死亡有一定的关系。这种细胞死亡也被称为自噬性细胞死亡（2 型细胞死亡）。然而，是自噬诱发了细胞死亡（及自噬通过哪些通路诱发细胞死亡）还是细胞死亡伴随着自噬还有待进一步研究。

一、　细胞自噬分为 3 种类型

相对于主要降解短半衰期蛋白质的泛素-蛋白酶体系统，细胞自噬参与了绝大多数长半衰期蛋白质的降解。在形态上，即将发生自噬的细胞胞质中出现大量游离的膜性结构，称为前自噬体（preautophagosome）。前自噬体逐渐发展，成为由双层膜结构形成的空泡，其中包裹着退变的细胞器和部分细胞质。这种双层膜被称为自噬体（autophagosome）。自噬体双层膜的起源尚不清楚。有人认为其来源于糙面内质网，也有观点认为来源于晚期高尔基复合体及其膜囊泡体，也有可能是重新合成的。自噬体的外膜与溶酶体膜融合，内膜及其包裹的物质进入溶酶体腔，被溶酶体中的酶水解。此过程使进入溶酶体中的物质分解为其组成成分，并可被细胞再利用。这种吞噬了细胞内成分的溶酶体被称为自噬溶酶体（autophagolysosome）。整个过程可人为地分为感应诱导（induction）、靶物识别（cargo recognition）、选择（selection）、自噬体形成（vesicle formation）、与溶酶体融合降解（fusion, and degradation of cargo by lysosomes）等 5 个阶段。在细胞自噬过程中，除可溶性胞质蛋白之外，线粒体、过氧化物酶体、高尔基复合体和内质网的某些部分都可被溶酶体所降解。

根据细胞内底物运送到溶酶体腔方式的不同细胞自噬可分为 3 种主要方式（图 14-9）：①巨自噬（macroautophagy），通过形成双层膜包绕错误折叠和聚集的蛋白质病原体、非必需氨基酸等并与溶酶体融合降解，是真核细胞内最普遍的自噬方式。营养缺失、感染、氧化应激、毒性刺激等许多应激都能诱导巨自噬的发生。一般所说的自噬都是指巨自噬。②微自噬（microautophagy），不同于巨自噬，其中没有自噬膜的形成过程。它的典型的特点是通过溶酶体膜直接内陷或外凸（exvagination）包绕胞质及内容物进入溶酶体进行降解。现在开始用专有词汇描述对某个细胞器的自噬，如对线粒体自噬，不管是巨自噬或微自噬，统一用线粒体自噬（mitochondrial autophagy 或 mitophagy）来表示。③ 分子伴侣介导的自噬（chaperone-mediated autophagy，CMA），是一种高度选择的自噬方式。它有两个核心成员：热休克蛋白 70（HSC70）和溶酶体膜相关蛋白 2A（lysosomal-associated membrane protein 2A，LAMP2A）。热休克蛋白 HSC70 是一种分子伴侣蛋白。CMA 只降解肽链中含有 KFERQ（Lys-Phe-Glu-Arg-Gln）的五肽片段的蛋白。首先热休克蛋白 HSC70 特异地识别并结合含有 KFERQ（Lys-Phe-Glu-Arg-Gln）的五肽片段的蛋白，并通过 LAMP2A 相互作用而将目的蛋白转运，如溶酶体内降解。

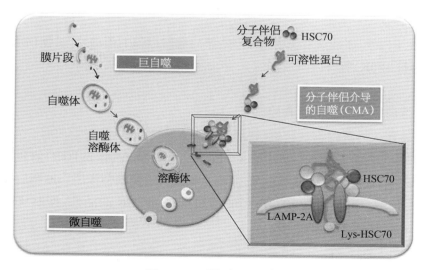

图 14-9　3 种细胞自噬方式

二、 细胞内一系列大分子参与了细胞自噬

早期人们在酵母中发现与细胞自噬相关的基因,称为 *ATG*(autophagy-related)。哺乳动物自噬相关基因则被命名为 *Atg*。在哺乳动物细胞自噬的自噬泡形成过程中,由 *Atg3*、*Atg5*、*Atg7*、*Atg10*、*Atg12* 和 *LC3*(microtubule-associated protein 1 light chain 3,MAP1-LC3,相应于酵母的 *ATG8*)所编码的蛋白是参与自噬体形成的 2 个泛素样蛋白系统的组成成分。其中 Atg12 结合过程与前自噬泡的形成相关,而 LC3 修饰过程对自噬泡的形成必不可少(图 14-10)。第 1 个泛素样蛋白系统是 Atg12 首先由 E1 样酶 Atg7 活化,之后转运至 E2 样酶 Atg10,最后与 Atg5 结合,形成自噬体前体;第 2 个泛素样蛋白系统是 LC3 前体形成后,加工成胞质可溶性 LC3-I,并暴露出其羧基末端的甘氨酸残基。LC3-I 被 Atg7 活化,转运至第 2 种 E2 样酶 Atg3,并被修饰成膜结合形式 LC3-II,参与自噬泡形成。LC3-II 定位于前自噬体和自噬体膜,成为检测自噬发生的分子标记之一。一旦自噬体与溶酶体融合,自噬体内的 LC3-II 即被溶酶体中的水解酶降解。上述 2 个泛素样加工修饰过程可以互相调节,互相影响。

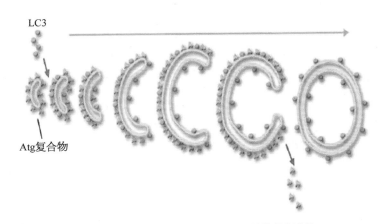

图 14-10 细胞自噬过程自噬泡的双层膜形成过程

除了上述蛋白外,还陆续发现了其他一些参与细胞自噬的蛋白,如Ⅲ型磷脂酰肌醇三磷酸激酶(ClassⅢ PI3K)等。

三、 细胞自噬受多条途径调控

(一) 哺乳动物雷帕霉素靶蛋白信号通路

哺乳动物雷帕霉素靶蛋白(mammalian target of rapamycin, mTOR)信号通路中 TOR 激酶是氨基酸、ATP 和激素的感受器,对细胞生长具有重要调节作用。抑制自噬的发生,是自噬的负调控分子。雷帕霉素(rapamycin)通过抑制 mTOR 的活性,抑制核糖体蛋白 S6(p70S6)活性,诱导自噬发生的作用。

(二) G$^\alpha$i3 蛋白

结合 GTP 的 G 蛋白亚基 G$^\alpha$i3 是自噬的抑制因子,而结合 GDP 的 G$^\alpha$i3 蛋白则是自噬的

活化因子。G^α 作用蛋白(G Alpha Interacting Protein，GAIP)通过 $G^\alpha i3$ 蛋白加速 GTP 的水解，促进自噬的发生。

（三）其他

信号转导通路中的许多因素影响着细胞自噬的发生，尚待进一步探讨。

四、 细胞自噬参与疾病的发生

细胞自噬在清除细胞内衰老的细胞质成分，去除毒素和微生物感染，提供细胞营养，从而保护细胞方面具有重要的意义。另一方面，自噬介导了细胞死亡。对于机体来说，自噬性细胞死亡是有利还是不利很难界定，但在疾病的发生、发展中会起到一定作用。

（一）细胞自噬与恶性肿瘤

细胞自噬是将细胞内受损、变性或衰老的蛋白质及细胞器运输到溶酶体进行消化降解的过程。正常生理情况下，细胞自噬利于细胞保持自稳状态；在发生应激时，细胞自噬防止有毒或致癌的损伤蛋白质和细胞器的累积，抑制细胞癌变；然而肿瘤一旦形成，细胞自噬为癌细胞提供更丰富的营养，促进肿瘤生长。因此，在肿瘤发生、发展的过程中，细胞自噬的作用具有两面性。此外，自噬还可保护某些肿瘤细胞免受放化疗损伤。这种保护作用的机制可能是通过自噬清除受损的大分子或线粒体等细胞器，从而保护肿瘤细胞免受放化疗损伤，维持恶性细胞的持续增殖。

（二）自噬与帕金森病

研究表明，帕金森病(Parkinson's disease，PD)患者的脑内黑质纹状体区 CMA 相关蛋白 LAMP2A 和 HSC70 表达量明显下降，而 AD 患者和对照组样本 LAMP2A 和 HSC70 表达量则没有明显变化。α-突触核蛋白(α-synuclein)因(95VKKDQ 99)肽段能与 HSC70 稳定结合推动其通过 CMA 降解；而突变的 α-synuclein 蛋白则能与溶酶体表面受体高亲和的结合而不进入溶酶体膜内降解，从而影响 CMA 功能，致 α-synuclein 堆积形成 PD 的特征性病理改变 Lewy 小体(Lewy body)的形成。PD 患者黑质纹状体区域自噬泡增加也支持 CMA 在 PD 中起着重要作用这一假设。

（刘　雯）

第十五章　癌细胞生物学

癌症是世界范围内疾病导致死亡的主要原因之一，全世界每年每 100 000 人中有 100～350 人死于癌症。癌细胞（cancer cell）打破了构建和维持多细胞生物的绝大多数基本细胞行为规则，表现出区别于正常细胞的标记性特征，如细胞增殖失控、抑制凋亡、基因组不稳定性、能量代谢改变、侵袭并转移到机体的其他部位生长、诱导新血管生成等，从而破坏了组织和器官的正常生理功能。

癌症的发生（tumorigenesis or oncogenesis）是基因改变与环境因素交互作用的结果。环境中致癌物质（carcinogens）及致癌因素的影响往往伴随着基因改变。因此，癌症从根本上讲是一种基因异常引起的疾病。癌症发生、发展是一个突变积累的过程，单一突变通常不足以导致癌症。

导致癌症的突变通常发生在体细胞中。然而一些生殖细胞中的遗传突变极大地增加了癌症发生的风险。3 大类基因的突变或表达异常与癌症发生紧密相关：原癌基因（proto-oncogenes）、抑癌基因（tumor suppressors）和基因组维持基因（genome maintenance genes）。这 3 大类基因对癌症的发生起关键作用，被统称为癌关键基因（cancer critical genes）。基因组维持基因与抑癌基因通常都是以隐性方式功能丢失而促进癌症发生。因此，常也将基因组维持基因归入广义的抑癌基因范畴。癌关键基因的种类和功能多样，但共性之处是通常促使细胞发生调控通路异常，如调控细胞生长、增殖及稳态维持的通路，最终导致癌症。

因此，对癌症细胞生物学的深入研究不仅有助于细胞生物学的基本原理的阐明，如细胞信号转导、细胞生长与增殖、细胞凋亡及细胞间相互作用等基本过程，而且将极大地促进对癌症这种极具破坏性的复杂疾病的预防与治疗。在本章中，我们将系统介绍癌细胞区别于正常细胞的标记性特征，癌症发生、发展的基本过程，癌关键基因及相关调控通路及如何运用对癌细胞生物学的认识以有效预防和治疗癌症。

第一节　癌细胞的基本特征

不受控制的生长、分裂并能侵袭转移到其他部位生长的细胞称为癌细胞。细胞在特定的位点过度地生长与增殖，聚集成一个单个的团块，即形成肿瘤（tumor or neoplasm）。这个时期的肿瘤被认为是良性肿瘤（benign tumor），通常能够通过外科手术被完全地切除。只有当肿瘤细胞能够侵袭周围组织时，肿瘤被称为是恶性的（malignant tumor）或癌性的（cancerous）。

　　传统上,癌根据其组织和细胞来源可分为以下几大类:来源于上皮组织的恶性肿瘤称为癌(carcinoma),是迄今人类中最常见的癌症类型,约占所有癌症病例的 80%;来源于结缔组织或肌肉细胞的恶性肿瘤称为肉瘤(sarcoma)。此外,还包括来源于血细胞的白血病(leukemia)、来源于淋巴细胞的淋巴癌(lymphoma)及来源于神经细胞的癌。不同的癌症有着不同的细胞特征和相应的分子基础,可以认为是不同的疾病。尽管如此,癌细胞已作为恶性肿瘤细胞的通用名称,具有一些区别于正常细胞的典型的共同特征。

一、 癌细胞生长与分裂失去控制

　　在正常机体中,细胞生长、分裂与细胞凋亡受到严格调控从而处于稳态平衡,执行特定的生理功能。基因突变(genetic mutation)或表观遗传变化(epigenetic change)使得癌细胞增殖速度加快,打破了正常细胞的分裂界限,表现出无限增殖的潜能,并获得应对外部刺激和 DNA 损伤的生存能力,抵抗细胞凋亡,结果破坏了正常组织的结构与功能。

(一) 自给自足的增殖信号

　　对于癌细胞来说,它们降低了对于来自其他细胞的生长、存活和分裂信号的依赖。在大多数情况下,这是因为癌细胞带有细胞信号通路元件的突变,而那正是正常细胞对细胞社会信号做出反应所必需的。例如,基因的突变能够在没有细胞外信号的情况下引发细胞增殖的胞内信号出现,而正常情况下它们的产生必须由胞外信号来触发。

(二) 无限的增殖潜能

　　与大多数正常细胞不同,癌细胞经常能无限制地进行增殖。大多数的人类体细胞在培养时仅能分裂有限的次数,随后它们就会永久地停止增殖。这种现象很明显是由于这些细胞不再产生端粒酶。因此,它们染色体末端的端粒就会变得很短。而癌细胞通过重新激活端粒酶的合成来维持细胞端粒的长度,打破了这个屏障。

(三) 抵抗凋亡

　　相对于正常细胞,癌细胞不大会通过凋亡发生死亡。癌细胞这种对自杀的背离一般是因为细胞内负责控制调控死亡程序的相关基因发生了突变。例如,50%的人类癌症存在着 *p53* 基因的丢失或突变。通常,p53 蛋白是细胞检查点机制的一部分。当细胞的 DNA 损坏时,这种机制使细胞停止分裂,通常细胞就会启动自杀程序;但是如果细胞在 *p53* 基因上有缺陷,那么细胞就可能会存活下来进行分裂,产生高度异常的子代细胞。这些子代细胞能够进一步变成更加恶性的癌细胞。

(四) 生长不受控制

　　体外培养的癌细胞或通过人工改造,包含癌症突变类型的细胞,通常表现出转化表型(transformed phenotype)。转化细胞的形态、运动及在培养基中的对生长因子的反应异常。最为最典型的是对与基质及彼此接触的反应方式不同。正常细胞生长到彼此相互接触时,其运动和分裂活动将会停止,即所谓接触抑制(contact inhibition);恶性转化细胞同癌细胞一样具有无限增殖的潜能。在体外培养时贴壁性下降,可不依附在培养器皿壁上生长,有些还可进行悬浮式培养。癌细胞失去运动和分裂的接触抑制,在琼脂培养基中可形成细胞克隆,这也是细胞恶性程度的标志之一。当将恶性转化细胞注入免疫缺陷动物体内时,往往会形成肿瘤。对体外培养的恶性转化细胞及癌细胞研究有助于了解癌细胞的特征及产生机制。

二、 具有浸润性和扩散性

癌细胞通过转移在体内传播,并在身体其他部位增殖产生的次级肿瘤称为继发瘤(metastasis)或转移灶。癌的转移是癌症导致死亡的主要原因,与约90%的癌症死亡直接相关。通过在体内扩散,癌症变得几乎不可能通过手术或局部放疗根除。癌转移是一个多步过程,每个步骤都非常复杂,所涉及的分子机制尚不清楚。首先癌细胞的细胞间黏着性下降,侵入局部的组织和血管,通过循环系统,离开血管或淋巴管,然后在新的位点生长、繁殖(图 15-1)。一般而言,侵袭需要首先打破将细胞黏附在其邻近细胞及细胞外基质的黏附机制,如钙黏着分子。这种变化类似于正常发育过程中一些上皮组织中的上皮-间质转化(epithelial-mesenchymal transition,EMT)。浸润性肿瘤细胞必须穿透血管或淋巴管壁。淋巴管比血管通透性大,且管壁薄,允许肿瘤细胞小团块进入。这样的团块可能被困在淋巴结,从而引发淋巴结转移。相比而言,肿瘤细胞通常以单一形式进入血管。在某些癌症中,现代细胞分选技术利用特定的细胞表面蛋白,可以从癌症患者的血液样品中检测这些循环肿瘤细胞(circulating tumor cells,CTC),即使他们只占血细胞群很少的一部分。这些循环肿瘤细胞原则上可用于肿瘤细胞群体的遗传分析及肿瘤的诊断。进入淋巴管或血液中的癌细胞,只有一小部分成功地的出去,在新的位点生存和增殖。转移的最后步骤,即在新的位点生长似乎是最困难的。

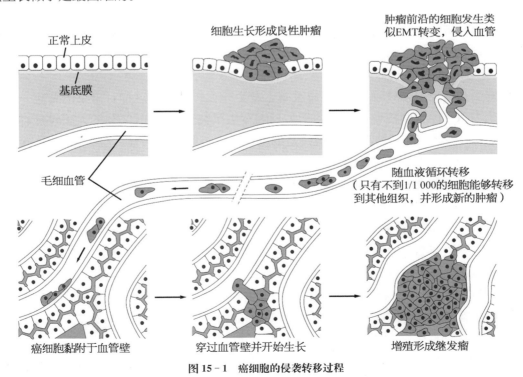

图 15-1 癌细胞的侵袭转移过程

三、基因组不稳定性

大多数人类癌细胞以异常迅猛的速度积累遗传变化,被称为基因组不稳定性(genetic instability)。癌细胞基因组不稳定的程度及其分子基础在不同癌症及不同的患者之间存在不同程度的差异。这一现象在对癌症展开全面的现代生物学分析之前就表现得比较明显。例如,许多癌症的细胞展现出严重的染色体组异常,在有丝分裂时可观察到染色体重复、缺失和易位(图 15 - 2)。多年来,病理学家运用细胞核的异常外观在肿瘤活检中识别和分类癌细胞,特别是癌细胞含有大量非正常的异染色质——间期染色质的一种浓缩形态,用于沉默基因。这表明,染色质结构的表观遗传改变也对癌细胞的表型有贡献。这一观点在近年来癌细胞分子分析中得到证实。癌细胞遗传不稳定性可源自 DNA 损伤修复或 DNA 复制错误纠正能力缺陷等。这些改变导致 DNA 序列的变化和产生重排。此外,有丝分裂中染色体分隔异常提供了另一种染色体的不稳定性和核型变化可能的来源。基因组不稳定性加速了肿瘤细胞在癌症发展过程中向恶性演化的过程。

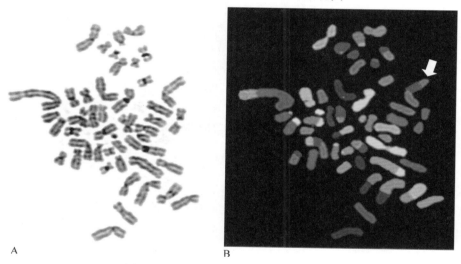

中期乳腺癌细胞染色体在玻片上展开,并用一般DNA标记物标记(A)或对
每个染色体用不同的荧光化合物组合标记(B)

图 15 - 2 癌细胞经常发生染色体的高度异常

注:染色体核型显示为 48 条染色体,不是正常细胞的 46 条。染色结果展示了多个染色体易位,
包括一个箭头所示的由两段 8 号染色体(浅绿色)和一段 17 号染色体(紫色)组成的双易位染色体

四、糖代谢途径改变

正常成人组织细胞在氧气充足的条件下会通过氧化磷酸化途径将葡萄糖转化为能量 ATP,并释放出 CO_2。生长的肿瘤需要大量的营养成分用于合成新的生物大分子。大多数肿瘤细胞的代谢途径更接近于生长胚胎的细胞。肿瘤细胞大量消耗葡萄糖,从血液中转运葡萄糖的速率高达邻近的正常细胞的 100 倍。然而,这些进入肿瘤细胞的葡萄糖只有一小部分被用于氧化磷酸化并产生 ATP。相反,大量的乳酸产生,并且许多由葡萄糖衍生的碳原子

被用作合成肿瘤生长所需的蛋白质、核酸及脂质的原料(图 15 - 3)。即使在氧气充足条件下,肿瘤细胞这种避开氧化磷酸化途径,同时大量消耗葡萄糖,促进癌细胞生长的现象被称为瓦伯格效应(Warburg effect)。如此命名是因为奥托·瓦伯格(Otto Warburg)在 20 世纪早期第 1 次观察到这种现象。正是这种异常高的葡萄糖摄取,使肿瘤能在全身扫描中选择性地成像,从而提供一种监控癌发展和对治疗反应的有效方式。

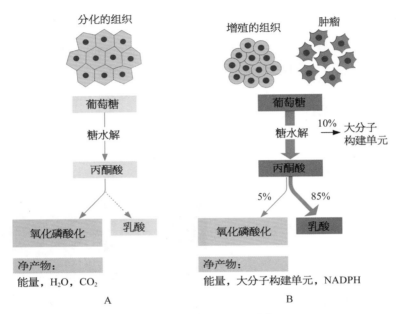

图 15 - 3 癌细胞的瓦伯格效应

五、 肿瘤微环境

肿瘤发生与发展依赖于特定细胞环境,称为肿瘤微环境(tumor microenvironment)。虽然肿瘤中癌细胞是危险突变的载体,并且往往严重异常。肿瘤中的其他细胞,尤其是那些起支持作用的结缔组织或基质(stroma),对肿瘤的形成也非常重要。肿瘤的扩增依赖于肿瘤细胞与肿瘤基质细胞之间的双向通讯。例如,上皮组织的正常发育依赖于上皮细胞和间质细胞之间的通讯。基质由正常的结缔组织组成,其中包含成纤维细胞、炎症性白血细胞、构成血液和淋巴管的内皮细胞及其伴随的周细胞与平滑肌细胞等(图 15 - 4),为肿瘤生长提供了支撑。此外,基质细胞通过分泌的信号蛋白质刺激癌细胞的生长和分裂及蛋白酶进一步重塑细胞外基质,作用于肿瘤细胞。反过来,随着肿瘤的发展,肿瘤细胞通过分泌改变基质细胞行为的信号蛋白质诱导基质的变化及蛋白水解酶改变细胞外基质(extracellular matrix)。肿瘤及其基质一起演变,肿瘤变得依赖于特定的基质细胞。这种特定的环境要求在某种程度上限制了肿瘤的转移。因此,有助于保护我们免受癌转移的致命威胁。

肿瘤微环境中一类常见的细胞——炎症细胞与肿瘤发生、发展关系密切。一方面,炎症反应能够为肿瘤细胞提供额外的生长因子,并促进肿瘤生长所必需的新血生管生成

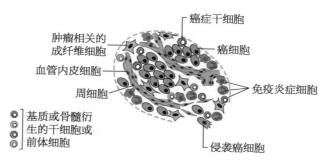

图 15-4　肿瘤微环境的细胞组成

（angiogenesis），从而促进肿瘤发生。另一方面，肿瘤形成本身能引起炎症反应。肿瘤形成过程中招募免疫细胞，特别是巨噬细胞。巨噬细胞和其他淋巴细胞产生细胞因子，引起炎症反应。癌经常起始于损伤或慢性感染的部位。免疫细胞迁移到受损或受感染部位，产生炎症反应，释放生长因子促进愈合及重塑细胞外基质，产生有利于肿瘤的形成的局部变化。

第二节　癌症的发生与发展

　　癌症形成的原因包括外部环境因素及内在基因改变。越来越多的证据显示，环境因素通常引起基因改变从而引起癌症发生。因此，从根本上说，癌症是基因异常引起的疾病，包括基因突变及表观遗传改变。

　　癌症起始于单一细胞的突变。随着细胞分裂，经过一系列的突变积累与选择，获得癌细胞的一整套异常特征，最终形成癌症。单一突变通常不足以导致癌症。

　　引起癌症的突变需要通过细胞分裂遗传到子代。从这个意义上讲，癌症起源于增殖的细胞。近年来研究发现，肿瘤中一小部分细胞具有类似成体干细胞的特征，被称为癌症干细胞（cancer stem cells，CSCs），与癌症发生、复发及耐药紧密相关。

一、癌症发生的原因

　　总的来说，癌症发生的原因可分为：外在致癌因素和内在基因变化。流行病学的研究已经提供了强有力的证据表明环境因素与多种癌症的发生有关。外在致癌因素包括大多数已确认的对癌症发生有促进作用的化学致癌物、病毒感染、电离辐射等。例如：①吸烟不仅与大多数的肺癌发病有关，而且也提高了其他几种癌症的发病率，如膀胱癌。②大多数的子宫颈癌病例会涉及某种常见病毒的亚型感染宫颈上皮细胞。这种病毒被称为人乳头状瘤病毒（human papillomavirus，HPV）。③很大一部分肝癌患者会涉及乙型肝炎病毒（hepatitis B virus，HBV）感染。④引起 DNA 损伤的紫外线或射线照射会增加癌症发生的风险。

　　进一步的研究发现，许多外在致癌因素都直接或间接引起基因改变。例如：①烟草中的苯并芘(Benzo(a)pyrene)在体内代谢酶作用下转化成活性诱变剂,主要导致鸟嘌呤(G)到胸腺嘧啶(T)的突变。$p53$ 基因该类型突变(G—>T)出现在约 1/3 的吸烟的肺癌患者中,而在其他类型的癌症中较为少见。②HPV 编码的 3 个蛋白能直接作用于对癌症发生起关键作用的基因 $p53$、Rb、PDGF receptor,从而引起细胞癌变。③紫外线照射能引起 DNA 损伤,导致 $p53$ 基因的突变。因此,从根本上说,癌症是一种基因异常的疾病。

引起癌症的内在基因变化包括 DNA 在复制和损伤修复过程中的自发突变、基因组不稳定性及外在因素引起的基因突变、表观遗传改变。事实上,目前已知的外在因素只对一小部分癌症病例负责,大部分的癌症是由内在基因改变导致的。

虽然 DNA 的复制和修复有着很高的精确性,但是平均每 10^9 或 10^{10} 个核苷酸复制就会出现一个错误。这意味着在没有外在诱变剂刺激下,每次细胞分裂中每个基因有大约 10^{-6} 或 10^{-7} 的概率发生自发突变。在人的一生中,人体大约会发生 10^{16} 次细胞分裂。因此,在每一个人中,每一个单独的基因都可能在超过 10^9 次细胞分裂时遭受到突变。从这个角度来看,癌症的问题似乎不是它为什么发生,而是它为什么发生得这么稀少了。问题的解释是:这些突变只有较少一部分直接影响对癌症发生起关键作用的基因功能。此外,一个正常的细胞转变为癌细胞需要经历不止一次的突变。

二、 癌症的形成是一个突变累积的过程

流行病学研究发现,癌症的发生率随着年龄增长显著增加。癌症的形成通常需要较长的时间。从这一点上看,癌症是一种典型的老年性疾病。根据大量的病例分析和动物实验发现,在一个细胞中需要发生多个基因突变,才能赋予癌细胞所有的特征。不同癌症需要的突变数量可能不同。单一基因的突变通常不足以导致癌症的发生。因此,细胞基因组中产生与肿瘤发生相关的某一基因的突变,并非马上形成癌,而是继续生长直至细胞群体中新的偶发突变的产生。某些在自然选择中具有竞争优势的细胞再经过类似的过程,逐渐形成具有癌细胞全部异常特征的恶性肿瘤(图 15-5)。即如本章第一节中所阐述的,癌细胞不仅增殖速度快,而且其子代细胞能够逃脱细胞衰老的命运,取代相邻正常细胞的位置,不断地从血液中获取营养,进而穿越基膜与血管壁在新的组织部位安置、存活与生长。一个独立的细胞系需要花费很长时间才能积累大量的突变。这也解释了为什么癌症发生率随着年龄增加显著提高。例如,结肠癌发生的病程中开始的突变仅在肠壁形成多个良性的肿瘤(息肉),进一步突变才发展为恶性肿瘤(癌),全部过程至少需要 10 年或更长时间(图 15-6)。

在某些癌症病例中,生殖细胞中出现导致癌症发生的基因突变,结果个体所有的体细胞的相应基因都已经变异。在这种情况下,癌变发生所需要的基因突变数的积累时间就会减少。携带这种基因突变的家族成员更易患癌症。这些基因被称为癌易感基因(cancer predisposing genes)。同样,白血病等血细胞的恶性增生,并不涉及浸润这一环节,而直接随血流遍布全身。因此,只需要少数几个基因突变,便可导致癌症发生,患病年龄也相应提早。

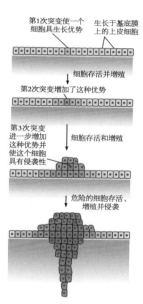

图 15-5　肿瘤通过多轮突变与
增殖而进化,最终形
成恶性肿瘤细胞克隆

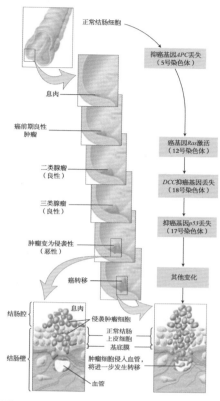

图 15-6　一系列基因突变累积导致结肠癌发生

三、癌症干细胞

癌症形成需要通过细胞分裂将致癌突变传给子代细胞,并累积更多的突变。因此,癌症起源于增殖的细胞。细胞分裂活跃的具有自我更新能力的组织是肿瘤发生的主要位点,如消化和生殖道上皮、骨髓等。在这些组织中,更新依赖于成体干细胞的增殖与分化。干细胞增殖产生干细胞和大量过渡放大细胞(transit amplifying cell)。过渡放大细胞分化形成不再分裂的终末分化细胞(terminally differentiated cell),从而形成包含不同分化状态的细胞混合体。许多癌组织中也很可能存在着类似于成体干细胞的癌症干细胞(cancer stem cell)。这些癌症干细胞很可能是一些癌症发生、复发和耐药的基础。

癌症干细胞存在的实验证据首先来源于细胞移植。将恶性肿瘤细胞移植到免疫缺陷的裸鼠体内,并非每一个细胞都能形成肿瘤,通常只有少于 1% 的细胞能形成肿瘤。肿瘤的形成往往需要移植 10^6 个癌组织的细胞。然而,由于细胞移植形成肿瘤的困难程度,这一实验存在较大的随机性,因此并不能直接证明癌症细胞的异质性。基于细胞表面标志物的现代细胞分选技术进一步证实了癌组织的细胞存在不同的分化状态,其中只有一小部分具有特殊性质的细胞,即癌症干细胞,是肿瘤形成所需要的。此外,自 1997 年首次报道分离出白血病肿瘤干细胞后,陆续报道分离与鉴定了乳腺癌干细胞、脑瘤干细胞和黑色素瘤干细胞,并建立了脑瘤干细胞和乳腺癌干细胞的体外培养。随着癌症干细胞在更多的不同癌组织中分离成功,更有力地证明了癌症干细胞的存在,同时为深入探讨癌症的发生、发展及评价预后等提供了新的理论依据,也为癌症的治疗带来了新的思路。

癌症干细胞与正常成体干细胞具有相似的基本特征:①具有自我更新和几乎无限增殖的能力;②具有迁移至某些特定组织和排除有毒化学因子的能力;③两者使用一些共同的信号转导通路,如 Wnt、Notch 和 Shh 信号通路及相关的信号分子。然而,癌症干细胞和正常干细胞在细胞增殖、分化潜能和细胞迁移等行为上有明显差异。正常干细胞的增殖(又称为自我更新)是严格受控的过程,具有迁移到特定组织分化成多种功能细胞的潜能,以构建正常的组织器官。而癌症干细胞增殖失控,失去正常分化的能力,转移到多种组织后形成异质性的肿瘤,破坏正常组织与器官的功能。与一般癌细胞相比,癌症干细胞具有高致瘤性。很少量的癌症干细胞在体外培养就能生成集落。将很少量的癌症干细胞注入实验动物体内,即可以形成肿瘤。癌症干细胞耐药性强,多数癌症干细胞的细胞膜上表达 ATP 结合盒(ABC)家族膜转运蛋白。这类蛋白质大多可运输并外排包括代谢产物、药物、毒性物质、内源性脂质、多肽、核苷酸及固醇类等多种物质,使之对许多化疗药物产生耐药性。目前认为,癌症干细胞的存在是导致癌症化疗失败的主要原因之一。

通过上面的比较,人们很容易联想到癌症干细胞起源于成体干细胞的可能性。而且,与终末分化细胞相比较,成体干细胞的寿命要长得多,细胞基因组发生多个位点突变的可能性更大。当然这也并不排除癌症干细胞来源于已分化细胞的可能性。研究癌症干细胞存在的普遍性及探索其发生的机制,已成为目前肿瘤生物学研究的一个非常重要的课题和研究热点。

第三节　癌关键基因

上文提及癌症本质上是基因异常引起的疾病,主要是由体细胞的突变和表观遗传变化积累产生的。然而由于癌症涉及多个基因位点的变化,因此生殖细胞的基因突变(germinal mutation)无疑也会加大癌变的可能性。

为从分子水平上认识癌症,需要鉴定导致癌症发生的突变和表观遗传变化,并阐明这些变化是如何引起的基因功能改变及产生癌细胞表型的。典型的癌症有一整套突变及表观遗传变化,并且这些变化在不同的患者之间不一样;不同基因改变之间的共同作用使得确定单一基因变化的对癌症发生的贡献更加困难;除此以外,癌症通常也包含那些由基因组不稳定性引起的对癌症发生不起功能性作用的突变副产物。这些因素使得鉴定导致癌症的基因变化非常困难。

尽管如此,许多基因的改变在不同癌症中出现重复,并且这些变化能直接驱动癌症发生,这些基因被称为癌关键基因(cancer critical genes)。癌关键基因根据其功能性获得或缺失促进癌症发生被分为原癌基因、抑癌基因和基因组维持基因。大多数抑癌基因与基因组维持基因都是以隐性方式发生功能丢失而促进癌症发生,通常也将基因组维持基因归入广义的抑癌基因范畴。传统上,癌关键基因的鉴定主要依赖于片段化的研究积累,包括对家族性癌症综合征致病基因的鉴定、对癌症相关的基因单个的功能分析等。近年来,大规模测序技术在癌症研究中的广泛应用及新的基因组编辑技术的发展,极大地促进了对癌关键基因的系统鉴定和功能分析。目前估计,癌关键基因总数约为 300 个,大约占人基因组中基因总数的 1%。随着研究深入,更多的癌关键基因可能会被发现。

尽管癌关键基因的种类和功能多样,但在癌症中通常引起一些共同的调控通路异常,如调控细胞生长、增殖及稳态维持的通路,最终导致癌症发生。

一、原癌基因

原癌基因是指控制细胞生长和分裂的一类正常基因。其突变产生的过度活化的突变体或过量表达形式被称为癌基因(oncogenes)。原癌基因对细胞正常生命活动起主要调控作用,而只有在发生突变或异常表达的情况下才会引起细胞癌变。换言之,在每一个正常细胞基因组里都带有原癌基因,但它不出现致癌活性,只是在发生突变或被异常激活后才变成具有致癌能力的癌基因。癌基因可将体外培养的哺乳类细胞转化成为具有癌变特征的癌细胞,所以癌基因有时又被称为转化基因(transforming gene)。

原癌基因向癌基因的转化是一种显性的功能获得型突变,即仅仅一个基因拷贝发生了突变,使原癌基因被不适当地激活后,会造成蛋白质产物的结构改变,如过量表达或不能在适当的时刻关闭基因的表达等(图 15 - 7A)。原癌基因激活的途径包括:编码序列突变或染色体重排产生具有过度活性的蛋白质;调控元件突变、基因扩增或染色体重排使蛋白质过量产生(图 15 - 8)。

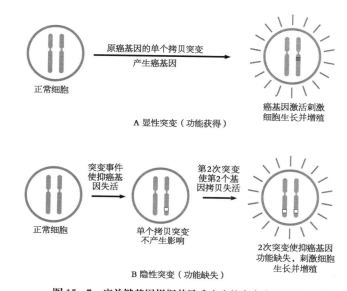

图 15 - 7　癌关键基因根据其导致癌症的突变类型分为

A. 原癌基因和；B. 抑癌基因

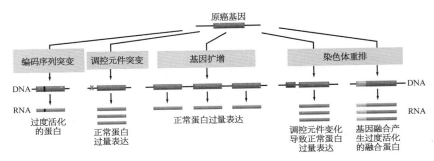

图 15-8　原癌基因转变为癌基因的几种途径

　　癌基因最早发现于诱发鸡肿瘤的劳氏肉瘤病毒(*Rous sarcoma virus*,属于反转录病毒),称之为 *Src* 基因。该基因对病毒繁殖不是必需的,但当病毒感染鸡后,可以引起细胞癌变,导致肉瘤。19 世纪 70 年代中后期和 80 年代,J. Michacl Bishop 和 Harold E. Varmus 证实癌基因起源于细胞,二人因此获得 1989 年诺贝尔生理学或医学奖。后续研究发现,原癌基因普遍存在于许多生物基因组中,且很多在进化上是相当保守的,如 *Ras* 基因在酵母、果蝇、小鼠和人的基因组均有存在。

　　原癌基因编码的蛋白质功能多样。其编码的蛋白质主要包括生长因子、生长因子受体、信号转导通路中的分子、基因转录调节因子、细胞凋亡蛋白、DNA 修复相关蛋白和细胞周期调控蛋白等几大类型(图 15-9)。当然,因突变而诱发癌症的基因还不止这些。细胞信号转导是细胞增殖与分化过程的基本调控方式,而信号转导通路中蛋白因子的突变是细胞癌变的主要原因。例如,人类各种癌症中约 30% 的癌症是信号转导通路中的基因突变过表达引起的。

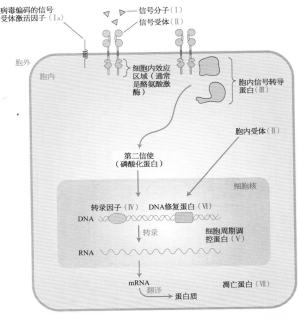

图 15-9　控制细胞生长和增殖并与肿瘤发生相关的 7 类蛋白

二、抑癌基因

抑癌基因也称作肿瘤抑制基因，或者更为确切地说是这类基因编码的蛋白质，其功能是正常细胞增殖过程中的负调控因子。在细胞周期的检验点上起阻止周期进程的作用，或者是促进细胞凋亡，或者既抑制细胞周期调节又促进细胞凋亡。如果抑癌基因突变，丧失其细胞增殖的负调控作用，则导致细胞周期失控而过度增殖，促使细胞癌变。抑癌基因与原癌基因之间的区别在于原癌基因的突变性质是显性的，而抑癌基因的突变性质是隐性的。即两个基因拷贝必须都丢失或失活才能产生效果（见图 15 - 7B）。当抑癌基因一个拷贝发生突变失活后，发生杂合性丢失（loss of heterozygosity，LOH）使另一个拷贝失活，从而使该抑癌基因失活。引起基因突变及表观遗传改变的机制均能导致抑癌基因活性丢失（图 15 - 10）。

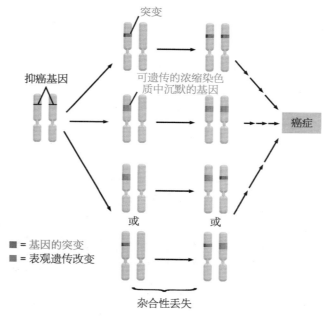

图 15 - 10　抑癌基因活性丢失的途径

肿瘤抑制基因是在研究人类遗传学时被首次确认的。人们注意到，视网膜母细胞瘤（retinoblastoma）是由于 *Rb* 基因突变失活而导致的。随后又发现 *p53* 等基因均有类似的现象。*p53* 基因是于 1979 年发现的第 1 个抑癌基因，开始时被认为是一种癌基因，后续的研究发现只有在失活或突变时才会导致细胞癌变，才认识到它是一个抑癌基因。抑癌基因或其编码的蛋白质的主要功能可概括为 3 类：①耦联细胞周期与 DNA 损伤，即只要细胞有 DNA 损伤，那么细胞将不会分裂。如果 DNA 损伤被修复，那么细胞周期可以继续运行。②如果 DNA 损伤未被修复，那么细胞将起始凋亡程序，以解除这类细胞可能对机体造成的危险。③与细胞黏着有关的某些蛋白质可以防止肿瘤细胞的扩散，阻止接触抑制的丧失并抑制转移。这类蛋白质起转移抑制者作用。

抑癌基因的突变常与家族性癌症综合征相关。例如，*BRCA1*、*BRCA2* 常与家族性乳腺癌、卵巢癌相关；*MSH2*、*MLH1*、*MSH6* 常与遗传性非息肉病性大肠癌（hereditary nonpolyposis colorectal cancer，HNPCC)相关。携带抑癌基因一个拷贝突变的个体,尽管 1 个基因拷贝就足以维持细胞的正常行为,但是这些个体的细胞离该基因功能的全部丧失仅仅需要突变一步(正常细胞则需要发生两步突变),发生杂合性丢失,从而使该抑癌基因失活(图 15-10)。由于对癌症发生所需的附加突变数量越少,疾病的发生频率就越高,发生的平均年龄就越早,有时会在儿童时期出现。因此,带有此类突变的家庭成员出现癌症的风险显著升高。

三、 癌关键调控通路

原癌基因和抑癌基因的种类和功能多种多样。这些基因中的一部分编码生长因子、受体或者是类似 *Ras* 的一类由生长因子所激活的胞内信号通路成员;另一部分基因编码 DNA 修复蛋白、DNA 损伤应答介质(如 p53)、细胞周期或凋亡调控子;还有一些编码细胞黏附分子(如钙黏着蛋白)的其他基因。原癌基因和抑癌基因通过一些共同的调控通路协同作用使得癌细胞表现出多种异常细胞行为(图 15-11)。

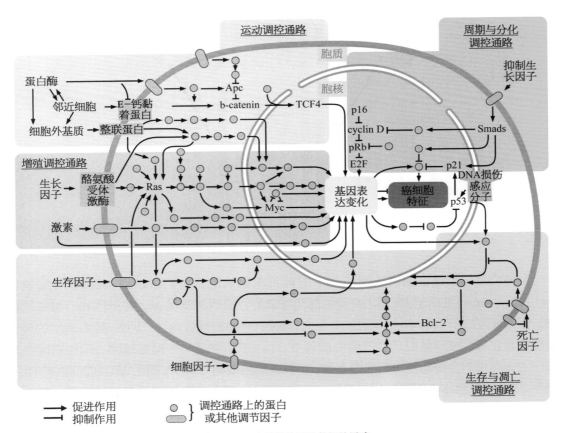

图 15-11　癌关键基因及其调控通路

尽管癌关键基因种类和功能多种多样,一些基因的突变在多种不同癌症病例中重复出现,如 *Ras*、*Rb*、*p53* 等。对于一些不包含这些基因突变的癌症,随着对基因正常功能和调控通路的认识加深,发现这些病例中通常包含与基因处于同一调控通路上其他基因的异常。例如,最常见的脑肿瘤——胶质母细胞瘤(glioblastoma)中重复出现突变的基因根据功能及调控通路可归为 3 组:①Rb 通路,即 Rb 本身和直接调控 Rb 的基因。这条通路负责细胞分裂周期的启动。② RTK/Ras/PI3K 通路。RTK(receptor tyrosine kinase)、Ras、PI3K(phosphoinositide 3 - kinase)是这条通路的 3 个核心成分,负责从细胞外到细胞内的生长及分裂信号传递。③p53 通路,调控细胞对刺激和 DNA 损伤的应答(见图 15 - 11)。

值得注意的是,几乎所有癌症类型均包含以上 3 个调控通路的突变。对于同一个癌细胞克隆,在 1 个调控通路中倾向于包含不超过 1 个基因的突变。这些调控通路的异常,使得细胞生长、增殖及对刺激和 DNA 损伤的应答出现异常,展现出癌细胞特征。

四、非编码 RNA 与癌症

近年来的研究清楚地表明,非编码 RNA 在肿瘤发生过程中起着关键性作用,特别是微小 RNA(microRNA,miRNA)与长链非编码 RNA(long non-coding RNA,lncRNA)。这两类非编码 RNA 被发现在多种癌症中突变或异常表达,通过调控癌症关键通路中基因的表达从而影响癌症发生。因此,不同的非编码 RNA 既可以作为癌基因,也可以作为抑癌基因发挥功能。

与 lncRNA 相比,miRNA 在癌症发生发展中作用的研究较多,作用机制认识也较为清楚。例如,miR - 15/16 在大多数慢性淋巴细胞白血病(chronic lymphocytic leukemia,CLL)中缺失。这两个 miRNA 缺失被证实能引起调控细胞增殖相关的基因表达失调而导致慢性淋巴细胞白血病,被认为是抑癌基因。miR - 21 在大多数实体瘤中过量表达,包括胶质母细胞瘤、乳腺癌、肺癌、胰腺癌、肠癌,并通过抑制多个抑癌基因的表达,如 PTEN 磷酸酶,从而促进肿瘤发生,被认为是癌基因。越来越多的 miRNA 被发现在肿瘤发生过程中起重要作用,miRNA 表达谱(miRNA profiling)在临床上作为癌症诊断和预后的分子标靶的试验正在开展,已经有 miRNA 类似物(miRNA mimic)被应用在癌症治疗中。

lncRNA 在细胞生物学的各个层面发挥重要的调控作用,包括染色质重编程、表观遗传调控、转录激活与抑制及转录后调控,被发现在多种癌症中异常表达并具有组织特异性,影响癌症发生与发展。例如,*HOTAIR* 调控染色质重编程,在多种癌症中过量表达,促进癌症转移;*H19* 调控基因转录,在胃癌中高表达,促进细胞增殖;*PTENP1* 作为抑癌基因 PTEN 的假基因(pseudogene),通过竞争 PTEN 的 miRNA 结合位点调控 PTEN 表达水平,被发现在多种癌症中缺失。随着研究不断深入,更多的 lncRNA 被证实在癌症形成过程中扮演重要角色,其作用机制将被进一步阐明。这些研究成果将有力地推动 lncRNA 作为分子靶标在癌症干预中应用。

第四节　癌症的预防与治疗

随着癌症细胞生物学、流行病学及分子生物学等领域的研究不断深入,人们对癌症形成的原因、发生发展过程及分子基础有了更多的认识。这些研究成果为癌症的预防、诊断和治疗提供了坚实的基础。

每一种癌症的每一个病例都有自己独特的突变基因组合，所以目前没有一种对每个患者都有效的治疗方法。而且，癌症通常在原发肿瘤达到直径 1 cm 或更大的时候才能被检测到，而那时肿瘤组织已经含有千百万个基因变异的癌细胞，通常这些细胞已开始转移，因而变得非常难于根治。因此，癌症预防总是比治疗要好，早期的诊断和治疗总比晚期治疗有效得多。

对于一些已经清楚的知晓发生原因的癌症类型，已经开发出或提出了行之有效的预防措施。例如，如果能够停止烟草的使用及减少空气中致癌物污染，我们估计能够预防很大一部分肺癌及其他癌症患者死亡。针对乳头状瘤病毒疫苗接种及细胞生物学检测能非常有效地预防大部分宫颈癌的发生，显著降低了女性宫颈癌的发生率。同样的，通过接种乙型肝炎病毒疫苗显著地降低了因感染引起的肝癌发生率。

此外，癌症分子生物学的发展，尤其是大规模 DNA 测序技术的应用，使得能够系统准确鉴定对癌症发生起关键作用的各个分子层面的异常，包括 DNA 突变、染色体拷贝数变化及转位、表观遗传变化、基因表达水平及非编码 RNA 的表达变化等。这些研究结果为各种癌症临床上的早期诊断、预后及有针对性的药物开发与治疗提供了准确的分子靶标，相信将进一步降低癌症的发生率和病死率，并最终实现癌症个体化治疗。

对于癌症的治疗，目前常规手段包括外科手术、放疗及化疗。外科手术仍旧是最有效的治疗方法，且外科手术技术也一直在提高。多数情况下如果癌症没有远处扩散，患者一般可通过简单地切除癌症组织而得到治愈。若外科手术失败，我们可以根据癌细胞固有特性进行针对性治疗。例如，缺少正常的检测点机制使癌细胞在 DNA 损伤时变为非常脆弱：一个正常细胞在这种情况下会停止增殖，直到其 DNA 损伤被修复，但一个癌细胞可能会不顾一切向前冲，产生的子代细胞由于遗传了一套破损不完整的染色体可能会死亡。很可能由于这个原因，放疗或 DNA 损伤化疗处理往往可杀死癌细胞而对邻近的正常细胞损伤较小。

除了这些传统的治疗手段外，更多新的针对癌细胞特征的治疗方法和策略已经被开发，并在临床上得到应用。在一些诸如缺少检测点的情况下，使癌细胞变得危险的特性也使它变得脆弱，能够用合适的靶向治疗方法将癌细胞杀死。例如，一些乳腺癌和卵巢癌基因不稳定是由于一种参与 DNA 双链断裂精确修复的蛋白（BRCA1 或 BRCA2）的缺失。癌细胞的存活依赖于另一种替代的 DNA 修复方式。某种药物通过抑制这一替代的 DNA 修复通路来杀死癌细胞。该药物使癌细胞的遗传不稳定性上升到一定水平以致当癌细胞分裂的时候，它们将死于染色体断裂。拥有完整双链断裂修复机制的正常细胞相对来说受到药物的影响较小，从而减少不良反应。

另一种有前景的治疗方法是利用肿瘤特异的细胞表面分子，以各种方式引导免疫系统来进行靶向攻击杀死肿瘤细胞。接种针对肿瘤特异性分子的疫苗能刺激患者自身的免疫系统抑制肿瘤，而在体外生产抗肿瘤分子的抗体，将其注入患者体内，来消灭肿瘤细胞。还有一种策略是阻止肿瘤生长过程中的新生血管形成。这种方法切断了细胞的血液供应从而抑制肿瘤生长。以上两种策略与传统的癌症化学药物结合已被证实是非常有效的癌症治疗方法。

在一些分子机制较为清楚的癌症中，直接针对特定致癌基因产物来阻断其有害行为的方法也将变为可能。例如，在慢性粒细胞白血病（CML）中，癌细胞的异常行为依赖于一种信号蛋白（酪氨酸激酶）的突变。这种信号蛋白突变会导致细胞在不应该增殖的时候进行增殖。一种被称为甲磺（酸）伊马替尼胶·格列卫（Gleevec）的小分子药物能够阻断这种激酶的活性（图 15 - 12）。治疗结果是非常成功的。在许多患者中，白细胞的异常增殖和存活被显著抑制，从而疾病症状得到缓解。在带有相同基因的其他种类癌症中，该药物也同样有效。此外，将针对不同突变靶标的药物结合使用能有效降低癌症耐药性的产生及复发。

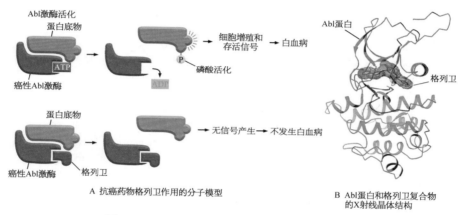

A 抗癌药物格列卫作用的分子模型　　B Abl蛋白和格列卫复合物的X射线晶体结构

图 15 - 12　Gleevec 治疗慢性粒细胞白血病的作用模型

通过以上这些例子，有理由相信很大一部分癌症能够得到很好的预防和早期诊断，而另一部分癌症可通过采用更为合理、有效的治疗措施，甚至在不久的将来有可能实现癌症的个体化治疗，而最终得到治愈。反过来，对癌症的关注让我们对许多基本的细胞及分子生物学的认识进一步加深。

（王勇波）

中英文名词对照索引

主要参考文献

1. 陈誉华. 医学细胞生物学. 5 版. 北京：人民卫生出版社,2013.

2. 成军. 现代细胞外基质分子生物学. 2 版. 北京：科学出版社,2012

3. 胡火珍,税青林. 医学细胞生物学. 6 版. 北京：科学出版社,2014.

4. 胡以平. 医学细胞生物学. 3 版. 北京：高等教育出版社,2014.

5. 翟中和,王喜忠,丁明孝. 细胞生物学. 4 版. 北京：高等教育出版社,2011.

6. 左伋,刘艳平. 细胞生物学. 3 版. 北京：人民卫生出版社,2015.

7. Alberts B, Bray D, Hopkin K, et al. Essential cell biology. New York：Garland Science，2013.

8. Alberts B, Johnson A, Lewis J, et al. Molecular biology of the cell. 5th ed. New York：Garland Science，2008.

9. Ashkenazi A, Salvesen G. Regulated cell death：signaling and mechanisms. Annual review of cell and developmental biology，2014,30：337 - 356.

10. Gerald Karp. Cell and molecular biology. 7th ed. New York：John Wiley and Sons, Inc. , 2013.

11. Lodish Harvey, Berk Anold, Krice A Kaiser, et al. Molecular cell biology. 7th ed. New York：W. H. freeman and Company，2012.

图书在版编目(CIP)数据

医学细胞生物学/左伋主编. —上海:复旦大学出版社,2016.1(2018.9重印)
复旦博学·基础医学本科核心课程系列教材
ISBN 978-7-309-10077-8

Ⅰ. 医… Ⅱ. 左… Ⅲ. 医学-细胞生物学-医学院校-教材 Ⅳ. R329.2

中国版本图书馆 CIP 数据核字(2015)第 312697 号

医学细胞生物学
左 伋 主编
责任编辑/魏 岚 谢 强

复旦大学出版社有限公司出版发行
上海市国权路 579 号 邮编:200433
网址:fupnet@ fudanpress.com http://www.fudanpress.com
门市零售:86-21-65642857 团体订购:86-21-65118853
外埠邮购:86-21-65109143 出版部电话:86-21-65642845
江苏扬中印刷有限公司

开本 787×1092 1/16 印张 17.5 字数 373 千
2018 年 9 月第 1 版第 2 次印刷

ISBN 978-7-309-10077-8/R·1530
定价:78.80 元